实用中药性状鉴别入门

主　编　李喜香　刘效栓

副主编　张晓明　姜玲艳

　　　　张承军　黄清杰

中医古籍出版社

图书在版编目（CIP）数据

实用中药性状鉴别入门/李喜香主编 . —北京：中医古籍出版社，2015.2
ISBN 978 - 7 - 5152 - 0561 - 8

Ⅰ. ①实… Ⅱ. ①李… Ⅲ. ①饮片 - 中药鉴定学 - 基本知识
Ⅳ. ①R282.5

中国版本图书馆 CIP 数据核字（2014）第 006762 号

实用中药性状鉴别入门

李喜香　刘效栓　主编

责任编辑　郑蓉
封面设计　韩博玥
出版发行　中医古籍出版社
社　　址　北京东直门内南小街 16 号（100700）
印　　刷　三河市华东印刷有限公司
开　　本　710mm×1000mm　1/16
印　　张　19.625
字　　数　370 千字
版　　次　2015 年 2 月第 1 版　2015 年 2 月第 1 次印刷
印　　数　0001～2000 册
书　　号　ISBN 978 - 7 - 5152 - 0561 - 8
定　　价　38.00 元

前　言

中药是我国传统中医药文化的重要组成部分，药材的真伪优劣与临床疗效关系密切，李时珍曰："一物有谬，便性命及之。"笔者在多年中药实践工作中发现，目前中药饮片市场鱼龙混杂，真假难辨，对于初入中药行业的人员来说，掌握中药传统性状鉴别面临较大困难，特别是刚毕业的中药专业学生。因为大专院校所学《中药学》《中药鉴定学》《中药炮制学》等专业知识与目前中药应用现状存在差异。近年来，在中药从业人员的培训中发现，目前中药专业教材内容比较分散，在工作节奏较快的今天，不便从业人员快速掌握实践所需知识。为了方便从业人员快速掌握中药性状鉴别，笔者结合工作实践，组织编写了《实用中药性状鉴别入门》一书，旨在帮助从业人员在较短时间内能掌握常用中药性状鉴别，熟悉中药及炮制品的鉴别要点及应用，为今后工作打下扎实基础。

本书以《中华人民共和国药典》（2010 版）为基础，结合地方用药特点，参考相关资料，对目前临床常用的 286 味中药及其炮制品，按药用部位分为根及根茎类、茎木类、皮类、叶类、花类、果实种子类、全草类、藻菌类、树脂类、动物类、矿物类、其他类共计 12 类。每个品种基本上从来源、产地分布、采收季节、规格与加工炮制、性状、外观质量评价、性味归经、功能主治、地方习用品、易混品及伪品等 10 个方面进行全面系统的阐述，以突出其实用性、可读性、学术性、翔实性和特色性。

由于时间仓促，加之作者水平有限，故难免在编撰过程中有所纰漏，敬请披阅者赐教斧正！

编者

2014 年 7 月 26 日

第一章 根及根茎类

巴戟天
（药典品种）

【来源】 本品为茜草科植物巴戟天 *Morinda officinalis* How 的干燥根。

【产地分布】 主产广东高要、德庆，广西百色、苍梧及福建等地。原为野生，现多为家种，销全国。

【采收季节】 野生巴戟天全年均可采挖，以秋冬采收较好。栽培巴戟天一般5～7年后才可采收，但有的地方对巴戟天遍施肥料，种植2～3年即可采收。

【规格与加工炮制】

1. 巴戟天 挖出根部，洗净，除去须根，晒至六七成干，轻轻捶扁，晒干。

2. 巴戟肉 取原药材，除去杂质，洗净，置蒸制容器内蒸透，趁热除去木心，或用水润透后除去木心，切段，干燥。

3. 盐巴戟天 取净巴戟天，用盐水拌匀，置适宜的容器内，加热蒸透，取出，趁热除去木心，切段，干燥。或将巴戟天段与盐水拌匀，闷润至盐水被吸尽时，置锅内用文火炒至表面呈黄色为度，取出，放凉。巴戟天每100kg，用食盐2kg。

4. 制巴戟天 取净甘草片捣碎，加水（约1：5量）煎汤两次，去渣，合并两次煎液。取甘草煎液，加入净巴戟天拌匀，共煮，煮透至甘草汤完全吸尽或切开无白心时，取出，趁热除去木心，切段，干燥。巴戟天每100kg，用甘草6kg。

【性状】

1. 巴戟天 本品为扁圆柱形，略弯曲，长短不等，直径0.5～2cm。表面灰黄色或暗灰色，具纵纹和横裂纹，有的皮部横向断离露出木部；质韧，断面皮部厚，紫色或淡紫色，易与木部剥离；木部坚硬，黄棕色或黄白色，齿轮状，直径1～5mm，占整个断面1/3。气微，味甘而微涩，嚼之有痒舌感。

2. 巴戟肉 本品呈扁圆柱形短段或不规则块。表面灰黄色或暗灰色，具纵纹和横裂纹。切面皮部厚，紫色或淡紫色，中空。气微，味甘而微涩。

3. 盐巴戟天 本品呈扁圆柱形短段或不规则块。表面灰黄色或暗灰色，具纵纹和横裂纹。切面皮部厚，颜色变深为深紫色或紫黑色，中空。味甘微带咸味。

4. 制巴戟天 本品呈扁圆柱形短段或不规则块。表面微黄色，具纵纹和横裂纹。切面皮部厚，紫黑色或深紫色，中空。味甜。

1

【外观质量评价】药材以条大、肥壮、连珠状、肉厚、色紫者为佳。

【性味归经】甘、辛，微温。归肾、肝经。

【功能主治】补肾阳，强筋骨，祛风湿。用于阳痿遗精，宫冷不孕，月经不调，少腹冷痛，风湿痹痛，筋骨痿软。

【易混品及伪品】

1. 恩施巴戟　湖北地区曾以同科植物四川虎刺 *Damnacanthus officinarus* Huang 的干燥根作巴戟天使用，习称"恩施巴戟"。

2. 羊角藤　同属植物羊角藤 *Morinda umbellate* L. 的干燥根。

3. 假巴戟　同属植物假巴戟 *Morinda shughuaeusis* C. Y. Chen et M. S. Huang 的干燥根。

4. 香巴戟　本品为木兰科植物铁箍散（香巴戟）*Schisandra propinqua* （Wall.） Baill. var. sinensis Oliv 的干燥根及根茎。

以上几种伪品与正品的鉴别特征见下表1。

表1：巴戟天正品与伪品的鉴别

性状特点＼品种	巴戟天	恩施巴戟	羊角藤	假巴戟	香巴戟（铁箍散）
形状	扁圆柱形	短圆柱形或压扁	圆柱形	圆柱形	细长，有分枝
外观表面	皮部常断裂露出木部，形似连珠	具细的横皱纹	具少数横缢纹	具少数横缢纹	横裂深者露出木部
断面	皮部较厚紫色，木部约占直径1/3	皮部较厚，木心已抽去中间有圆形小孔	皮部较薄，木部约占直径60%~70%	皮部菲薄，易脱落，木部约占直径80%以上	皮部较薄，木部约占直径80%以上

白附子
（药典品种）

【来源】本品为天南星科植物独角莲 *Typhonium giganteum* Engl. 的干燥块茎。

【产地分布】主产于河南禹县、长葛，甘肃天水、武都，湖北等地。以河南禹县产量大，质优，故习称"禹白附"。

【采收季节】秋季采挖。

【规格与加工炮制】

1. 白附子　采挖块茎，除去须根和外皮，晒干。

2. 制白附子 取净白附子，分开大小个，浸泡，每日换水 2 ~ 3 次，数日后如起黏沫，换水后加白矾泡 1 日后再进行换水，至口尝微有麻舌感为度，取出。将生姜片、白矾粉置锅内加适量水，煮沸后，倒入白附子共煮至无白心，捞出，除去生姜片，晾至六七成干，切厚片，干燥。

【性状】

1. 白附子 本品呈椭圆形或卵圆形，长 2 ~ 5cm，直径 1 ~ 3cm。表面白色或黄白色，略粗糙，有环纹及须根痕，顶端有茎痕或芽痕。质坚硬，断面白色，粉性。气微，味淡、麻辣刺舌。

2. 制白附子 本品为类圆形或椭圆形厚片，外表皮淡棕色，切面黄白色至淡棕黄色，呈半透明状。气微，味微涩，无麻舌感或微有麻舌感。

【外观质量评价】药材以身干、个均、肥壮饱满、色白、质坚、体重、粉性足者为佳。

【性味归经】辛，温，有毒。归胃、肝经。

【功能主治】祛风痰，定惊搐，解毒散结，止痛。用于中风痰壅，口眼㖞斜，语言謇涩，惊风癫痫，破伤风，痰厥头痛，偏正头痛，瘰疬痰核，毒蛇咬伤。

【易混品及伪品】

关白附 本品为毛茛科植物黄花乌头 *Aconitum coreanum* （Levl.）Revl. Rapaice. 的干燥块根。主产辽宁、吉林、黑龙江及河北等地。本品母根略似草乌，呈倒长圆锥形，略弯曲，长 4 ~ 7cm，直径 1 ~ 1.5cm。表面暗棕色，多突起的皱纹，顶端亦有如草乌母根之残基。体轻，质地疏松，断面有裂隙，粉性较小。子根呈卵形、椭圆形或长圆形，长 1.5 ~ 4cm，直径 1 ~ 1.5cm。表面浅棕色或灰褐色，有皱纹和瘤状突起侧根痕。顶端无残基而有突起的芽，质坚硬难折断，断面较平坦。类白色，富粉性。气微弱，味辛辣而有麻舌感，有毒。

白及
（药典品种）

【来源】本品为兰科植物白及 *Bletilla striata* （Thunb.）Reichb. f. 的干燥块茎。

【产地分布】主产于贵州、四川、安徽、江西、湖北、湖南等地。贵州、四川产者为最佳。

【采收季节】夏、秋二季采挖。

【规格与加工炮制】

1. 白及 挖取块茎，除去须根，洗净，置沸水中煮或蒸至无白心，晒至半干，除去外皮，晒干。

2. 白及片 取原药材，除去杂质，洗净，润透，切薄片，晒干。

【性状】

1. 白及 本品呈不规则扁圆形，多有 2～3 个爪状分枝，长 1.5～5cm，厚 0.5～1.5cm。表面灰白色或黄白色，有数圈同心环节和棕色点状须根痕，上面有突起的茎痕，下面有连接另一块茎的痕迹。质坚硬，不易折断，断面类白色，角质样。气微，味苦，嚼之有黏性。

2. 白及片 本品呈不规则的薄片。外表皮灰白色或黄白色。切面类白色，角质样，半透明，维管束小点状，散生。质脆。气微，味苦，嚼之有黏性。

【外观质量评价】 药材以个大坚实、色白明亮、光洁者为佳。干枯、发黑者，品质较差，属于劣品不宜入药。

【性味归经】 苦、甘、涩，微寒。归肺、肝、胃经。

【功能主治】 收敛止血，消肿生肌。用于咯血，吐血，外伤出血，疮疡肿毒，皮肤皲裂。

【地方习用品】

黄花白及 本品为同属植物黄花白及 *Bletilla ochracea* Schltr. 的块茎。在四川、甘肃等地作白及使用。其性状与正品相似，惟形较瘦小，长不过 3.5cm，外皮有纵皱，棕黄色或黄色。

白前
（药典品种）

【来源】本品为萝藦科植物柳叶白前 *Cynanchum stazcntonii* (Dec - ne.) Schltr. ex Levl. 或芫花叶白前 *Cynanchum glaucescens* (Decne.) Hand. - Mazz. 的干燥根茎和根。

【产地分布】 主产浙江、江苏、安徽、湖北、湖南等省。

【采收季节】 秋季采挖。

【规格与加工炮制】

1. 白前 拔起全株，除去地上部分，洗净，晒干。

2. 白前段 取原药材，除去杂质，洗净，润透，切段，干燥。

3. 蜜白前 取炼蜜，加适量开水稀释，淋入净白前段内拌匀，稍闷，文火炒至深黄色，不粘手时，取出晾凉。白前每 100kg，用炼蜜 25kg。

【性状】

1. 白前 柳叶白前根茎呈细长圆柱形，有分枝，稍弯曲，长 4～15cm，直径 1.5～4mm。表面黄白色或黄棕色，节明显，节间长 1.5～4.5cm，顶端有残茎。

质脆，断面中空，形如鹅毛上的"鹅管"，习称"鹅管白前"。节处簇生纤细弯蓝的根，长可达10cm，直径不及1mm，有多次分枝呈毛须状，常盘曲成团。气微，味微甜，根茎嚼之带粉性。

芫花叶白前根茎较短小或略呈块状；表面灰绿色或灰黄色，节间长1~2cm。质较硬。根稍弯曲，直径约1mm，分枝少。

2. 白前段　柳叶白前为细圆形小段，表面黄棕色或淡黄色，切面灰黄色或灰白色，中空，质脆易断，气微，味甘；芫花叶白前为细圆形小段，表明灰绿色或淡黄色，质较硬，气微弱，味微甜。

3. 蜜白前　本品表面深黄色，微有光泽，略带黏性，味甜。

【外观质量评价】均以根茎粗、形如鹅管者为佳。

【性味归经】辛、苦，微温。归肺经。

【功能主治】降气，消痰，止咳。用于肺气壅实，咳嗽痰多，胸满喘急。

白芍

【来源】本品为毛茛科植物芍药 *Paeonia tactilora* Pall. 的干燥根。

【产地分布】主产于浙江东阳、磐安、缙云，四川中江、渠县、铜梁，安徽亳县、涡阳等地。产于浙江者习称"杭白芍"或"东白芍"，产于安徽者习称"亳白芍"，产于四川者习称"川白芍"，均为栽培品。

【采收季节】栽植3~4年收获，收获季节浙江于6月下旬~7月上旬，安徽、四川等地于8月间，山东于9月间。

【规格与加工炮制】

1. 白芍　挖取鲜药除去泥土，洗净，除去头尾和细根，置沸水中煮后除去外皮或去皮后再煮，晒干。

2. 白芍片　取原药材，洗净，润透，切薄片，干燥。

3. 炒白芍　取净白芍片，用文火炒至表面微黄色，取出，晾凉。筛去碎屑。

4. 酒白芍　取净白芍片，加定量黄酒拌匀，润透，用文火炒干，取出晾凉。每100kg白芍，用黄酒10kg。

【性状】

1. 白芍　本品呈圆柱形，平直或稍弯曲，两端平截，长5~18cm，直径1~2.5cm。表面类白色或淡红棕色，光洁或有纵皱纹及细根痕，偶有残存的棕褐色外皮。质坚实，不易折断，断面较平坦，类白色或微带棕红色，形成层环明显，射线放射状。气微，味微苦、酸。

2. 白芍片　本品呈类圆形的薄片。表面淡棕红色或类白色，平滑。切面类白色或微带棕红色，形成层环明显，可见稍隆起的筋脉纹呈放射状排列。气微，味微苦、酸。

3. 炒白芍 本品形如白芍片，表面微黄色或淡棕黄色，有的可见焦斑。气微香。

4. 酒白芍 本品形如白芍片，表面微黄色或淡棕黄色，有的可见焦斑。微有酒香气。

【外观质量评价】 药材以条粗长、质坚实、粉性足、无白心或裂隙者为佳。

劣品中常掺有以下物质：

1. 提取残渣 为芍药干燥根的提取残渣。本品与白芍的主要区别：断面黄棕色至棕褐色，干枯，味淡。

2. 滑石粉 为芍药的干燥根掺滑石粉。本品与白芍的主要区别：表面灰白色，断面白色，形成层环及放射状纹理不明显，手摸有滑腻感。气微，味微苦、酸。

【性味归经】 苦、酸，微寒。归肝、脾经。

【功能主治】 养血调经，敛阴止汗，柔肝止痛，平抑肝阳。用于血虚萎黄，月经不调，自汗，盗汗，胁痛，腹痛，四肢挛痛，头痛眩晕。不宜与藜芦同用。

【易混品及伪品】

宝鸡白芍 本品为毛茛科植物毛叶草芍药 *Paeonia obovata var. willmottiae* (Stapf) Stern. 的干燥根。本品与白芍的主要区别：表面棕褐色，有纵沟纹及明显的根痕。断面皮部狭窄，质地较泡松，有裂隙。气微香，味微苦涩。

白术
（药典品种）

【来源】 本品为菊科植物白术 *Atractulodes macrocephala* Koidz. 的干燥根茎。

【产地分布】 主产于浙江、安徽、江西、湖南、湖北等地，多为栽培。浙江产者又称"浙白术"，为著名浙八味之一，其中尤以浙江於潜产者质量最佳，称为道地药材，习称"于术"。近年来新产区发展很快，产量较大，如安徽亳州、河北安国等地。

【采收季节】 冬季下部叶枯黄、上部叶变脆时采挖。

【规格与加工炮制】

1. 白术 挖取根，除去泥沙，烘干或晒干，再除去须根。商品按产地加工方法的不同分为白术与冬术。

2. 白术片 取原药材，除去杂质，洗净，润透，切厚片，干燥。

3. 麸炒白术 先将锅用中火加热，撒入麦麸（或蜜炙麦麸），待冒烟时，投入白术片，不断翻炒，至白术表面呈焦黄色，逸出焦香气时，筛去麦麸，放凉。

白术片每 100kg，用麦麸 10kg。

【性状】

1. 白术　白术（又称烘术）根茎肥厚，有若干不规则的瘤状分枝，全体集成拳状团块，大者直径 4～5cm。下部两侧膨大似如意头，一段称为"云头"，向上渐细，有的留有一段木质地上茎，俗称"白术腿"。全体呈脚蹄形。外表暗棕色，偶有烧灼痕，质坚实，不易折断。烘术淡灰黄色，带角质，内多孔隙，俗称"骨头渣"。气清香，味甘、微辛，嚼之有黏性。

冬术为白术采收后选择较大根茎进行晒干的，所以又称"生白术"或"晒白术"。该品外表黄灰色，具浅波纹及皮孔，每一瘤状分枝的顶端常有茎基残基及芽痕。晒干后性柔软、结实饱满、不呈蜂窝状。断面色红黄而油润，中间略有菊花纹及少数棕黄色油室小点。气清香特殊，味甘微辛辣，略带黏液性。

2. 白术片　本品呈不规则的厚片。外表皮灰黄色或灰棕色。切面黄白色至淡棕色，散生棕黄色的点状油室，木部具放射状纹理；烘干者切面角质样，色较深或有裂隙。气清香，味甘、微辛，嚼之略带黏性。

3. 麸炒白术　本品形如白术片，表面黄棕色，偶见焦斑。略有焦香气。

【外观质量评价】药材均以个大整齐、表面黄褐色、断面黄白色、质坚实、香气浓者为佳。

【性味归经】苦、甘，温。归脾、胃经。

【功能主治】健脾益气，燥湿利水，止汗，安胎。用于脾虚食少，腹胀泄泻，痰饮眩悸，水肿，自汗，胎动不安。

【易混品及伪品】

1. 菊三七　本品为菊科植物菊三七 *Gynura segetum*（Lour.）Merr. 的根茎。呈拳形肥厚团块，长 3～7cm，直径 2～5cm。表面灰棕色或棕黄色，有瘤状突起及断续的弧状沟纹，突起物顶端常有茎基和芽痕，下部有细根痕。质坚，不易折断，断面淡黄色。纵切面有灰黄色筋脉，横切面显菊花心状。味淡而后微苦。

2. 芍药根头　本品为毛茛科植物芍药 *Paeonia lactiflora* Pall. 的根茎切片。药材多为不规则纵切片，表面灰棕色或棕褐色。断面不平坦，类白色或浅棕色，具放射状纹理。味微苦、略酸。

3. 朝鲜土白术　本品为同属植物关苍术 *Atractulodes japonica* Koidz et Kitam. 的根茎。见苍术项下。

白头翁

（药典品种）

【来源】本品为毛茛科植物白头翁 *Pulsatitla chinensis*（Bge.）Regel 的干

燥根。

【产地分布】主产于东北、内蒙古、河北、河南、山东、安徽、江苏等地。

【采收季节】春、秋二季采挖。

【规格与加工炮制】

1. 白头翁 采挖根后，除去泥沙，干燥。

2. 白头翁片 取原药材，除去杂质，洗净，润透，切薄片，干燥。

【性状】

1. 白头翁 本品呈类圆柱形或圆锥形，稍扭曲，长6～20cm，直径0.5～2cm。表面黄棕色或棕褐色，具不规则纵皱纹或纵沟，皮部易脱落，露出黄色的木部，有的有网状裂纹或裂隙，近根头处常有朽状凹洞。根头部稍膨大，有白色绒毛，有的可见鞘状叶柄残基。质硬而脆，断面皮部黄白色或淡黄棕色，木部淡黄色。气微，味微苦涩。

2. 白头翁片 本品呈类圆形的片。外表皮黄棕色或棕褐色，具不规则纵皱纹或纵沟，近根头部有白色绒毛。切面皮部黄白色或淡黄棕色，木部淡黄色。气微，味微苦涩。

【外观质量评价】药材以根条整齐、坚实、均匀、表面棕褐色、根头部具灰白茸毛者为佳。

【性味归经】苦，寒。归胃、大肠经。

【功能主治】清热解毒，凉血止痢。用于热毒血痢，阴痒带下。

【地方习用品】

1. 甘肃白头翁 本品为毛茛科植物打火草 *Anemome tomentosa* （Maxim.）Pei. 的干燥根。春秋二季采挖，除去茎叶、泥沙，晒干。本品呈圆柱形，下渐细而弯曲，长8～10cm，直径0.5～1.2cm。表面灰棕色至红棕色，具纵向扭曲的沟纹，外皮呈脱落状。根头部稍粗大，附有棕色膜质鳞叶和残存叶柄，根头及叶柄密生白色茸毛。质略韧，折断面裂片状，皮部灰褐色，木质部淡黄色，呈放射状纹理。气特异，味涩而苦。

2. 兰溪白头翁 本品为蔷薇科植物翻白草 *Potentilla discolor* Bge. 的根。在浙江、江苏、安徽等地曾混同白头翁使用。块根丛生，纺锤形或圆锥形，有的有分枝。表面暗棕色或黄棕色，有扭曲的纵槽纹或支根痕。质坚硬，折断面不平坦，黄白色，皮部易与木部分离。折断面有较显著的焦酸气，味微涩。

3. 黄州白头翁 本品为蔷薇科植物委陵菜 *Potentilla aiscolor* Bunge. 的根。在湖北、湖南、江西、浙江、河南、广东、四川等地充白头翁入药，称为"广白头翁"。根呈圆柱形，粗直而长，偶有弯曲及分枝。表面红棕色或暗棕色，栓皮易成片状剥离。根头部较粗，带有黄棕色干枯的叶柄残基，亦有白毛。质坚实，木质。折断面不平坦，带裂片状，具红棕色车轮状花纹。味微苦而涩。

【易混品及伪品】

祁州漏芦　本品为菊科植物祁州漏芦 *Rhaponticum uniflorum*（L.）DC. 的根。由于其根头部有白色茸毛，尤其是切片常误作白头翁使用。本品呈圆锥形或破裂成片块状，多扭曲，长短不一，直径 1～2cm。表面灰褐色或暗棕色，粗糙，具纵沟及菱形的网状裂隙。外皮易剥落。根头部膨大，有残茎及鳞片状叶基，顶端有灰白色茸毛。体轻，质脆，易折断，断面不整齐，灰黄色，有裂隙，中心灰黑色或棕黑色。气特异，味微苦。

白薇
（药典品种）

【来源】本品为萝藦科植物白薇 *Cynanchum atratum* Bge. 或蔓生白薇 *Cynanchum versicolor* Bge. 的干燥根和根茎。

【产地分布】主产安徽、湖北、辽宁等地。

【采收季节】春、秋二季采挖。

【规格与加工炮制】

1. 白薇　采挖后，除去地上部分洗净，干燥。

2. 白薇段　取原药材，除去杂质，洗净，润透，切段，干燥。

【性状】

1. 白薇　本品根茎粗短，有结节，多弯曲。上面有圆形的茎痕，下面及两侧簇生多数细长的根，根长 10～25cm，直径 0.1～0.2cm。表面棕黄色。质脆，易折断，断面皮部黄白色，木部黄色。气微，味微苦。

2. 白薇段　本品为不规则的小段，表面棕黄色，质脆，易折断。切断面皮部黄白色，木部黄色。

【外观质量评价】药材以身干、根粗壮而长、条均、色棕黄、断面白色实心者为佳。

【性味归经】苦、咸，寒。归胃、肝、肾经。

【功能主治】清热凉血，利尿通淋，解毒疗疮。用于温邪伤营发热，阴虚发热，骨蒸劳热，产后血虚发热，热淋，血淋，痈疽肿毒。

白芷
（药典品种）

【来源】本品为伞形科植物白芷 *Angelica dahurica*（Fisch. exHoffm.）Benth. et Hook. f. 或杭白芷 *Angelica dahurica*（Fisch. ex Hoffm）Benth. et Hook. f. var. formosana（Boiss.）Shan et Yuan 的干燥根。

【产地分布】商品根据产地不同主要分为白芷与杭白芷两大类。白芷：国内大部分地区生产者为此种，产于河南禹县、长葛者称为"禹白芷"，产于河北安国、定县者为"祁白芷"，产于安徽亳州为"亳白芷"。杭白芷：浙江杭州栽培品统称"杭白芷"，产于四川为"川白芷"，产于云南者为"云白芷"。

【采收季节】夏、秋间叶黄时采挖。

【规格与加工炮制】

1. 白芷　挖取鲜药，除去须根和泥沙，晒干或低温干燥。浙江产的白芷，经洁净处理之后，用2%～5%石灰拌匀，在长形竹篓中顺势推出，使表皮渗透石灰，加速吸收水分，随即薄摊晒至半干，再分大小支，晒干。

2. 白芷片　取原药材，除去杂质，大小分开，略浸，润透，切厚片，干燥。

【性状】

1. 白芷　本品根呈圆锥形，长7～25cm，时有少数侧根，亦上粗下细。上部较粗，外直径1.5～2cm，有时稍弯曲，状如胡萝卜。顶端即根头部呈四棱形或近圆形，有凹陷的茎痕，具多数环状纹。根外表黄白色或棕色，皮部散有多数棕色油点，皱纹较密。具支根痕及皮孔样的横向突起，习称"疙瘩丁"，有时较少，有的排列成四纵列，并有侧根断后痕迹。质较硬，较轻，断面粉性小，木质部呈圆形，约占横断面的1/3强。气芳香浓郁，味微苦。

杭白芷根呈圆锥形，上部有方棱，较白芷明显，长10～20cm，上部直径达1.5～2.5cm。向下渐细，顶端有凹陷的茎痕，外有横纹环绕，通体有横长的疙瘩丁及纵皱纹，外皮深灰色或灰白色（浙江地区在加工时用石灰处理所致）。质坚硬而重，断面粉性大，类白色，皮部散有棕色油点，木质部呈类方形，约占横断面1/2强。

2. 白芷片　本品呈类圆形的厚片。外表皮灰棕色或黄棕色。切面白色或灰白色，具粉性，形成层环棕色，近方形或近圆形，皮部散有多数棕色油点。气芳香，味辛、微苦。

【外观质量评价】各地所产白芷均以根条粗大、质坚实、粉性足、香气浓郁者为佳。

【性味归经】辛，温。归胃、大肠、肺经。

【功能主治】解表散寒，祛风止痛，宣通鼻窍，燥湿止带，消肿排脓。用于感冒头痛，眉棱骨痛，鼻塞流涕，鼻衄，鼻渊，牙痛，带下，疮疡肿痛。

百部

（药典品种）

【来源】本品为百部科植物直立百部 *Stemona sessilifolia*（Miq.）Miq.、蔓生

10

百部 *Stemonaja Ponica*（Bl.）Miq. 或对叶百部 *Stemona tuberosa* Lour. 的干燥块根。前两种习称"小百部"，后者习称"大百部"。

【产地分布】直立百部主产安徽、江苏、山东，此外河南、江西、湖北、四川亦有分布。销全国并出口。蔓生百部分布于山东、安徽、江苏、浙江、福建、江西、湖南、湖北、陕西、四川等省。对叶百部分布于湖南、湖北、广东、广西、四川、云南、贵州等省区。

【采收季节】春、秋二季采挖。

【规格与加工炮制】

1. 百部　采挖块根，除去须根，洗净，置沸水中略烫或蒸至无白心，取出，晒干。

2. 百部片　取原药材，除去杂质，洗净，润透，切厚片，干燥。

3. 蜜百部　取炼蜜加适量开水稀释后，加入净百部片拌匀，闷润，置锅内用文火炒至表面呈黄色，不粘手时，取出，放凉。百部每 100kg，用炼蜜 12.5kg。

【性状】

1. 百部　直立百部呈纺锤形，上端较细长，皱缩弯曲，长5~12cm，直径0.5~1cm。表面黄白色或淡棕黄色，有不规则深纵沟，间或有横皱纹。质脆，易折断，断面平坦，角质样，淡黄棕色或黄白色，皮部较宽，中柱扁缩。气微，味甘、苦。

蔓生百部两端稍狭细，表面多不规则皱褶和横皱纹。

对叶百部呈长纺锤形或长条形，长8~24cm，直径0.8~2cm。表面浅黄棕色至灰棕色，具浅纵皱纹或不规则纵槽。质坚实，断面黄白色至暗棕色，中柱较大，髓部类白色。

2. 百部片　本品呈不规则厚片，或不规则条形斜片。表面灰白色、棕黄色，有深纵皱纹；切面灰白色、淡黄棕色或黄白色，角质样。皮部较厚，中柱扁缩。质韧软。气微，味甘、苦。

3. 蜜百部　本品形同百部片，表面棕黄色或褐棕色，略带焦斑，稍有黏性。味甜。

【外观质量评价】药材均以肉质饱满、不带根茎者为佳。

【性味归经】甘、苦，微温。归肺经。

【功能主治】润肺下气止咳，杀虫灭虱。用于新久咳嗽，肺痨咳嗽，顿咳；外用于头虱，体虱，蛲虫病，阴痒。蜜百部润肺止咳，用于阴虚劳嗽。

板蓝根

（药典品种）

【来源】本品为十字花科植物菘蓝 *Isatis indigotica* Fort. 的干燥根。

【产地分布】 主产于河北、江苏、甘肃、陕西等地。

【采收季节】 秋季采挖。

【规格与加工炮制】

1. 板蓝根 采挖根，除去泥沙，晒干。

2. 板蓝根片 取原药材，除去杂质，洗净，润透，切厚片，干燥。

【性状】

1. 板蓝根 本品呈圆柱形，稍扭曲，长 10~20cm，直径0.5~1cm。表面淡灰黄色或淡棕黄色，有纵皱纹、横长皮孔样突起及支根痕。根头略膨大，可见暗绿色或暗棕色轮状排列的叶柄残基和密集的疣状突起。体实，质略软，断面皮部黄白色，木部黄色。气微，味微甜后苦涩。

2. 板蓝根片 本品呈圆形的厚片。外表皮淡灰黄色至淡棕黄色，有纵皱纹。切面皮部黄白色，木部黄色。气微，味微甜后苦涩。

【外观质量评价】 药材以条长、粗大、质坚实、粉性足、质油润者为佳。

【性味归经】 苦，寒。归心、胃经。

【功能主治】 清热解毒，凉血利咽。用于温疫时毒，发热咽痛，温毒发斑，痄腮，烂喉丹痧，大头瘟疫，丹毒，痈肿。

【易混品及伪品】

1. 南板蓝根 本品为爵床科植物马蓝 *Baphicacanthus cusia* (Nees) Bremek. 的干燥根茎和根。夏、秋二季采挖，除去地上茎，洗净，晒干。本品根茎呈类圆形，多弯曲，有分枝，长 10~30cm，直径 0.1~1cm。表面灰棕色，具细纵纹；节膨大，节上长有细根或茎残基；外皮易剥落，呈蓝灰色。质硬而脆，易折断，断面不平坦，皮部蓝灰色，木部灰蓝色至淡黄褐色，中央有髓。根粗细不一，弯曲有分枝，细根细长而柔韧。气微，味淡。

2. 油菜根 本品为十字花科植物芸苔 *Brassica campestris* L. var. oleifera DC. 的干燥根。本品与板蓝根的主要区别：多扭曲，根头部有类圆形凹陷的茎痕，表面可见扭曲的纵皱纹及须根痕。断面皮部薄，色较深，可见放射状纹理，呈灰黄色至灰褐色，具淡棕色的油润性形成层环。气特异，味甜而特殊。

半夏
（药典品种）

【来源】 本品为天南星科植物半夏 *PinelLia ternata* (Thunb.) Breit. 的干燥块茎。

【产地分布】 主产于主产四川、湖北、河南、安徽、贵州等省。

【采收季节】 夏、秋二季采挖。

【规格与加工炮制】

1. 半夏 采挖后洗净，除去外皮和须根，晒干。用时捣碎。

2. 法半夏 取半夏，大小分开，用水浸泡至内无干心，取出。另取甘草适量，加水煎煮2次，合并煎液，倒入用适量水制成的石灰液中，搅匀，加入上述已浸透的半夏，浸泡，每日搅拌1~2次，并保持浸液pH值12以上，至剖面黄色均匀，口尝微有麻舌感时，取出，洗净，阴干或烘干，即得。

3. 姜半夏 取净半夏，大小分开，用水浸泡至内无干心时，取出。另取生姜切片煎汤，加白矾与半夏共煮透，取出，晾干，或晾至半干，干燥，或切薄片，干燥。

4. 清半夏 取净半夏，大小分开，用8%白矾溶液浸泡至内无干心，口尝微有麻舌感，取出，洗净，切厚片，干燥。

【性状】

1. 半夏 本品呈类球形，有的稍偏斜，直径1~1.5cm。表面白色或浅黄色，顶端有凹陷的茎痕，周围密布麻点状根痕；下面钝圆，较光滑。质坚实，断面洁白，富粉性。气微，味辛辣、麻舌而刺喉。

2. 法半夏 本品呈类球形或破碎成不规则颗粒状。表面淡黄白色、黄色或棕黄色。质较松脆或硬脆，断面黄色或淡黄色，颗粒者质稍硬脆。气微，味淡略甘、微有麻舌感。

3. 姜半夏 本品呈片状、不规则颗粒状或类球形。表面棕色至棕褐色。质硬脆，断面淡黄棕色，常具角质样光泽。气微香，味淡、微有麻舌感，嚼之略粘牙。

4. 清半夏 本品呈椭圆形、类圆形或不规则的片。切面淡灰色至灰白色，可见灰白色点状或短线状维管束迹，有的残留栓皮处下方显淡紫红色斑纹。质脆，易折断，断面略呈角质样。气微，味微涩、微有麻舌感。

【外观质量评价】 药材以个大、质坚实、色白、粉性足者为佳。

【性味归经】 辛、温；有毒。归脾、胃、肺经。

【功能主治】 燥湿化痰，降逆止呕，消痞散结。用于湿痰寒痰，咳喘痰多，痰饮眩悸，风痰眩晕，痰厥头痛，呕吐反胃，胸脘痞闷，梅核气；外治痈肿痰核。不宜与川乌、制川乌、草乌、制草乌、附子同用；生品内服宜慎。

【易混品及伪品】

1. 同科犁头尖属（Typhonium）植物的块茎作半夏使用。

（1）鞭檐犁头尖 *T. flagelliforme*（Lodd.）Blume. 的块茎，别名：水半夏、半夏、土半夏。主产于广西，作为半夏的代用品在全国部分地区使用。现代药理研究证实水半夏无降逆止呕作用，应区别使用。块茎略呈椭圆形、圆锥形或半圆

13

形，直径 0.5～1.5cm，高 0.8～3cm。表面类白色或淡黄色，略有皱纹，并有多数隐约可见的细小根痕，上端有凸起的黄棕色叶痕或芽痕。质坚实，断面白色，粉性。气微，味辣，麻舌而刺喉。

（2）犁头尖 *T. divaricatum*（L.）Decne. 的块茎，别名土半夏、芋叶半夏。在福建、广东、广西等地曾作土半夏使用。

（3）三叶犁头尖 *T. trifoliatum* Wang. et Lo ex H. Li et al. 的块茎，别名：范半夏、代半夏。在山西曾作为半夏使用。

（4）马蹄犁头尖 *T. trilotatum*（L.）Schott 的块茎，别名山半夏。在云南个别地区曾作半夏使用。

2. 虎掌 *Pinellia pedatisecta* Schott. 的小块茎，别名掌叶半夏、狗爪半夏。主产于河南、河北、山东、安徽等省，在江苏、河北、四川等省个别地区用其小块茎作为半夏使用。药材块茎扁圆形或不规则，直径 1.5～2cm，高约 1cm，周围常附着 2～5 小块茎或小茎痕，上端平，中间有一深陷的圆形残痕，残痕直径约为块茎直径的 1/2，周围密布麻点，下部钝圆。

3. 以天南星属（Arisaema）植物的小块茎误用或混用。

（1）山珠南星 *A. yunnanensis* Buchet 的小块茎，别名山珠半夏。在云南省作半夏使用。本品块茎圆球形或类圆球形，直径 1～3cm，顶部有明显的环纹。

（2）天南星 *Arisaema erubescens*（Wall.）Schott、异叶天南星 *Arisaema heterophyllum* Blume. 的小块茎，为天南星的主要来源，不应作半夏使用，详见天南星项下。

北豆根
（药典品种）

【来源】本品为防己科植物蝙蝠葛 *Menispermum dauricum* DC. 的干燥根茎。

【产地分布】主产于东北、华北及陕西、山东、甘肃、青海等地。

【采收季节】春、秋二季采挖。

【规格与加工炮制】

1. 北豆根 采挖根茎，除去须根和泥沙，干燥。

2. 北豆根片 取原药材，除去杂质，洗净，润透，切厚片，干燥。

【性状】

1. 北豆根 本品呈细长圆柱形，弯曲，有分枝，长可达 50cm，直径 0.3～0.8cm。表面黄棕色至暗棕色，多有弯曲的细根，并可见突起的根痕和纵皱纹，外皮易剥落。质韧，不易折断，断面不整齐，纤维性，木部淡黄色，呈放射状排列，中心有髓。气微，味苦。

2. 北豆根片 本品呈类圆形厚片，表面黄白色或淡黄色，木部呈放射状，中心有白色髓。周边棕黄色至暗棕色。质韧，不易折断，纤维性。

【外观质量评价】药材以身干、条粗壮而长、外皮黄棕色、断面浅黄色者为佳。

【性味归经】苦，寒；有小毒。归肺、胃、大肠经。

【功能主治】清热解毒，祛风止痛。用于咽喉肿痛，热毒泻痢，风湿痹痛。

北沙参
（药典品种）

【来源】本品为伞形科植物珊瑚菜 *Glehnia littoralis* Fr. Schmidt ex Miq. 的干燥根。

【产地分布】主产于山东莱阳、河北秦皇岛、辽宁大连及内蒙古赤峰等地，以产于山东莱阳者品质最佳。

【采收季节】夏、秋二季采挖。

【规格与加工炮制】

1. 北沙参 挖取鲜药，除去须根，洗净，稍晾，置沸水中烫后，除去外皮，干燥。或洗净直接干燥。

2. 北沙参段 取原药材，除去残茎和杂质，略润，切段，干燥。

【性状】

1. 北沙参 本品呈细长圆柱形，偶有分枝，长 15～45cm，直径 0.4～1.2cm。表面淡黄白色，略粗糙，偶有残存外皮，不去外皮的表面黄棕色。全体有细纵皱纹和纵沟，并有棕黄色点状细根痕；顶端常留有黄棕色根茎残基；上端稍细，中部略粗，下部渐细。质脆，易折断，断面皮部浅黄白色，木部黄色。气特异，味微甘。

2. 北沙参段 本品呈圆形短段，外表面淡黄色，略粗糙，有纵皱纹及棕黄色点状支根痕，质脆，切面皮部黄白色，木部黄色，角质，气特异，味微苦。

【外观质量评价】药材以粗细均匀、长短一致、去净栓皮、色黄白者为佳。

【性味归经】甘、微苦，微寒。归肺、胃经。

【功能主治】养阴清肺，益胃生津。用于肺热燥咳，劳嗽痰血，胃阴不足，热病津伤，咽干口渴。

【易混品及伪品】

1. 迷果芹 本品为伞形科植物迷果芹 *Sphallerocarpus gracilis*（Bess.） K. Pol. 的根。性状特征见党参项下。

2. 田葛缕 本品为伞形科植物田葛缕子 *Carum buriaticum* Turez. 的根。又叫野胡萝卜、狗缨子。根呈圆柱形，略弯曲，长 10～30cm，直径 0.2～1.5cm。根头部具凹陷的茎基痕，外表粗糙，有纵皱或沟纹，质坚硬，易折断，断面粗糙，皮层呈土黄色，木质部呈鲜明的白黄色。气弱，味微甘而略苦。分布于东北、华北及西北地区。

3. 硬阿魏 本品为伞形科植物硬阿魏 *Ferula bungeana* Kitag. 的干燥根。经加工后的根呈长条形，长 20~26cm，直径 3.5~7cm。外表呈白色或肉白色，质地坚硬，折断面平坦，无香气，味淡。

4. 石沙参 桔梗科植物石沙参 *Adenophora palyantha* Nak. 的根。根常因加工而呈扭曲状，多单一，根头部有盘节状的节痕。外表土黄色或淡黄色，具纵皱及须根痕。质脆，断面粗糙，类白色或黄色。

苍术
（药典品种）

【来源】本品为菊科植物茅苍术 *Atractulodes lancea*（Thunb.）DC. 或北苍术 *Atractulodes chinensis*（DC.）Koidz. 的干燥根茎。前者习称"茅苍术"或"南苍术"，后者习称"北苍术"。

【产地分布】茅苍术主产于江苏句容、镇江、溧水，湖北襄阳、南樟，河南桐柏、唐河，浙江、安徽、江西亦产。河南桐柏、江苏句容、安徽太平所产质量最佳，习称"茅苍术"，为道地药材。北苍术主产于河北、山西、陕西等地。

【采收季节】春秋二季采挖。

【规格与加工炮制】

1. 苍术 挖取根茎后，除去泥沙，晒干，撞去须根。

2. 苍术片 取原药材，除去杂质，洗净，润透，切厚片，干燥。

3. 麸炒苍术 先将锅烧热，撒入麦麸，用中火加热，待冒烟时投入苍术片，不断翻动，炒至表面深黄色时，取出，筛去麦麸，放凉。苍术片每 100kg，用麦麸 10kg。

【性状】

1. 苍术 茅苍术呈不规则连珠状或结节状圆柱形，略弯曲，偶有分枝，长 3~10cm，直径 1~2cm。表面灰棕色，有皱纹、横曲纹及残留须根，顶端具茎痕或残留茎基。质坚实，断面黄白色或灰白色，散有多数橙黄色或棕红色油室，习称"朱砂点"，暴露稍久，可析出白色细针状结晶，称为"起霜"。气香特异，味微甘、辛、苦。

北苍术呈疙瘩块状或结节状圆柱形，长 4~9cm，直径 1~4cm。表面黑棕色，除去外皮者黄棕色。质较疏松，断面散有黄棕色油室。香气较淡，味辛、苦。

2. 苍术片 本品呈不规则类圆形或条形厚片。外表皮灰棕色至黄棕色，有皱纹，有时可见根痕。切面黄白色或灰白色，散有多数橙黄色或棕红色油室，有的可析出白色细针状结晶。气香特异，味微甘、辛、苦。

3. 麸炒苍术 本品形如苍术片，表面深黄色，散有多数棕褐色油室。有焦香气。

【外观质量评价】药材均以质坚实、断面朱砂点多、香气浓者为佳。

【性味归经】辛、苦，温。归脾、胃、肝经。

【功能主治】燥湿健脾，祛风散寒，明目。用于湿阻中焦，脘腹胀满，泄泻，水肿，脚气痿躄，风湿痹痛，风寒感冒，夜盲，眼目昏涩。

【地方习用品】

关苍术 同属植物关苍术 *Atractulodes japonica* Koidz et Kitam. 的根茎，在东北地区亦作苍术入药。主产于黑龙江、吉林、辽宁、内蒙古等地。多自产自销。根茎呈结节状圆柱形，长 4～12cm，直径 1～6cm，表面深褐色，质较轻，质松，断面黄白色，纤维性。气特异，味辛、微苦。

草乌
（药典品种）

【来源】本品为毛茛科植物北乌头 *Aconitum kusnezoffii* Reichb. 的干燥块根。

【产地分布】主产东北及内蒙古、河北、山西等地。

【采收季节】秋季茎叶枯萎时采挖。

【规格与加工炮制】

1. 草乌 挖取块根，除去须根和泥沙，干燥除去杂质，洗净，干燥。

2. 制草乌 本品为草乌的炮制加工品。取草乌，大小个分开，用水浸泡至内无干心，取出，加水煮至取大个切开内无白心、口尝微有麻舌感时，取出，晾至六成干后切薄片，干燥。

【性状】

1. 草乌 本品呈不规则长圆锥形，略弯曲，形似"乌鸦头"。长 2～7cm，直径 0.6～1.8cm。顶端常有残茎和少数不定根残基，有的顶端一侧有一枯萎的芽，有的一侧有一圆形或扁圆形不定根残基。表面灰褐色或黑棕褐色，皱缩，有纵皱纹、点状须根痕及数个瘤状侧根。质硬，断面灰白色或暗灰色，有裂隙，形成层环纹多角形或类圆形，髓部较大或中空。气微，味辛辣、麻舌。

2. 制草乌 本品呈不规则圆形或近三角形的片。表面黑褐色，有灰白色多角形形成层环和点状维管束，并有空隙，周边皱缩或弯曲。质脆。气微，味微辛辣，稍有麻舌感。

【外观质量评价】药材以个大、质坚、粉性大、残茎少者为佳。

【性味归经】辛、苦，热；有毒。归心、肝、肾、脾经。

【功能主治】祛风除湿，温经止痛。用于风寒湿痹，关节疼痛，心腹冷痛，寒疝作痛及麻醉止痛。生品内服宜慎；孕妇禁用；不宜与半夏、瓜蒌、瓜蒌子、瓜蒌皮、天花粉、川贝母、浙贝母、平贝母、伊贝母、湖北贝母、白蔹、白及同用。入煎剂宜先煎、久煎。

柴胡
（药典品种）

【来源】本品为伞形科植物柴胡 *Bupleurum chinense* DC. 或狭叶柴胡 *Bupleurum scorzonerifolium* Willd. 的干燥根。按性状不同，分别习称"北柴胡"及"南柴胡"。

【产地分布】北柴胡产于东北、华北、华东及西北诸省，南柴胡主产于东北、华北及浙江、福建、湖北等地。

【采收季节】春、秋二季采挖。

【规格与加工炮制】

1. 柴胡 挖取鲜药，除去茎叶及泥沙，干燥。

2. 柴胡片 取原药材，除去杂质和残茎，洗净，润透，切厚片，干燥。

3. 醋柴胡 取净柴胡片加入食醋拌匀，闷润，待食醋被吸尽后置锅内，用文火加热，炒干，取出，放凉。柴胡每 100kg，用食醋 20kg。

【性状】

1. 柴胡 北柴胡呈圆柱形或长圆锥形，长 6～15cm，直径 0.3～0.8cm。根头膨大，顶端残留 3～15 个茎基或短纤维状叶基，下部分枝。表面黑褐色或浅棕色，具纵皱纹、支根痕及皮孔。质硬而韧，不易折断，断面显纤维性，皮部浅棕色，木部黄白色。气微香，味微苦。

栽培的北柴胡与野生品性状有异，栽培品一般较野生品根条粗长，表面呈棕黄色或灰黄色，质硬脆，断面呈黄白色，纤维性强，气味较淡。

南柴胡根较细，圆锥形，顶端有多数细毛状枯叶纤维，下部多不分枝或稍分枝。表面红棕色或黑棕色，靠近根头处多具细密环纹。质稍软，易折断，断面略平坦，不显纤维性。具败油气。

2. 柴胡片 北柴胡片呈不规则厚片。外表皮黑褐色或浅棕色，具纵皱纹和支根痕。切面淡黄白色，纤维性。质硬。气微香，味微苦。

南柴胡片呈类圆形或不规则片。外表皮红棕色或黑褐色。有时可见根头处具细密环纹或有细毛状枯叶纤维。切面黄白色，平坦。具败油气。

3. 醋柴胡 醋北柴胡形如北柴胡片，表面淡棕黄色，微有醋香气，味微苦。醋南柴胡形如南柴胡片，微有醋香气。

【外观质量评价】 北柴胡以主根粗大、少分枝、黄褐色、微有香气者为佳；南柴胡以根条粗、红棕色、质松脆、败油气较浓者为佳。

【性味归经】 辛、苦，微寒。归肝、胆、肺经。

【功能主治】 疏散退热，疏肝解郁，升举阳气。用于感冒发热，寒热往来，胸胁胀痛，月经不调，子宫脱垂，脱肛。

【地方习用品】

柴胡属植物在我国约有30多种，很多种在不同的地区入药：

1. 红柴胡 本品为同科属植物银州柴胡 *B. yinchowense* Shan et Y. Li. 的干燥根。主要分布在甘肃、宁夏及陕西北部。本品呈长圆锥形，下端渐细，微弯曲，长 11～20cm，直径 0.3～0.5cm。表面浅红棕色或浅黄棕色，具细密纵纹及少数细小横向突起皮孔，稀有支根。根头少有分枝，残留 1～3 条茎基。质坚硬，折断面纤维性。气微香，味微苦。

2. 黑柴胡 本品为同科属植物黑柴胡 *B. smithii* Woiff. 小叶黑柴胡 *B. smithii* Woiff. var. parvifolium Shan et Y. Li 或黄花鸭跖柴胡 *B. commelynoideum* Boiss. var. flaviflorum Shanet Y. Li 的干燥根及根茎。黑柴胡及小叶黑柴胡性状特征相似，根呈圆柱形或圆锥形，常弯曲，稀有分枝，长 3～7cm，直径 0.2～0.7cm。表面黑褐色或棕褐色，粗糙，有多数疣状突起及须根断痕，根头增粗，有数个分枝根茎，具芽痕，顶端残留数个茎基，基部少有或无膜质叶基。质较松脆，易折断，断面略平坦，皮部浅棕色，具多数裂隙，木部黄白色，有放射状裂隙。气微香，味微苦。黄花鸭跖柴胡根较细小，根茎小或无。在甘肃、宁夏及山西部分地区使用。

3. 膜缘柴胡 *B. marginatum* Wall. ex DC. 的干燥根及地上部分，在云南、安徽、福建、湖北部分地区使用。又名竹叶柴胡。根细长，扭曲。表面浅红棕色或棕褐色，顶端残留数个茎基及叶基，根头部有密集的环节。质坚韧，不易折断，断面呈片状纤维性。气清香，味淡。

4. 锥叶柴胡 *B. bicaule* Helm. 的干燥根。呈长圆锥形，较直。表面黑灰色至黑褐色。根头部膨大，多分枝，残留众多粗细不一的茎基，栓皮层易剥落。质松脆，易折断，断面平坦。具败油气。

5. 兴安柴胡 *B. sibiricum* Vest 的干燥根。呈圆锥形，头部膨大，多分枝，下部梢分枝。表面棕色或黑棕色，具纵皱纹、支根痕及疣状突起。质松脆，易折断，具有败油气。

6. 雾灵柴胡 *B. sibiricum* Vest var jeholense（Nakai）Chu. 的干燥根。与兴安

柴胡相似，其特点为形小，色较深，质较硬，气微，味微苦。

7. 秦岭柴胡 *B. longicaule* Wall. ex. DC. var. *giraldii* Wolff. 的根。呈圆柱形，粗大，顶端残留众多短小茎基，表面土棕色或棕褐色，较平滑。质松脆，易折断，断面较平坦。气微香。

8. 柴首 *B. chaishoui* shan et sheh 的干燥根。地下茎发发达，分枝多，束状。上部散生，木质化，但易折断，地上茎的残基明显。根单一，圆柱形或圆锥形，较粗壮，有时可见分枝，外表棕褐色或灰褐色，较粗壮明显皱缩。质硬，易断。气微，味略辛。

9. 线叶柴胡 *B. angustissimum*（Franch）Kitagawa. 的干燥根。较细长，表面淡黄褐色至棕褐色，皮部薄。易剥落，可见黄白色木部。气微香，味微辛。

【易混品及伪品】

1. 大叶柴胡 本品为伞形科植物大叶柴胡 *B. longiradiatum* Turcz. 的根及根茎。根茎及根呈长圆锥形略弯曲，长 3～9cm，直径 3～8mm。外皮有明显的节及节间，作蚯蚓头状，顶端有残基，粗糙皱缩，着生少数细根，表面棕色至暗棕色，向上渐浅，密生环节。主根质坚硬，不易折断，断面黄色平整，中心有空洞。嚼之有芹菜样气味，麻舌。本品有毒，不可作柴胡使用。

2. 瞿麦根 本品为石竹科植物瞿麦 *Dianthus superbus* L. 或石竹 *Dianthus chinensis* L. 的干燥根。呈圆柱形，常弯曲，下部有分枝，长 7～12cm，直径 3～6mm。根头部膨大，残留有数个长短不等的茎基和卷曲的粗毛，茎基上有呈鞘状围抱于节的叶基。表面浅棕色或灰棕色，具有不规则的纵沟纹和点状皮孔。质坚硬，木化，难折断。断面不平坦，中空。味淡。

赤芍
（药典品种）

【来源】 本品为毛茛科植物芍药 *Paeonia lactilora* Pall. 或川赤芍 *Paeonia veitchii* Lynch 的干燥根。

【产地分布】 芍药主产于内蒙古和东北等地，河北、陕西、山西、甘肃等地亦产。川赤芍主产于四川，甘肃、陕西、青海、云南等地亦产。以内蒙古多伦产品质量最佳，称"多伦赤芍"，为道地药材。

【采收季节】 春、秋二季采挖。

【规格与加工炮制】

1. 赤芍 采挖根后，除去根茎、须根及泥沙，晒干。

2. 赤芍片 取原药材，除去杂质，分开大小，洗净，润透，切厚片，干燥。

【性状】

1. 赤芍 本品呈圆柱形，稍弯曲，长 10～40cm，直径 0.6～3cm。表面暗棕色至黑棕色，粗糙，有横向凸起的皮孔，具粗而略扭曲的纵沟纹，外皮易脱落；质硬而脆，易折断，断面平坦，粉白色或黄白色，习称"糟皮粉碴"。皮部窄，类粉红色，木质部占根的大部分，射线明显，有时具裂隙。气微香，味稍苦、涩。

2. 赤芍片 本品为类圆形切片，外表皮棕褐色。切面粉白色或粉红色，皮部窄，木部放射状纹理明显，有的有裂隙。

【外观质量评价】 药材以根条粗长、质松、糟皮粉碴者为佳。

【性味归经】 苦，微寒。归肝经。

【功能主治】 清热凉血，散瘀止痛。用于热入营血，温毒发斑，吐血衄血，目赤肿痛，肝郁胁痛，经闭痛经，癥瘕腹痛，跌扑损伤，痈肿疮疡。不宜与藜芦同用。

【地方习用品】

毛叶赤芍 本品为毛茛科植物毛叶川赤芍 *Paeonia veitchii lynch var woodwardii.*（Stap. ex. cox）Stern. 或毛叶草芍药 *Paeonia obovata var. willmottiae*（Stapf）Stern. 的干燥根及根茎。本品呈圆柱形或圆锥形，略弯曲，少有分枝，长 3～32cm，直径 0.5～2cm。表面暗棕色、棕褐色或棕红色，有皱纹及纵沟纹，少数表面较平滑，可见须根痕和横向皮孔，有的外皮易脱落。质较硬而脆，易折断，断面较平坦，类白色或局部浅紫红色，皮部狭窄，木部较宽广，可见放射状纹理。气微香，味微苦涩。

川贝母
（药典品种）

【来源】 本品为百合科植物川贝母 *FritiLlaria cirrhosa* D. Don、暗紫贝母 *FritiLlaria unibracteata* Hsiao et K. C. Hsia、甘肃贝母 *Fritillaria przewal3 kii* Maxim、梭砂贝母 *FritiLlaria delavayi* Franch.、太白贝母 *Fritillaria taipaiensis* P. Y. Li 或瓦布贝母 *Fritillaria unibracteata* Hsiao et K. C. Hsiavar. wabuensis（S Y. Tang et S C. Yue）Z. D. Liu, S. Wanget S. C. Chen 的干燥鳞茎。按性状不同分别习称"松贝""青贝""炉贝"和"栽培品"（太白贝母、瓦布贝母）。

【产地分布】

1. 川贝母 本品为商品"青贝"的主流品种之一，主产于四川甘孜、西藏芒康、云南德钦以及青海玉树等地。

2. 暗紫贝母 本品为商品"松贝"之主流品种，主产于四川阿坝、茂县、汶川、平武、马尔康及青海等地，过去集散于四川松潘，故称"松贝"。

3. 甘肃贝母 又称"岷贝"，个头较小，形如珍珠，故又称"珍珠贝"，主产于四川康定、雅江，甘肃岷县、文县、武都，青海班玛、久治等地。

4. 梭砂贝母 又称"炉贝"，过去多在康定集散（原名"打箭炉"，故称"炉贝"）。

5. 太白贝母 原野生于陕西汉中、洋县，重庆巫峡、巫山等地，20世纪90年代巫溪县引种成功。

6. 瓦布贝母 主产于四川省阿坝州、甘孜州及相邻的青海、甘肃等地。

【采收季节】因各地气候不同产季也不一致。一般野生者多于积雪融化野草未长时采收，过晚茎叶枯萎不易寻找。栽培品多于下种3年后秋季苗枯萎时采收。

【规格与加工炮制】川贝因产地不同，主要加工方法如下：

一般将贝母挖出后，去净泥土及须根，置烈日下曝晒至干透为止。有些地区水洗泥土，鳞瓣浸水易变黄，影响质量，此法不宜用。如遇阴雨可用微火烘炕，以防变色及透油。

甘肃、云南等地将贝母置于布袋中或加入大量麦皮，以撞去外面粗皮及吸去水分。此法晾干、簸净。

【性状】

1. 松贝 本品呈类圆锥形或近球形，高0.3~0.8cm，直径0.3~0.9cm。表面类白色。外层鳞叶2瓣，大小悬殊，大瓣紧抱小瓣，未抱部分呈新月形，习称"怀中抱月"；顶部闭合，内有类圆柱形、顶端稍尖的心芽和小鳞叶1~2枚；先端钝圆或稍尖，顶部闭合；底部平坦或凹入，能放平坐稳，习称"观音坐莲，怀抱子"。中心有1灰褐色的鳞茎盘，偶有残存须根。质硬而脆，断面白色，富粉性。气微，味微苦。

2. 青贝 本品呈圆锥形略似桃，高0.4~1.4cm，直径0.4~1.6cm。外层鳞叶2瓣，大小相近，相对抱合，在顶端形成裂口，习称"观音合掌或开口笑"，内有心芽和小鳞叶2~3枚及细圆柱形的残茎，底部钝圆。质硬而脆，断面白色，富粉性。气微，味微苦。

3. 岷贝 本品性状与松贝相似，体小，高约5mm，直径约4mm。有的小鳞叶不生于抱合的中心，而生于大鳞叶的前后。前面呈怀中抱月形，后面相对处有一浅沟（为另一小鳞叶脱落后的痕迹），少有外层鳞叶近相等者。

4. 炉贝 本品呈长圆锥形，高0.7~2.5cm，直径0.5~2.5cm。表面类白色或浅棕黄色，有的具棕色斑点，习称"虎皮斑"。外层鳞叶2瓣，大小相近，顶部开裂而略尖，均呈开口状，露出细小的小鳞叶或心芽，习称"马牙嘴"。基部稍尖或较钝，略显锥形，不能放平直立。"梭砂贝母"之"梭"字的由来与此相关。

5. 栽培品 本品呈类扁球形或短圆柱形，高 0.5～2cm，直径 1～2.5cm。表面类白色或浅棕黄色，稍粗糙，有的具浅黄色斑点。外层鳞叶 2 瓣，大小相近，顶部多开裂而较平。

【外观质量评价】以鳞茎完整、均匀、色白、有粉性者为佳。

【性味归经】苦、甘，微寒。归肺、心经。

【功能主治】清热润肺，化痰止咳，散结消痈。用于肺热燥咳，干咳少痰，阴虚劳嗽，痰中带血，瘰疬，乳痈，肺痈。不宜与川乌、制川乌、草乌、制草乌、附子同用。

【易混品及伪品】

1. 轮叶贝母 本品为百合科植物轮叶贝母 *FritiLlaria maximowiczii* Freyn 的干燥鳞茎。呈圆锥形或卵圆形，高 0.4～1.2cm，直径 0.4～1.0cm。表面浅黄色或浅黄棕色。顶端渐尖，基部突出多数鳞芽。一侧有浅纵沟。质坚硬，难折断。破碎面黄白色，角质，嚼之黏牙。味淡微苦。以基部鳞盘显著者为其特征。产于河北北部（承德、遵化）、辽宁、吉林和黑龙江等地。

2. 米贝母 本品为百合科植物 *FritiLlaria davidii* Franch. 的干燥鳞茎。药材多呈圆形、类圆形或不规则而皱缩，直径 0.6～2cm。表面白色或油质浸色，上部具 5～20 片大小不等肥厚鳞叶，向内弯曲，近于互相抱合，稍似莲花状；中下部为子鳞茎脱落后而遗留下小突起的鳞盘；底部具残存须根的圆形疤痕。质坚硬，断面粉白色。气微，味微甜。本品在四川彭州市当地作民间药使用，但与中药贝母有别。米贝母为植物名而非药材名，它与川贝母中薏米型的"米贝"（珍珠贝）在名称上易于混淆，但实质不同。

3. 光慈姑 本品为百合科植物老鸦瓣 *Tulipa edulis*（Miq.）Baker. 的干燥鳞茎。主产于河南、安徽、山东及江苏等地。自销或销外地。本品呈类圆锥形或桃形，顶端尖，基部圆平，中心凹入，一侧有一纵沟，高 1～2cm，直径 0.5～1cm。表面类白色或黄白色，光滑。质硬而脆，断面白色，富粉性，内有一圆锥形心芽。气微，味淡。本品含秋水仙碱，有毒。

4. 丽江山慈姑 本品为百合科植物丽江山慈姑（益辟坚）*Iphigenia indica* Kunth. 的干燥鳞茎。呈不规则短圆锥形，直径 0.7～2cm，高 1～1.5cm。顶端渐尖，基部常呈脐状凹入或平截。表面黄白色或灰黄棕色；光滑，一侧有自基部至顶部的纵沟。质坚硬，断面角质样或略显粉性，类白色。味苦而微麻舌。

5. 西藏洼瓣花 本品为百合科植物西藏洼瓣花 *Lloydia tibetica* Baker ex Oliver. 的干燥鳞茎。在陕西太白山民间草医混称"尖贝"与"狗牙贝"。

6. 唐菖蒲 本品为鸢尾科植物唐菖蒲 *Gladiolus gandavensis* Van Houtte. 的干燥鳞茎。为不规则块状，较扁，大小不等。两端有凹窝，无粉性，断面角质样。无臭，味淡。

7. 太白米 本品为百合科植物太白米 *Notholirion hyacinthinum* （Wils.） Stapf 的干燥鳞茎。又称假百合。四川有以其米粒状珠芽混称米贝母或充川贝母。鳞茎呈卵形，鳞茎皮膜质，淡褐色，下部有多数须根，上生珠芽。分布于陕西、甘肃、四川、云南、西藏等地。

川木香
（药典品种）

【来源】 本品为菊科植物川木香 *Vladimiria souliei* （Franch.） Ling 或灰毛川木香 *Vladimiria souliei* （Franch.） I. ing var. cinerea Ling 的干燥根。

【产地分布】 主产于四川阿坝、甘孜自治州，西藏东部地区。

【采收季节】 秋季采挖。

【规格与加工炮制】

1. 川木香 挖取根，除去须根、泥沙及根头上的胶状物，干燥。

2. 川木香片 取原药材，除去杂质及"油头"，洗净，润透，切厚片，干燥。

3. 煨川木香 取净川木香片，在铁丝匾中，用一层草纸，一层川木香片，间隔平铺数层，置炉火旁或烘于室内，烘煨至川木香中所含的挥发油渗至纸上，取出，放凉。

【性状】

1. 川木香 本品呈圆柱形，习称"铁杆木香"，或有纵槽的半圆柱形，习称"槽子木香"。稍弯曲，长 10~30cm，直径 1~3cm。表面黄褐色或棕褐色，具纵皱纹，外皮脱落处可见丝瓜络状细筋脉；根头偶有黑色发黏的胶状物，习称"油头"。体较轻，质硬脆，易折断，断面黄白色或黄色，有深黄色稀疏油点及裂隙，木部宽广，有放射状纹理；有的中心呈枯朽状。气微香，味苦，嚼之粘牙。

2. 川木香片 本品为厚片状，表面黄白色或黄色，散有黄色稀疏油点及裂隙，木部宽广，有放射状纹理。周边黄褐色或暗褐色，具较细的纵皱纹。气微香，味苦，嚼之粘牙。

3. 煨川木香 煨川木香形如木香，色深，质脆。

【外观质量评价】 药材以根条粗大、坚实、香气浓、含油多者为佳。

【性味归经】 辛、苦，温。归脾、胃、大肠、胆经。

【功能主治】 行气止痛。用于胸胁、脘腹胀痛，肠鸣腹泻，里急后重。

川牛膝
（药典品种）

【来源】本品为苋科植物川牛膝 *Cyathula officinalis* Kuan 的干燥根。

【产地分布】主产于四川、湖北、云南、贵州等地，以四川天全产量大而质优，为道地药材。

【采收季节】秋、冬二季采挖。

【规格与加工炮制】

1. 川牛膝　采挖根后除去芦头、须根及泥沙，烘或晒至半干，堆放回润，再烘干或晒干。

2. 川牛膝片　取原药材，除去杂质及芦头，洗净，润透，切薄片，干燥。

3. 酒川牛膝　取川牛膝片，加酒拌匀，闷润，置锅内用文火炒干，取出，放凉。川牛膝片每100kg，用黄酒10kg。

【性状】

1. 川牛膝　本品呈近圆柱形，微扭曲，向下略细或有少数分枝，长30～60cm，直径0.5～3cm。表面黄棕色或灰褐色，具纵皱纹、支根痕和多数横长的皮孔样突起。质韧，不易折断，断面浅黄色或棕黄色，维管束点状，排列成数轮同心环。气微，味甜。

2. 川牛膝片　本品呈圆形或椭圆形薄片。外表皮黄棕色或灰褐色。切面浅黄色至棕黄色。可见多数排列成数轮同心环的黄色点状维管束。气微，味甜。

3. 酒川牛膝　本品形如川牛膝片，表面棕黑色。微有酒香气，味甜。

【外观质量评价】以条粗壮、质柔韧、分枝少、断面色浅黄者为佳。

川牛膝劣质饮片中常将非药用部位地上芦头切片后，混入川牛膝饮片中销售。

【性味归经】甘、微苦，平。归肝、肾经。

【功能主治】逐瘀通经，通利关节，利尿通淋。用于经闭癥瘕，胞衣不下，跌扑损伤，风湿痹痛，足痿痉挛，尿血，血淋。

【易混品及伪品】

1. 麻牛膝　本品为苋科植物头花杯苋 *Cyathula capitata* Moq. 的根。本品外表面灰褐色，切面棕褐色。味苦涩，具麻味。

2. 牛蒡根　本品为菊科植物牛蒡 *Arctium* lappa 的根，市场上常将其切成饮片混入川牛膝销售。直径0.5～1cm。外表面淡棕色至棕褐色，具多数明显的纵向沟纹，质地稍软且黏，断面皮部棕褐色至黑褐色，形成层明显，木质部黄白色。气微，味微苦。

川乌
（药典品种）

【来源】 本品为毛茛科植物乌头 *Aconitum carmichaelii* Debx. 的干燥母根。

【产地分布】 主产于四川江油、平武等地。

【采收季节】 6 月下旬至 8 月上旬采挖。

【规格与加工炮制】

1. 川乌 采集母根，除去子根、须根及泥沙，晒干。

2. 制川乌 本品为川乌的炮制加工品。取川乌，大小个分开，用水浸泡至内无干心，取出，加水煮沸 4~6 小时（或蒸 6~8 小时）至取大个及实心者切开内无白心，口尝微有麻舌感时，取出，晾至六成干，切片，干燥。

【性状】

1. 川乌 本品呈不规则的圆锥形，稍弯曲，顶端常有残茎，中部多向一侧膨大，长 2~7.5cm，直径 1.2~2.5cm。表面棕褐色或灰棕色，皱缩，有小瘤状侧根及子根脱离后的痕迹。质坚实，断面类白色或浅灰黄色，形成层环纹呈多角形。气微，味辛辣、麻舌。

2. 制川乌 本品为不规则或长三角形的片。表面黑褐色或黄褐色，有灰棕色形成层环纹。体轻，质脆，断面有光泽。气微，微有麻舌感。

【外观质量评价】 药材以个大、质坚沉重、断面肉色、体饱满、有粉性者为佳。

【性味归经】

1. 生川乌 辛、苦，热；有大毒。归心、肝、肾、脾经。

2. 制川乌 辛、苦，热；有毒。归心、肝、肾、脾经。

【功能主治】

1. 生川乌 祛风除湿，温经止痛。用于风寒湿痹，关节疼痛，心腹冷痛，寒疝作痛及麻醉止痛。

2. 制川乌 祛风除湿，温经止痛。用于风寒湿痹，关节疼痛，心腹冷痛、寒疝作痛及麻醉止痛。生品内服宜慎；孕妇禁用；不宜与半夏、瓜蒌、瓜蒌子、瓜蒌皮、天花粉、川贝母、浙贝母、平贝母、伊贝母、湖北贝母、白蔹、白及同用。

【易混品及伪品】

制川乌伪品 市场曾发现用同科植物芍药的饮片染色加工后，伪充制川乌销售。与正品相比，本品多呈类圆形厚片，少见长三角形片，断面无多角形形成层环纹，口尝无麻舌感。

川芎
（药典品种）

【来源】 本品为伞形科植物川芎 *Ligusticum chuanxiong* Hort. 的干燥根茎。

【产地分布】 主产四川灌县、崇州市，产量大、质量优，为道地药材。

【采收季节】 平原栽培5～6月采挖，山地栽培8～9月采挖。

【规格与加工炮制】

1. 川芎 挖取全株，除去茎苗及泥土，晾干或炕干后撞去须根。忌日晒。

2. 川芎片 取原药材，除去杂质，分开大小，洗净，润透，切厚片，干燥。

【性状】

1. 川芎 本品为不规则结节状拳形团块，直径2～7cm。表面黄褐色，粗糙皱缩，有多数平行隆起的轮节，顶端有凹陷的类圆形茎痕，下侧及轮节上有多数小瘤状根痕。质坚实，不易折断，断面黄白色或灰黄色，散有黄棕色的油室，形成层环呈波状。气浓香，味苦、辛，稍有麻舌感，微回甜。

2. 川芎片 本品为不规则厚片，形如蝴蝶者，习称"蝴蝶片"。外表皮黄褐色，有皱缩纹。切面黄白色或灰黄色，具有明显波状环纹或多角形纹理，散生黄棕色油点。质坚实。气浓香，味苦、辛，微甜。

【外观质量评价】 药材以个大、质坚、外皮黄褐、内有黄白色菊花心、香气浓、油性大者为佳。

劣品山川芎片的川芎多在山区育种而在平原栽种。其种子来源于山川芎茎秆的结节（芎苓子）。当立秋季节采收芎苓子，取下芎苓子后剩下的根茎"母子"，即"山川芎"。这种川芎呈疙瘩状，表面显著凹凸不平，质硬，油性小，切面灰白色。

【性味归经】 辛，温。归肝、胆、心包经。

【功能主治】 活血行气，祛风止痛。用于胸痹心痛，胸胁刺痛，跌扑肿痛，月经不调，经闭痛经，癥瘕腹痛，头痛，风湿痹痛。

【易混品及伪品】

茶芎 本品为伞形科植物抚芎 *Ligusticum sinense* Oliv. cv. Fuxiong. 的根茎。主要栽培于江西的九江地区。江西民间用之与茶叶一起泡开水饮用，故名"茶芎"。可治疗感冒头痛。呈扁圆形结节状团块，顶端有乳头状突起的茎痕，在根茎上略排成一行。香气浓，味辛辣、微苦，麻舌。本品销至湖北、湖南、安徽、贵州等地。

大黄

（药典品种）

【来源】本品为蓼科植物掌叶大黄 *Rheum palmatum* L. 、唐古特大黄 *Rheum tanguticum Maxim. ex Balf.* 或药用大黄 *Rheumoj－flcinale Baill.* 的干燥根和根茎。

【产地分布】根据产地及品种的不同可分为西宁大黄、铨水大黄、川大黄等。西宁大黄主产青海贵德、湟沅、湟中等县，多为野生，过去在西宁集散，故名"西宁大黄"。铨水大黄主产甘肃、青海等省。川大黄主产四川、湖北、陕西等省。

【采收季节】常选择生长 3 年以上的植物，于 9 ~ 10 月地上部分枯黄时，或 4 ~ 5 月大黄未发芽前采挖。

【规格与加工炮制】

1. 大黄 取鲜药除去细根及泥土，刮去粗皮及顶芽，按各种规格要求及大黄根茎大小横切成片或纵切成瓣，或加工成卵圆形或圆柱形，粗根可切成适当长度的节，用细绳串起，悬挂屋檐下或棚内透风处阴干。或将大黄匀摊在熏架上以微火烘干时改用急火，直烘至干足为止。

2. 大黄片 取原药材，除去杂质，洗净，润透，切厚片或块，晾干。

3. 酒大黄 取净大黄片，加定量黄酒拌匀，润透，用文火炒干，取出晾凉。每 100kg 大黄片，用黄酒 10kg。

4. 熟大黄 取净大黄块，加定量黄酒拌匀，隔水炖至大黄内外均呈黑褐色时，取出干燥。每 100kg 大黄块，用黄酒 30 ~ 50kg。

5. 大黄炭 取净大黄片，用武火炒至外表呈焦黑色，内部为焦褐色时，喷洒清水少许，熄灭火星，取出晾干。

【性状】

1. 大黄 本品呈类圆柱形、圆锥形、卵圆形或不规则块状，长 3 ~ 17cm，直径 3 ~ 10cm。除尽外皮者表面黄棕色至红棕色，有的可见类白色网状纹理及星点（异型维管束）散在，习称"锦纹"。残留的外皮棕褐色，多具绳孔及粗皱纹。质坚实，有的中心稍松软，断面淡红棕色或黄棕色，显颗粒性，习称"槟榔碴"。根茎髓部宽广，有星点环列或散在；根木部发达，具放射状纹理，形成层环明显，无星点。气清香，味苦而微涩，嚼之粘牙，有沙粒感。药材新鲜断面在紫外灯下显棕色荧光。

2. 大黄片 本品为类圆形或不规则形厚片，厚 2 ~ 4mm，直径 3 ~ 10cm。斜切片长达 15cm，切面黄棕色或黄褐色，颗粒性。若为根茎则髓部较大，其中有星点环列或散在，放射状纹理不明显；若为根则木质部发达，具明显的放射状纹理，射线红色，无星点。周边黄棕色至红棕色，可见类白色网状纹理或残存有红棕色至黑棕色外皮；质轻脆，易折断。

3. 酒大黄　本品形如大黄片，表面深褐色，偶有焦斑；略有酒香。

4. 熟大黄　本品形如大黄片，表面黑褐色；有特异香气，味微苦。

5. 大黄炭　本品形如大黄片，表面焦黑色，断面焦褐色；质轻而脆，易折断；无臭，味微苦。

【外观质量评价】无论何种规格大黄均以体质充实、个头匀整、色泽黄亮、砸开后呈"槟榔碴"，锦纹明显、无虚糠、气香、体重者为佳。俗称大黄"十大九糠"，指大黄个大多糠，因其在加工过程中水分不易外泄，且受冰冻，故而变糠。所以大黄以体质充实、干燥、断面见"槟榔碴"及锦纹、稍有油性、气香、味苦而微涩者为佳。

【性味归经】苦，寒。归脾、胃、大肠、肝、心包经。

【功能主治】泻下攻积，清热泻火，凉血解毒，逐瘀通经，利湿退黄。用于实热积滞便秘，血热吐衄，目赤咽肿，痈肿疔疮，肠痈腹痛，瘀血经闭，产后瘀阻，跌打损伤，湿热痢疾，黄疸尿赤，淋证，水肿；外治烧烫伤。酒大黄善清上焦血分热毒，用于目赤咽肿，齿龈肿痛。熟大黄泻下力缓，泻火解毒，用于火毒疮疡。大黄炭凉血化瘀止血，用于血热有瘀出血症。

【易混品及伪品】

1. 华北大黄　本品为蓼科植物华北大黄 *Rheum fronzenbachii* Munt. 的根及根茎。呈圆柱形或类圆柱形，多一端较粗，另一端稍细。栓皮多刮去。表面黄棕色或黄褐色，无横纹。质坚而轻，断面无星点，有细密而直的红棕色射线。气浊，味涩而苦。新断面在荧光灯下显蓝紫色荧光。

2. 藏边大黄　本品为蓼科植物藏边大黄 *Rheum emodi* Wall. 的根茎。呈类圆锥形或圆柱形。表面多红棕色或灰褐色，多有纵皱纹。横断面浅棕灰色或浅紫灰色，形成层环明显，有放射状棕红色射线。香气弱，味苦而微涩。新断面在荧光灯下显蓝紫色荧光。

3. 河套大黄　本品为蓼科植物河套大黄 *Rheum Rheum hotaoense* C. Y. Cheng et Kao 的干燥根及根茎。呈圆柱形、圆锥形或纵切成块状。具灰褐色栓皮，除去栓皮多为土黄色或黄褐色，表面有抽沟及皱纹。断面淡黄红色，无星点。味涩而微苦。新鲜断面在荧光灯下观察呈蓝紫色荧光。

4. 天山大黄　本品为蓼科植物天山大黄 *Rheum wittrockii* Lundstr. 的根及根茎。呈类圆柱形。表面棕褐色或灰褐色。断面黄色，形成层环明显，有放射状棕红色射线，并有同心环，无星点。气弱、味苦而涩。新鲜断面在荧光灯下观察呈紫色荧光。

5. 土大黄 本品为蓼科植物土大黄 *Rumex madaio Makino* R. daiwoo Makino 的根或红丝酸模 *Rumex chalepensis* Mill. 及钝叶酸模 *Rumex obtusifolius* L. 的干燥根及根茎。土大黄：根肥厚粗大。表面暗褐色，皱褶而不平坦，残留多数细根。多切成块状，断面黄色，可见由表面凹入的深沟条纹。味苦。红丝酸模：根及根茎呈圆锥形。根茎顶端有茎基残痕及须毛状纤维，表面棕红色至棕灰色，并有多数纵皱纹或散在的皮孔样疤痕。质硬，断面黄色，有棕色形成层环及放射状纹理。气微、味稍苦。钝叶酸模：主根圆锥形或圆柱形，较粗壮。表面棕黄色或黄褐色，多有分枝，质坚硬，难折断。断面呈黄色，表面具凹入的深沟条纹。味苦。

【附注】

水根大黄 历史上甘肃省大部分地区习惯将蓼科植物掌叶大黄 *Rheum palmatum* L. 唐古特大黄 *Rheum tanguticum* Maxim. ex Balf. 或药用大黄 *Rheumoj - flcinale* Baill. 的干燥支根及主根（直径小于3cm）称为"水根大黄"，为商品大黄规格之一。本品呈不规则的厚片，直径 1~3cm，厚 2~4mm。表面棕褐色或暗红色。切面黄棕色或淡红棕色，具有锦纹。质坚实。气清香，味苦而微涩，嚼之粘牙，有沙粒感。

丹参
（药典品种）

【来源】 本品为唇形科植物丹参 *Salvia miltiorrhiza* Bge. 的干燥根和根茎。

【产地分布】 全国栽培丹参产量大的有山东、四川、河南、河北、陕西、山西、湖北、安徽等地，一般认为川丹参优于鲁丹参。

【采收季节】 春、秋二季采挖。

【规格与加工炮制】

1. 丹参 挖取根部，除去茎叶和须根，取净泥沙，干燥。

2. 丹参片 取原药材，除去杂质和残茎，洗净，润透，切厚片，干燥。

3. 酒丹参 取净丹参片，加黄酒拌匀，闷润至透，置锅内用文火加热炒干，取出放凉。丹参片每 100kg，用黄酒 10kg。

【性状】

1. 丹参 本品根茎短粗，顶端有时残留茎基。根数条，长圆柱形，略弯曲，有的分枝并具须状细根，长 10~20cm，直径 0.3~1cm。表面棕红色或暗棕红色，粗糙，具纵皱纹。老根外皮疏松，多显紫棕色，常呈鳞片状剥落。质硬而脆，断面疏松，有裂隙或略平整而致密，皮部棕红色，木部灰黄色或紫褐色，导管束黄白色，呈放射状排列。气微，味微苦涩。栽培品较粗壮，直径 0.5~1.5cm。表面红棕色，具纵皱纹，外皮紧贴不易剥落。质坚实，断面较平整，略呈角质样。

2. 丹参片 本品呈类圆形或椭圆形的厚片。外表皮棕红色或暗棕红色，粗糙，具纵皱纹。切面有裂隙或略平整而致密，有的呈角质样，皮部棕红色，木部灰黄色或紫褐色，有黄白色放射状纹理。气微，味微苦涩。

3. 酒丹参　本品形如丹参片，表面红褐色，略具酒香气。

【**外观质量评价**】药材以条粗、色紫红、无碎断者为佳。

【**性味归经**】苦，微寒。归心、肝经。

【**功能主治**】活血祛瘀，通经止痛，清心除烦，凉血消痈。用于胸痹心痛，脘腹胁痛，癥瘕积聚，热痹疼痛，心烦不眠，月经不调，痛经经闭，疮疡肿痛。

【**地方习用品**】

1. 南丹参　本品为同属植物南丹参 *Salvia bowleyana* Dunn. 的根及根茎，常与丹参混用。其根圆柱形，长 5 ~ 8cm，直径 0.5cm。表面灰红色，质较硬，易折断，断面不平坦。气微，味微苦。

2. 甘西鼠尾草　甘肃、四川、云南等地产同属植物甘西鼠尾草 *Salvia przewalskii* Maxim. 的根及根茎，四川称"红秦艽"。其根长圆柱形，上粗下细，长 10 ~ 20cm，直径 1 ~ 4cm。表面暗红棕色，根头部常有数个根茎合生。根扭曲成辫子状，外皮常有部分脱落而显红褐色。质松而脆，易折断，断面不平坦，可见浅黄色维管束。气微，味微苦。

【**易混品及伪品**】

1. 牛蒡根　本品为菊科植物牛蒡 *Arctium lappa* 的根，常切片后混入丹参饮片使用。

2. 续断　本品为川续断科植物川续断 *Dipszcus asper* Wall. ex 的干燥根。

当归
（药典品种）

【**来源**】本品为伞形科植物当归 *Angelica sinensis*（Oliv.）Diels 的干燥根。

【**产地分布**】主产于甘肃岷县、武山、武都、文县、宕昌等地，其次在四川、云南、陕西、湖北等地亦产。以甘肃岷县产者，断面雪白呈菊花心的"菊花归"质量最佳。

【**采收季节**】秋末采挖。

【**规格与加工炮制**】

1. 当归　挖取鲜药，除去须根和泥沙，待水分稍蒸发后，捆成小把，上棚，用烟火慢慢熏干。

2. 当归片　取原药材，除去杂质，洗净，润透，切薄片，晒干或低温干燥。

3. 酒当归　取净当归片，加黄酒拌匀，闷透，置锅内用文火炒干，取出，放凉。当归每 100kg，用黄酒 10kg。

【性状】

1. 当归 本品略呈圆柱形，下部有支根 3～5 条或更多，长 15～25cm。表面黄棕色至棕褐色，具纵皱纹和横长皮孔样突起。根头（归头）直径 1.5～4cm，具环纹，上端圆钝，或具数个明显突出的根茎痕，有紫色或黄绿色的茎和叶鞘的残基；主根（归身）表面凹凸不平；支根（归尾）直径 0.3～1cm，上粗下细，多扭曲，有少数须根痕。质柔韧，断面黄白色或淡黄棕色，皮部厚，有裂隙和多数棕色点状分泌腔，木部色较淡，形成层环黄棕色。有浓郁的香气，味甘、辛、微苦。

2. 当归片 本品呈类圆形、椭圆形或不规则薄片。外表皮黄棕色至棕褐色。切面黄白色或淡棕黄色，平坦，有裂隙，中间有浅棕色的形成层环，并有多数棕色的油点。香气浓郁，味甘、辛、微苦。

3. 酒当归 本品形如当归片。切面深黄色或浅棕黄色，略有焦斑。香气浓郁，并略有酒香气。

【外观质量评价】一般以身干、枝大、身长腿少、质坚、断面黄白色、香气浓郁、味甘者为佳。

劣品柴性大、干枯无油或断面呈绿褐色者不可供药用。

【性味归经】甘、辛，温。归肝、心、脾经。

【功能主治】补血活血，调经止痛，润肠通便。用于血虚萎黄，眩晕心悸，月经不调，经闭痛经，虚寒腹痛，风湿痹痛，跌扑损伤，痈疽疮疡，肠燥便秘。酒当归活血通经，用于经闭痛经，风湿痹痛，跌扑损伤。

【易混品及伪品】

1. 云南野当归 本品为伞形科植物云南野当归 *Angelica* sp. 的根。根呈圆锥形，长 5～10cm，常有数个分枝，以二歧呈"人"字形张开，根头部具横纹，顶端有茎痕或短鳞片残茎。表面棕色或黑褐色，具明显的抽沟或纵皱纹，侧根多切除。质坚硬，粗者不易折断，断面黄白色，有棕色油点。具类似当归的香气，味微苦而辛。

2. 东当归 本品为伞形科植物 *Angelica acutiloba*（Sieb. et Zucc.）Kitag. 的根。别名日本当归或大和归，朝鲜称倭当归。我国延边地区有栽培。根肥大而柔软，分枝较多，亦呈马尾状，而有特异香气，从外观看油性较少，质干而脆。

3. 欧当归 本品为伞形科植物欧当归 *Levisticum officinale* Koch. 的根。本种是我国自 50 年代从欧洲引种的新品种，具有栽培容易、生长期短（一年即成）的特点，对正品当归有很大的冲击力。其根呈圆锥形，主根粗长，有的有分枝，长短不等，一般在 10cm 以上，直径 0.7～2cm。表面灰棕色或灰黄色，有皱纹及横长皮孔状疤痕。根头部有明显 2 个以上茎叶残基。质柔软，折断面呈颗粒性，质疏松呈海绵状。气微香，味微甜而麻舌。

4. 独活 本品为伞形科植物重齿毛当归 *Angelica pubescens* Maxim. f. biserrata Shan et Yuan 的干燥根。常常切片后混入当归饮片销售，应注意鉴别。性状特点见独活项下。

独活
（药典品种）

【来源】本品为伞形科植物重齿毛当归*Angelica pubescens Maxim*. f. biserrata Shan et Yuan 的干燥根。

【产地分布】主产于四川、湖北、陕西、甘肃等地。

【采收季节】春初苗刚发芽或秋末茎叶枯萎时采挖。

【规格与加工炮制】

1. 独活 挖取鲜药，除去须根和泥沙，烘至半干，堆置 2～3 天，发软后再烘至全干。

2. 独活片 取原药材，除去杂质，洗净，润透，切薄片，晒干或低温干燥。

【性状】

1. 独活 本品根略呈圆柱形，下部 2～3 分枝或更多，长10～30cm。根头部膨大，圆锥状，多横皱纹，直径 1.5～3cm，顶端有茎、叶的残基或凹陷。表面灰褐色或棕褐色，具纵皱纹，有横长皮孔样突起及稍突起的细根痕。质较硬，受潮则变软，断面皮部灰白色，有多数散在的棕色油室，木部灰黄色至黄棕色，形成层环棕色。有特异香气，味苦、辛、微麻舌。

2. 独活片 本品呈类圆形薄片。外表皮灰褐色或棕褐色，具皱纹。切面皮部灰白色至灰褐色，有多数散在棕色油点，木部灰黄色至黄棕色，形成层环棕色。有特异香气，味苦、辛、微麻舌。

【外观质量评价】药材以身干、主根粗壮、支根少、质坚实、香味浓者为佳。

【性味归经】辛、苦，微温。归肾、膀胱经。

【功能主治】祛风除湿，通痹止痛。用于风寒湿痹，腰膝疼痛，少阴伏风头痛，风寒挟湿头痛。

【地区习用品】全国有的地区尚有以独活属（Heracleum）和当归属（Angeli-ca）的其他植物充当独活入药，具体如下：

1. 牛尾独活 本品为伞形科植物独活 *Heracleum hemsleyanum* Diels. 或短毛独活 *Heracleum moellendorffii* Hance 干燥根及根茎。牛尾独活呈长圆柱形，少有分枝，长 15～30cm，直径0.6～3cm。根头单一或有数个分叉，顶端有数个茎叶鞘残基。表面灰黄色，有不规则纵沟纹，皮孔细小，稀疏排列。质硬脆，断面皮部黄白色，多裂隙，有众多棕黄色油点，木部黄白色，形成层环棕色。气微香，味微苦。短毛独活呈长圆锥形，少分枝，稍弯曲，长8～18cm，直径0.7～2cm。表面灰黄色至灰棕色，具不规则皱缩沟纹，皮孔细小，横向突起，顶端有残留的茎基及棕黄色的叶鞘。质坚韧，难折断，断面皮部黄白色，多裂隙，可见棕黄色油点，木部淡黄色，形成层环浅棕色。气微香，味微苦。

2. 香独活　本品为伞形科植物毛当归 *Angelica puberscense* Maxim 的干燥根。主产浙江昌化、淳安及安徽绩县、歙县等地。此外，江西吉安、遂川及湖南郴州地区亦有分布。主销华东地区。形状是根类圆柱形，微弯曲，长5～12cm，直径1.5～3cm，多分枝。根头部膨大，呈圆锥状，顶端残留茎基及叶鞘。表面棕褐色或灰棕色，有不规则纵沟、皮孔及细根痕。质软韧，断面形成层棕色，皮部灰白色，有裂孔，木部暗紫色。气特异而芳香，味微甘辛。

3. 大活　本品为伞形科植物兴安升麻 *Angelica dahurica*（Frisch）*Benth.* et. Hook. 根茎及根。其根茎呈长纺锤形，有分枝，表面密生横纹。顶端有茎叶残基。根长短不一。表面灰棕色至暗棕色，有明显纵皱纹及横长皮孔。质坚脆，易折断，断面皮部棕色，木部黄色。气特异强烈，味辛苦。

4. 九眼独活　本品为五加科植物食用土当归 *Aralia cordata* Thunb. 或甘肃土当归 *Aralia kansuensis* Hoo. 的干燥根及根茎。本品因根茎上有数个凹窝成串排列，故名"九眼独活"。根茎呈圆柱形，稍弯曲，长10～30cm，直径3～6cm。表面黄棕色，粗糙，有多个交错衔接的凹窝状茎痕，凹窝直径1.5～2.5cm，凹窝深0.5～1cm，内有茎叶残基。根分生于根茎凹窝的外围及底部，呈长圆柱形，长3～15cm，直径0.4～1cm。表面淡黄棕色，粗糙，有纵皱纹，质轻，坚脆，断面灰黄色，微显纤维性，有多数裂隙和油点。气微香，味淡，微辛。

党参
（药典品种）

【来源】本品为桔梗科植物党参 *Codonopsis pilosula*（Franch.）Nannf.、素花党参 *Codonopsis pilosula* Nannf. var. modesta（Nannf.）L. T. Shen 或川党参 *Codonopsis tangshen* Oliv. 的干燥根。

【产地分布】

1. 党参　主要分布于华北、东北、西北部分地区，全国许多地区引种。产于山西长治、平顺、壶关、长治等地习称"潞党"；产于陕西凤县、甘肃两地的称为"凤党"或"西党"；产于东北地区称为"东党"；产于甘肃定西、渭源、陇西者称为"白条党"，为目前产量最大产区；产于山西五台山地区的野生品称为"台党"，品质最佳。

2. 素花党参（西党参）　商品称"文党"，主产于甘肃文县、岷县、临潭、卓尼、舟曲及四川南坪、平武、松潘等地，其中以甘肃文县产者品质最优。

3. 川党参　又称"单支党"，主产于重庆巫山、巫溪、奉节，湖北恩施、利川，陕西凤皋、镇平等地，以巫山产者质量最优。

【采收季节】秋季白露前后采挖，以生长 3 年以上浆汁饱满者质量最佳。

【规格与加工炮制】

1. 党参　将根挖出后，洗净泥土，按其大小、长短、粗细分为老、大、中条，分别加工晾晒，晒至半干（即参体柔软，绕指而不断），用手或木板搓揉，使皮部与木质部紧贴，饱满柔软，然后再晒再搓，反复 3～4 次，至七八成干时，捆成小把，最后晒干即成。采挖时注意勿伤皮或折断，以免浆汁流出损失及霉烂。晾晒时勿堆大堆，以防霉烂。如用火烘干，只能用微火，不能用大火，否则，易起鼓泡，而使皮肉分离。搓的次数不宜过多，否则会变成"油条"，影响质量。

2. 党参片　取原药材，除去杂质，洗净，润透，切厚片，干燥。

3. 米炒党参　将米用中火加热，炒至冒烟时，投入党参片拌炒，至米呈焦黄色，党参呈黄色时取出，筛去米，放凉。每100kg党参片，用米 20kg。

【性状】

1. 党参　此种党参为商品党参的主流品种。呈长圆柱形，稍弯曲，长 10～35cm，直径 0.4～2cm。表面黄棕色至灰棕色，根头部有多数疣状突起的茎痕及芽，习称"狮子盘头"，每个茎痕的顶端呈凹下的圆点状；根头下有致密的环状横纹，向下渐稀疏，有的达全长的一半，栽培品环状横纹少或无；全体有纵皱纹和散在的横长皮孔样突起，支根断落处常有黑褐色胶状物。质稍硬或略带韧性，断面稍平坦，有裂隙或放射状纹理，皮部淡黄白色至淡棕色，木部淡黄色。有特殊香气，味微甜。

素花党参（西党参）长 10～35cm，直径 0.5～2.5cm。表面黄白色至灰黄色，根头下致密的环状横纹常达全长的一半以上。断面裂隙较多，皮部呈淡棕色至粉红色（胭脂色），俗称"美人面"。味较党参甜。

川党参长 10～45cm，直径 0.5～2cm。表面灰黄色至黄棕色，有明显不规则的纵沟。大条者有"狮子盘头"，但茎痕较少而小，有的芦茎小于正身，俗称"泥鳅头"。质较软而结实，断面裂隙较少，皮部黄白色，木部淡黄色。味较甜。

2. 党参片　本品呈类圆形的厚片。外表皮灰黄色至黄棕色，有时可见根头部有多数疣状突起的茎痕和芽。切面皮部淡黄色至淡棕色，木部淡黄色，有裂隙或放射状纹理。有特殊香气，味微甜。

3. 米炒党参　本品形如党参片，表面深黄色，偶有焦斑。

【外观质量评价】药材以"狮子盘头"芦明显、根条粗壮而直、无分枝或少分枝、嚼之无渣或少渣、味甜者为佳。

【性味归经】甘，平。归脾、肺经。

【功能主治】健脾益肺，养血生津。用于脾肺气虚，食少倦怠，咳嗽虚喘，气血不足，面色萎黄，心悸气短，津伤口渴，内热消渴。

【地方习用品】党参品种甚多，除上述《中国药典》收载的党参、素花党参和川党参外，地方习用的品种主要有如下：

1. 管花党参　别名"白党""叙府党参"。为桔梗科植物管花党参 *Codonopsis tubulosa* Kom. 的干燥根。主产于贵州、云南及四川西南部，过去在叙府（宜宾）集散，故名"叙府党参"。根呈圆柱形，稍弯曲，长 5～20cm，直径 0.5～1.2cm。表面黄白色而较光洁。有较大的"狮子盘头"及不明显的横纹，全体多有纵皱纹及点状须根痕。质坚硬，易折断，断面白色，有淡黄色的心（类似桔梗），糖分少。气微，味微甜而酸。

2. 新疆党参　本品为桔梗科植物新疆党参（直立党参）*Codonopsis clamatidea* (Schrenk) Clarke. 的干燥根。产于新疆及西藏地区，均为野生。根略呈纺锤形，两端尖。长 12～60cm，直径 0.7～3.2cm。根头扁圆锥形，有的有 2～6 分支，根头两侧各有一横长芦碗，每个芦碗中有 2～4 个疣状突起芽痕。根头下有环状横纹可达全体一半。表面淡灰棕色，有纵沟。质脆，易折断，断面黄白色中心有黄心。气微、味微甜。

3. 球花党参　本品为桔梗科植物球花党参 *Codonopsis canescens* Nannf. 的干燥根。药材呈纺锤形，长 12～30cm，直径 0.9～2.4cm。根头顶端有一或数个类圆柱形木质残茎，侧面残留少数疣状突起的草质残基。

【易混品及伪品】

1. 迷果芹　本品为伞形科植物迷果芹 *Sphallerocarpus gracilis* (Bess.) K. Pol. 的根。根呈长圆柱形，微弯曲，少分支，长 10～25cm，直径 0.5～1.5cm。外皮土黄色或淡棕褐色。根头部略收缩，顶端具紫棕色鳞片状残叶基，向下具密环纹，没有"狮子盘头"芦，全体有纵皱纹或抽沟，并发布横向线状皮孔，有的排成四行。质润，皮肉结实，易折断，断面白色，中间有较细的黄色圆心，宽厚的白色皮部与细小的黄色木部之间具油润的黄棕色环，个别有浅紫堇色者。气微，味甜而辛，嚼之有胡萝卜气味。

2. 羊乳参　本品为桔梗科植物羊乳参 *Codonopsis lanceolata* (Sieb. et Zucc) Trautv. 的干燥根。又名奶参、山海螺。分布于华北、东北及中南地区。根呈圆柱形或纺锤形，粗壮，顶端有茎痕。表面呈黄褐色，粗糙有横皱纹及小的疣状突起。体甚疏松，折断面呈淡红色，裂隙多，有蜂窝。气微，味甜微苦。

地黄
（药典品种）

【来源】本品为玄参科植物地黄 *Rehmannia glutinosa* Libosch. 的新鲜或干燥块根。

【产地分布】主产于河南孟州、温县、博爱、武陟，浙江苋桥、仙居，河北邯郸、衡水，山西、山东以及陕西、江苏等地。以河南、山西产量大，以河南质量佳，为"四大怀药"之一。

【采收季节】秋季采挖。

【规格与加工炮制】

1. 鲜地黄　挖取鲜地黄，除去芦头、须根及泥沙，鲜用。

2. 生地黄　将鲜地黄洗净泥土，随时置特造火炕上，上盖席被，先以微火焙到大部出汗，再逐渐加大火力，直烘焙到约八成干时，捏成团块，再上炕烘到内部逐渐干燥而颜色变黑，全身柔软，外皮变硬即可取出，习称"元身生地"，不捏的称"干生地"。

3. 生地黄片　除去杂质，洗净，闷润，切厚片，干燥。

【性状】

1. 鲜地黄　本品呈纺锤形或条状，长 8～24cm，直径 2～9cm。外皮薄，表面浅红黄色，具弯曲的纵皱纹、芽痕、横长皮孔样突起及不规则疤痕。肉质，易断，断面皮部淡黄白色，可见橘红色油点，木部黄白色，导管呈放射状排列。气微，味微甜、微苦。

2. 生地黄　本品多呈不规则的团块状或长圆形，中间膨大，两端稍细，有的细小，长条状，稍扁而扭曲，长 6～12cm，直径 2～6cm。表面棕黑色或棕灰色，极皱缩，具不规则的横曲纹。体重，质较软而韧，不易折断，断面棕黑色或乌黑色，有光泽，具黏性。气微，味微甜。

3. 生地黄片　本品呈类圆形或不规则的厚片。外表皮棕黑色或棕灰色，极皱缩，具不规则的横曲纹。切面棕黑色或乌黑色，有光泽，具黏性。气微，味微甜。

【外观质量评价】药材以块根肥大、体重、断面乌黑色者为佳，小条者为次。注意：有芦头、生心、焦枯、霉变者均不符合药用要求。

【性味归经】

1. 鲜地黄　甘、苦，寒。归心、肝、肾经。

2. 生地黄　甘，寒。归心、肝、肾经。

【功能主治】

1. 鲜地黄　清热生津，凉血，止血。用于热病伤阴，舌绛烦渴，温毒发斑，吐血，衄血，咽喉肿痛。

2. 生地黄　清热凉血，养阴生津。用于热入营血，温毒发斑，吐血衄血，热病伤阴，舌绛烦渴，津伤便秘，阴虚发热，骨蒸痨热，内热消渴。

【附注】

熟地黄　本品为生地黄的炮制加工品。（1）取生地黄，照酒炖法炖至酒吸尽，取出，晾晒至外皮黏液稍干时，切厚片或块，干燥，即得。（2）取生地黄，照蒸法蒸至黑润，取出，晒至约八成干时，切厚片或块，干燥，即得。

本品为不规则的块片、碎块，大小、厚薄不一。表面乌黑色，有光泽，黏性大。质柔软而带韧性，不易折断，断面乌黑色，有光泽。气微，味甜。本品甘，微温。归肝、肾经。补血滋阴，益精填髓。用于血虚萎黄，心悸怔忡，月经不调，崩漏下血，肝肾阴虚，腰膝酸软，骨蒸潮热，盗汗遗精，内热消渴，眩晕，耳鸣，鬓发早白。

地榆
（药典品种）

【来源】　本品为蔷薇科植物地榆 *Sanguisorba officinalis* L. 或长叶地榆 *Sanguisorba officinalis* L. var. longifolia （Bert.） Yu etLi 的干燥根，后者习称"绵地榆"。

【产地分布】　主产于河北、江苏、安徽、浙江、河南、湖南、贵州等地。

【采收季节】　春季将发芽时或秋季植株枯萎后采挖。

【规格与加工炮制】

1. 地榆　挖取根，除去须根，洗净，干燥。

2. 地榆片　挖取鲜药，趁鲜切片，干燥。或取干燥未切片者药材，洗净，除去残茎，润透，切厚片，干燥。

3. 地榆炭　取地榆片置锅内炒至外表变为黑色，内部老黄色，喷洒清水，取出，晒干。

【性状】

1. 地榆　本品呈不规则纺锤形或圆柱形，稍弯曲，长 5～25cm，直径 0.5～2cm。表面灰褐色至暗棕色，粗糙，有纵纹。质硬，断面较平坦，粉红色或淡黄色，木部略呈放射状排列。气微，味微苦涩。

绵地榆呈长圆柱形，稍弯曲，着生于短粗的根茎上；表面红棕色或棕紫色，有细纵纹。质坚韧，断面黄棕色或红棕色，皮部有多数黄白色或黄棕色绵状纤维。气微，味微苦涩。

2. 地榆片　本品呈不规则的类圆形片或斜切片。外表皮灰褐色至深褐色。

切面较平坦，粉红色、淡黄色或黄棕色，木部略呈放射状排列，皮部有多数黄棕色绵状纤维。气微，味微苦涩。

3. 地榆炭　本品形如地榆片，表面焦黑色，内部棕褐色。具焦香气，味微苦涩。

【外观质量评价】药材均以条粗、质硬、断面红色为佳。

【性味归经】苦、酸、涩，微寒。归肝、大肠经。

【功能主治】凉血止血，解毒敛疮。用于便血，痔血，血痢，崩漏，水火烫伤，痈肿疮毒。

莪术
（药典品种）

【来源】本品为姜科植物蓬莪术 *Curcuma phaeocaulis* Val.、广西莪术 *Curcuma kwangsiensis* S. G. Lee et C. F. Liang 或温郁金 *Curcuma wenyujin* Y. H. Chen et C. Ling 的干燥根茎，后者习称"温莪术"。

【产地分布】蓬莪术主产四川温江和乐山地区；桂莪术主产广西上思、贵县、大新等地；温莪术主产浙江瑞安。

【采收季节】冬季茎叶枯萎后采挖。

【规格与加工炮制】

1. 莪术　挖取根茎后洗净，蒸或煮至透心，晒干或低温干燥后除去须根和杂质。

2. 莪术片　取原药材，除去杂质，略泡，洗净，蒸软，切厚片，干燥。

3. 醋莪术　（1）取净莪术，加醋与适量水浸没，煮至醋液被吸尽，切开无白心，取出，稍晾，切薄片，干燥。莪术每100kg，用醋20kg。（2）取莪术片与醋拌匀，闷润至醋被吸尽时，置锅内用文火炒至微带焦斑为度，取出放凉。莪术片每100kg，用醋20kg。

【性状】

1. 莪术　蓬莪术呈卵圆形、长卵形、圆锥形或长纺锤形，顶端多钝尖，基部钝圆，长2~8cm，直径1.5~4cm。表面灰黄色至灰棕色，上部环节突起，有圆形微凹的须根痕或残留的须根，有的两侧各有1列下陷的芽痕和类圆形的侧生根茎痕，有的可见刀削痕。体重，质坚实，断面灰褐色至蓝褐色，蜡样，常附有灰棕色粉末，皮层与中柱易分离，内皮层环纹棕褐色。气微香，味微苦而辛。

广西莪术环节稍突起，断面黄棕色至棕色，常附有淡黄色粉末，内皮层环纹黄白色。

温莪术断面黄棕色至棕褐色，常附有淡黄色至黄棕色粉末。气香或微香。

2. 莪术片 本品呈类圆形或椭圆形的厚片。外表皮灰黄色或灰棕色，有时可见环节或须根痕。切面黄绿色、黄棕色或棕褐色，内皮层环纹明显，散在"筋脉"小点。气微香，味微苦而辛。

3. 醋莪术 本品形如莪术片，色泽加深，角质样，微有醋香气。

【外观质量评价】药材以个均匀、质坚实、光滑、香气浓者为佳。

【性味归经】辛、苦，温。归肝、脾经。

【功能主治】行气破血，消积止痛。用于癥瘕痞块，瘀血经闭，胸痹心痛，食积胀痛。

防风
（药典品种）

【来源】本品为伞形科植物防风 *Saposhnikovia divaricata*（Turcz.）Schischk. 的干燥根。

【产地分布】防风主产于黑龙江、吉林、辽宁及内蒙古、河北、山西、山东、陕西等省。以产于东北特别是黑龙江者品质最优，习称"关防风"；产于内蒙古、河北及山西者为"口防风"，质量较次。

【采收季节】春、秋二季采收。

【规格与加工炮制】

1. 防风 采挖未抽花茎植株的根，除去须根和泥沙，晒干。

2. 防风片 取原药材，除去杂质，洗净，润透，切厚片，干燥。

【性状】

1. 防风 本品呈长圆锥形或长圆柱形，下部渐细，有的略弯曲，长 15～30cm，直径 0.5～2cm。表面灰棕色，粗糙，有纵皱纹、多数横长皮孔样突起及点状的细根痕。根头部有明显密集的环纹，状如蚯蚓，习称"蚯蚓头"或"旗杆顶"，有的环纹上残存棕褐色毛状叶基。体轻，质松，易折断，断面不平坦，断面中间有黄色圆心，外围有棕色环，最外层淡黄棕色，散生黄棕色油点，有裂隙，习称"菊花心"。气特异，味微甘。栽培品与野生品性状不同，质地较重硬，断面平坦，皮部类白色，裂隙不明显，菊花心及凤眼圈不明显，木质部浅黄色。气稍淡，味微甘。

2. 防风片 本品为圆形或椭圆形的厚片。外表皮灰棕色，有纵皱纹、有的可见横长皮孔样突起、密集的环纹或残存的毛状叶基。断面可见形成层环色深，皮部棕色，有多数放射状裂隙及众多细小油点，中心色黄，习称"凤眼圈"。气特异，味微甘。

【外观质量评价】以根茎粗长、无分枝、断面皮部浅棕色、木部浅黄色者为佳。劣品防风已抽花茎植株的根。

本品地上部分有开花结实与不开花结实两种类型，开花结实者叶略窄瘦，根心变硬，药农称"母防风"或"硬防风"；只生叶不开花结实者，叶光泽肥大，根浆足丰满，有菊花心，称为"公防风"或"软防风"。药用以"公防风"为佳，"母防风"根柴性大，气味淡，不宜入药。

【性味归经】 辛、甘，微温。归膀胱、肝、脾经。

【功能主治】 祛风解表，胜湿止痛，止痉。用于感冒头痛，风湿痹痛，风疹瘙痒，破伤风。

【地方习用品】

1. 川防风　本品为伞形科植物竹节前胡 *Peucedanum dielsianum* Fedde. ex Wolff. 及其同属植物华中前胡 *Peucedanum medicum* Dunn. 的干燥根。产四川万县、涪陵、宜宾、沪州及湖北恩施等地。根头部有一段由叶片残痕形成的环节状叶片残痕，故又各竹节防风。根呈圆锥形，长 10～30cm，直径 0.5～1.5cm。表面棕色，栓皮脱落处显黄棕色，具不规则纵沟和较密的侧根痕，环纹不明显。质硬脆，断面致密。气微，味淡。

2. 云防风　本品为伞形科植物竹叶防风 *Seseli mairei* Wolff. 及松叶防风 *Seseli yunnanense* Franch. 的干燥根。此两种在云南作防风使用。根均呈圆柱形，稍弯曲，多单条不分支，长 6～15cm，直径 0.3～1cm。近根头处有横纹，顶端有棕色纤维状物。质脆易断，断面不平坦，皮部类白色或肉色，多棕色油点，中心木质部浅黄色。气香，味略甜。

3. 西北小防风　本品为伞形科植物葛缕子 *Carum carvi* L. 的干燥根。又名马缨子防风，产于甘肃、青海，在当地作防风入药。本品呈长圆锥形，下部稍弯曲，长 5～25cm，直径 0.3～1.2cm。表面黄褐色或棕褐色，全体较光滑，根头部有环纹，顶端钝圆或紧缩成瓶颈状，有纵皱纹，具横长皮孔及点状突起的侧根痕。质坚脆，易折断，断面平坦，皮部类白色，木部黄棕色或淡黄色。气微，味微甘。栽培品根较粗壮，直径 0.5～2cm，表面黄白色，浅黄白色，断面浅黄白色，味微甘。

此外，同科属植物田葛缕子 *Carum buriaticum* Turcz. 又名狗樱子或狗英子，其根在西北部分地区亦作小防风入药，性状描述可见北沙参项下。

4. 水防风　本品为伞形科植物宽萼防风 *Libanotis laticalycina* Shan et Sheh 或华山前胡 *Peucedanum ledebourielloides* K. T. Fu 的干燥根。前者在河南汜水、山西运城作水防风，后者在陕西华阴、岐山作水防风。

【易混品及伪品】

1. 贡蒿　伞形科植物贡蒿 *Carum carvi* L. 的根。呈圆柱形，稍弯曲，多已折断。根头及根上部密集细环纹，顶端残留有灰黄色或淡棕色纤维状叶基。表面灰褐色，有的微显光泽，有细环纹及须根痕。质松，皮易与肉分离，折断面皮部与木部间有大空隙，中央有黄色菊花心。气香，味淡微甜。

2. 野葫萝卜 伞形科植物野葫萝卜 *Daucus carota* L. 的根。呈圆锥形，稍扭曲，长短不等。根头上端有木质性的茎基残留。外表面淡黄色至淡黄棕色，有细纵皱纹及须根痕。质硬，断面纤维性，皮部黄白色或淡褐色，木部黄色至淡棕色。

3. 硬阿魏 伞形科植物硬阿魏 *Ferula bungeana* Kitag. 的根，又称"白蟒肉""刚前胡"。根呈长圆柱形，质柔。有胡萝卜气。

防己
（药典品种）

【来源】 本品为防己科植物粉防己 *Stephania tetrandra* S. Moore 的干燥根。

【产地分布】 主产于浙江、江西、安徽等地。

【采收季节】 秋季采挖。

【规格与加工炮制】

1. 防己 挖取鲜药出，除去泥土洗净，除去粗皮，晒至半干，切段，个大者再纵切，干燥。

2. 防己片 取原药材，除去杂质，稍浸，洗净，润透，切厚片，干燥。

【性状】

1. 防己 本品呈不规则圆柱形、半圆柱形或块状，多弯曲，长5~10cm. 直径1~5cm。表面淡灰黄色，在弯曲处常有深陷横沟而成结节状的瘤块样，形如"猪大肠"。体重，质坚实，断面平坦，灰白色，富粉性，有排列较稀疏的放射状纹理。气微，味苦。

2. 防己片 本品呈类圆形或半圆形的厚片。外表皮淡灰黄色。切面灰白色，粉性，有稀疏的放射状纹理。气微，味苦。

【外观质量评价】 以身干、质坚实、粉性大者为佳。

【性味归经】 苦，寒。归膀胱、肺经。

【功能主治】 祛风止痛，利水消肿。用于风湿痹痛，水肿脚气，小便不利，湿疹疮毒。

【易混品及伪品】

1. 广防己 本品为马兜铃科植物广防己 *Aristolochia fangchi* Y. C. Wu ex Chow et Hwang. 的根。根圆柱形，或对半剖成半圆柱形，稍弯曲，长8~20cm。直径3~6cm。表面灰棕色，栓皮厚，粗糙。多纵皱纹，弯曲处有深横沟，刮去外皮露出灰黄色皮部；剖开面导管束易成刺片剥下。质坚硬，横切面略粉性，可见细密的放射状纹理。味苦。本品因其含有马兜铃酸，具有肾毒性，2004年国家药监局下发通知，不再用作药品生产销售。

2. 木防己　本品为防己科植物木防己 *Cocculus orbiculatus*（L.）DC. 的根。在贵州、陕西等地称"木防己"供药用。根呈圆柱形，扭曲不直，长约 15cm，直径 1～2.5cm。表面黑褐色，有深陷而扭曲的沟纹，可见横长的皮孔状物及除去支根的痕迹。质坚硬，不易折断，断面黄白色，无粉质，皮部薄，木部几乎全部木化，可见放射状狭窄的导管群穿过。气无，味苦。

3. 青风藤　本品为防己科植物青藤 *Sinomenium acuturn*（Thunb.）Rehd. et Wils. 和毛青藤 *Sinamenium acutum*（Thunb.）Rehd. et Wils. var. cinereum Rehd. et Wils. 的干燥藤茎。性状见青风藤项下。

4. 华防己　本品为防己科植物称钩风 *Diploclisia chinensis* Merr. 的藤茎。俗称"湘防己""华防己"。陕西、湖北、湖南以此充青风藤。主要区别点为：该品老茎表面有不规则的纵裂纹，表面灰棕色，有明显横向皮孔。体重，质坚硬。横切面的木质部作放射状约 30 条左右，具细小孔，且显 2～7 圈清晰的环纹，偏心性。味微苦。

5. 小果微花藤　本品为茶茱萸科植物小果微花藤 *Iodes vitined*（Hance）. Hemsely. 的根。主产贵州、安顺等地。为近年发现的伪品。藤茎呈不规则圆柱形，有的稍弯曲，多剖成对开式或开得不规则的小块片。长 5～9cm，直径 1.5～6cm。表面淡黄棕色或浅红黄色，未除去栓皮的呈浅棕色或灰褐色，具不规则纵皱或纵沟，常有凹陷的横沟或裂口。体重，质坚实，不易折断，断面富粉性。皮部类白色，可见点状棕色石细胞群散在。木部有棕黄色与类白色相间排列的放射状纹理，或放射状纹理仅位于木部外侧。气微，味淡。

6. 瘤枝微花藤　本品为吴茱萸科植物小果微花藤 *Iodes segccnii*（Hevl.）Rehder. 的根。形状与上种相似。区别点主要是直径 1～3.5cm，断面黄色，粉性差，皮部密布点状棕色石细胞，木部呈放射状排列。

粉萆薢
（药典品种）

【来源】本品为薯蓣科植物粉背薯蓣 *Dioscorea hypoglauca* Palibin 的干燥根茎。
【产地分布】主产于浙江、安徽、江西、湖南等地。
【采收季节】秋、冬二季采挖。
【规格与加工炮制】
粉萆薢　挖取根茎，除去茎、叶、须根，洗净泥土，切片，晒干。
【性状】
粉萆薢　本品为不规则的薄片，边缘不整齐，大小不一，厚约 0.5mm。有的有棕黑色或灰棕色的外皮。切面黄白色或淡灰棕色，维管束呈小点状散在。质松，略有弹性，易折断，新断面近外皮处显淡黄色。气微，味辛、微苦。

【外观质量评价】 药材以身干、色黄白、片大而薄、有弹性、整齐而不破碎者为佳。

【性味归经】 苦，平。归肾、胃经。

【功能主治】 利湿去浊，祛风除痹。用于膏淋，白浊，白带过多，风湿痹痛，关节不利，腰膝疼痛。

【易混品及伪品】

1. 绵萆薢 见"绵萆薢"条。

2. 白萆薢 本品为同科植物纤细薯蓣 *Dioscorea gracmima* Miq. 的根茎。呈竹节状，类圆柱形。表面皱缩，具有细密的纹理，直径约 0.5cm。干燥后质坚硬，不易折断。切成薄片，断面淡黄色，粉质。味苦。

3. 山萆薢 本品为同科植物山萆薢 *Dioscorea tokoro* Makino. 的根茎。呈圆柱形，不规则弯曲或分枝，直径约 1cm。表面着生多数须根，有不规则的纵长皱纹。质坚硬。切片后，断面淡黄色，粉性。味苦。

粉葛
（药典品种）

【来源】 本品为豆科植物甘葛藤 *Pueraria thomsonii* Benth. 的干燥根。

【产地分布】 多数栽培，主产于广西、广东等地。

【采收季节】 秋、冬二季采挖。

【规格与加工炮制】

粉葛 采挖根，除去外皮，稍干，截段或再纵切两半或斜切成厚片，干燥。

【性状】

粉葛 本品呈不规则的厚片或立方块状。外表面黄白色或淡棕色。切面黄白色，横切面有时可见由纤维形成的浅棕色同心性环纹，纵切面可见由纤维形成的数条纵纹。体重，质硬，富粉性。气微，味微甜。

【外观质量评价】 药材以块大、色白、质坚实、粉性足、纤维少者为佳。

【性味归经】 甘，辛，凉。归脾、胃经。

【功能主治】 解肌退热，生津止渴，透疹，升阳止泻，通经活络，解酒毒。用于外感发热头痛，项背强痛，口渴，消渴，麻疹不透，热痢，泄泻，眩晕头痛，中风偏瘫，胸痹心痛，酒毒伤中。

【易混品及伪品】

苜蓿根 本品为豆科植物紫花苜蓿 *Medicago sativa* L. 的干燥根。与粉葛的主要区别：常呈类圆形横切片、不规则的块根或扇形厚片，切面白色或类白色。已去外皮，体重，质硬脆，易折断。显粉性。淡棕色的维管束散在，中心常有放射状裂隙。气微，味淡。

附子
（药典品种）

【来源】本品为毛茛科植物乌头 *Aconitum carmichaelii* Debx 的子根的加工品。

【产地分布】主产于四川江油，陕西、湖北等地，亦有栽培，以四川产者为道地药材。

【采收季节】6 月下旬至 8 月上旬采挖。

【规格与加工炮制】除去母根、须根及泥沙，习称"泥附子"，加工成下列规格：

1. 盐附子 选择个大、均匀的泥附子，洗净，浸入食用胆巴水溶液中过夜，再加食盐，继续浸泡，每日取出晒晾，并逐渐延长晒晾时间，直至附子表面出现大量结晶盐粒（盐霜）、体质变硬为止，习称"盐附子"。

2. 黑顺片 取泥附子，按大小分别洗净，浸入食用胆巴的水溶液中数日，连同浸液煮至透心，捞出，水漂，纵切成厚约 0.5cm 的片，再用水浸漂，用调色液使附片染成浓茶色，取出，蒸至出现油面、光泽后，烘至半干，再晒干或继续烘干，习称"黑顺片"。

3. 白附片 选择大小均匀的泥附子，洗净，浸入食用胆巴的水溶液中数日，连同浸液煮至透心，捞出，剥去外皮，纵切成厚约 0.3cm 的片，用水浸漂，取出，蒸透，晒干，习称"白附片"。

4. 淡附片 取盐附子，用清水浸漂，每日换水 2~3 次，至盐分漂尽，与甘草、黑豆加水共煮透心，至切开后口尝无麻舌感时，取出，除去甘草、黑豆，切薄片，晒干。

5. 炮附片 取砂置锅内，用武火炒热，加入净附片（黑顺片或白附片），拌炒至鼓起并微变色，取出，筛去砂，放凉。

【性状】

1. 盐附子 本品呈圆锥形，长 4~7cm，直径 3~5cm。表面灰黑色，被盐霜，顶端有凹陷的芽痕，周围有瘤状突起的支根或支根痕。体重，横切面灰褐色，可见充满盐霜的小空隙和多角形形成层环纹，环纹内侧导管束排列不整齐。气微，味咸而麻，刺舌。

2. 黑顺片 本品为纵切片，上宽下窄，长 1.7~5cm，宽 0.9~3cm，厚 0.2~0.5cm。外皮黑褐色，切面暗黄色，油润具光泽，半透明状，并有纵向导管束。

质硬而脆，断面角质样。气微，味淡。

3. 白附片 本品无外皮，黄白色，半透明，厚约0.3cm。

4. 淡附片 本品呈纵切片，上宽下窄，长1.7～5cm，宽0.9～3cm，厚0.2～0.5cm。外皮褐色。切面褐色，半透明，有纵向导管束。质硬，断面角质样。气微，味淡，口尝无麻舌感。

5. 炮附片 本品形如黑顺片或白附片，表面鼓起黄棕色，质松脆。气微，味淡。

【外观质量评价】

1. 盐附子 以个大、体重、色灰黑、表面起盐霜者为佳。

2. 黑顺片 以身干、片大、均匀、外皮黑褐色、切面油润有光泽者为佳。

3. 白附片 以身干、片大、均匀、色黄白、半透明者为佳。

【性味归经】 辛、甘，大热；有毒。归心、肾、脾经。

【功能主治】 回阳救逆，补火助阳，散寒止痛。用于亡阳虚脱，肢冷脉微，心阳不足，胸痹心痛，虚寒吐泻，脘腹冷痛，肾阳虚衰，阳痿宫冷，阴寒水肿，阳虚外感，寒湿痹痛。

干姜
（药典品种）

【来源】 本品为姜科植物姜 *Zingiber oj－jicinale* Rosc. 的干燥根茎。

【产地分布】 主产于四川犍为，贵州长顺、兴仁，湖北来凤，广东新会及浙江、山东、湖南、广西、江西、福建等地。

【采收季节】 冬季采挖。

【规格与加工炮制】

1. 干姜 挖取根茎后，除去须根和泥沙，晒干或低温干燥。

2. 干姜片 取原药材，除去杂质、略泡，洗净，润透，切厚片或块，干燥。

3. 炮姜 取净河砂置锅内，用武火加热至灵活状态时，投入干姜片或块，炒至鼓起，表面棕褐色，取出，筛去砂，晾凉。

4. 姜炭 取净干姜片或块，用武火加热，炒至表面焦黑色，内部棕褐色，喷淋少许清水，灭尽火星，取出，晾干。

【性状】

1. 干姜 本品呈扁平块状，具指状分枝，长3～7cm，厚1～2cm。表面灰黄色或浅灰棕色，粗糙，具纵皱纹和明显的环节。分枝处常有鳞叶残存，分枝顶端有茎痕或芽。质坚实，断面黄白色或灰白色，粉性或颗粒性，内皮层环纹明显，维管束及黄色油点散在。气香、特异，味辛辣。

2. 干姜片 本品呈不规则纵切片或斜切片，具指状分枝，长1～6cm，宽1

~2cm，厚 0.2~0.4cm。外皮灰黄色或浅黄棕色，粗糙，具纵皱纹及明显的环节。切面灰黄色或灰白色，略显粉性，可见较多的纵向纤维，有的呈毛状。质坚实，断面纤维性。气香、特异，味辛辣。

3. 炮姜　本品呈不规则膨胀的块状，具指状分枝。表面棕黑色或棕褐色。质轻泡，断面边缘处显棕黑色，中心棕黄色，细颗粒性，维管束散在。气香、特异，味微辛、辣。

4. 姜炭　本品为不规则的厚片或块，表面焦黑色，内部棕褐色，体轻，质松脆。味苦，微辣。

【外观质量评价】药材以色白、粉质多、味辛辣者为佳，尤以四川犍为产者为道地，称"犍干姜"。

【性味归经】辛，热。归脾、胃、肾经。

【功能主治】温经止血，温中止痛。用于阳虚失血，吐衄崩漏，脾胃虚寒，腹痛吐泻。

甘草
（药典品种）

【来源】本品为豆科植物甘草 *Glycyrrhiza uralensis* Fisch. 、胀果甘草 *Glycyrrhiza inflate* Bat. 或光果甘草 *Glycyrrhiza glabra* L. 的干燥根和根茎。

【产地分布】主产于西北、东北和华北地区。甘草主产于内蒙古，以伊克昭盟杭锦旗所产者品质最优，习称"内蒙甘草"；胀果甘草主产于新疆、陕北三边及甘肃河西走廊，习称"新疆甘草"或"西北甘草"；光果甘草主产于新疆，且欧洲有产，故习称"欧甘草"或"洋甘草"。

【采收季节】春、秋二季采挖。

【规格与加工炮制】

1. 甘草　采挖根及根茎，除去须根及茎基，切成适当长度的段，晒干。亦有把外皮削除，切成长段晒干者，习称"粉甘草"；扎成把者称"把甘草"。

2. 甘草片　取原药材，除去杂质，洗净，润透，切厚片，干燥。

3. 炙甘草　取炼蜜加适量开水稀释后，加入净甘草片拌匀，闷透，置锅内用文火炒至深黄色，不粘手，取出，放凉。甘草每 100kg，用炼蜜 25kg。

【性状】

1. 甘草　甘草根呈圆柱形，长 25~100cm，直径 0.6~3.5cm。外皮松紧不一。表面红棕色或灰棕色，具显著的纵皱纹、沟纹、皮孔及稀疏的细根痕。质坚实，断面略显纤维性，黄白色，粉性，形成层环明显，射线放射状，有的有裂隙。根茎呈圆柱形，表面有芽痕，断面中部有髓。气微，味甜而特殊。

胀果甘草根和根茎木质粗壮，有的分枝，外皮粗糙，多灰棕色或灰褐色。质坚硬，木质纤维多，粉性小。根茎不定芽多而粗大。

光果甘草根和根茎质地较坚实，有的分枝，外皮不粗糙，多灰棕色，皮孔细而不明显。

2. 甘草片 本品呈类圆形、椭圆形片状，厚3～6mm，大小不一。外表皮红棕色或灰棕色，微有光泽。切面黄色至深黄色，形成层环明显，射线放射状，习称"菊花心"。气微，味甜而特殊。

3. 炙甘草 本品呈类圆形或椭圆形切片。外表皮红棕色或灰棕色，微有光泽。切面黄色至深黄色，形成层环明显，射线放射状。略有黏性。具焦香气，味甜。

【外观质量评价】商品甘草一般将产于内蒙古西部及陕西、甘肃、宁夏、青海、新疆等地者习称"西草"，尤以内蒙古伊盟、巴盟及甘肃、宁夏所产者品质最佳，为道地药材。该品外皮多呈枣红色，微有光泽，粗（直径2cm左右）而嫩，皮细而紧，两头断面中心细小的髓部稍下陷（习称"缩屁股"），质坚脆，易折断，粉性重，断面黄白色，味甜。产于内蒙古东部及东北三省、河北、山西等地者（包括新疆部分产品），习称"东草"，外皮发灰，纤维多，断面色灰黄，品质较次。

【性味归经】甘，平。归心、肺、脾、胃经。

【功能主治】补脾益气，清热解毒，祛痰止咳，缓急止痛，调和诸药，缓解药物毒性、烈性。用于脾胃虚弱，倦怠乏力，心悸气短，咳嗽痰多，脘腹、四肢挛急疼痛，痈肿疮毒。

【地方习用品】

1. 黄甘草 在新疆、甘肃等部分地区以豆科同属植物黄甘草 *G. korshinkyi. G. Hrig.* 的干燥根及根茎入药。多自产自销。

2. 粗毛甘草 在新疆部分地区曾以豆科同属植物粗毛甘草 *G. aspere* pall. 的干燥根及根茎作甘草使用。根及根茎甚细，略有甜味。

3. 云南甘草 云南部分地区以豆科同属植物云南甘草 *G. yunnanensis* Chengf. et L. K. Tai 的干燥根及根茎入药，在民间作甘草使用。根和根茎无甜味。

【易混品及伪品】

1. 苦甘草 本品为豆科植物苦豆子 *Sophora alopecuroides* L. 的根。详细见山豆根项下。

2. 狗甘草 本品为豆科植物刺果甘草 *G. pallidiflora* Maxim 的根。过去在辽宁曾经发现过。呈圆柱形，外皮色黄而光滑，折断面纤维性。味苦。

甘遂
（药典品种）

【来源】本品为大戟科植物甘遂 *Euphorbia kansui* T. N. liou ex T. P. Wang 的干燥块根。

【产地分布】主产于陕西、山西、河南、甘肃等地。

【采收季节】春季开花前或秋末茎叶枯萎后采挖。

【规格与加工炮制】

1. 甘遂　挖取原药材块根，撞去外皮，晒干。

2. 醋甘遂　取净甘遂，加定量米醋拌匀，润透，用文火炒干，取出晾凉。每100kg甘遂，用米醋30～50kg。

【性状】

1. 甘遂　本品呈椭圆形、长圆柱形或连珠形，长1～5cm，直径0.5～2.5cm。表面类白色或黄白色，凹陷处有棕色外皮残留。质脆，易折断，断面粉性，白色，木部微显放射状纹理；长圆柱状者纤维性较强。气微，味微甘而辣。

2. 醋甘遂　本品形如甘遂，表面黄色至棕黄色，有的可见焦斑。微有醋香气，味微酸而辣。

【外观质量评价】以肥大、表面白色或黄白色、细腻、粉性足、无纤维者为佳。

【性味归经】苦，寒；有毒。归肺、肾、大肠经。

【功能主治】泻水逐饮，消肿散结。用于水肿胀满，胸腹积水，痰饮积聚，气逆咳喘，二便不利，风痰癫痫，痈肿疮毒。炮制后多入丸散用。外用适量，生用。孕妇禁用；不宜与甘草同用。

高良姜
（药典品种）

【来源】本品为姜科植物高良姜 *Alpinia officinarum* Hance 的干燥根茎。

【产地分布】主产于广东、广西等地。

【采收季节】夏末秋初采挖。

【规格与加工炮制】

1. 高良姜　采挖根茎，除去须根和残留的鳞片，洗净，切段，晒干。

2. 高良姜片　取原药材，除去杂质，洗净，润透，切薄片，晒干。

【性状】

1. 高良姜　本品呈圆柱形，多弯曲，有分枝，长5～9cm，直径1～1.5cm。

表面棕红色至暗褐色，有细密的纵皱纹和灰棕色的波状环节，节间长 0.2～1cm，一面有圆形的根痕。质坚韧，不易折断，断面灰棕色或红棕色，纤维性，中柱约占 1/3。气香，味辛辣。

2. 高良姜片 本品呈类圆形或不规则形的薄片。外表皮棕红色至暗棕色，有的可见环节和须根痕。切面灰棕色至红棕色，外周色较淡，具多数散在的筋脉小点，中心圆形，约占 1/3。气香，味辛辣。

【**外观质量评价**】药材以色红棕、气香味辣、分枝少者为佳。

【**性味归经**】辛，温。归脾、肺经。

【**功能主治**】散寒燥湿，醒脾消食。用于脘腹冷痛，食积胀满，呕吐泄泻，饮酒过多。

【**易混品及伪品**】

1. 大高良姜 本品为姜科植物大高良姜 *Alpinia galangal*（L.）Swartz. 的根茎。果实为药材红豆蔻。其根茎在云南等地亦作高良姜药用，称"大高良姜"。根茎性状与高良姜相似，唯直径较粗，1.5～3cm，表面淡红棕色。断面纤维性强。气味不如高良姜浓，质量较差。

2. 益智根 本品为姜科植物益智 *Alpinia oxyphylla* Miq. 的根茎。本品呈圆柱形，多弯曲，多分枝。直径 0.3～3cm。表面棕红色，有波状环节。气香，味辛辣。

藁本
（药典品种）

【**来源**】本品为伞形科植物藁本 *Ligusticum sinense* Oliv. 或辽藁本 *Ligusticum jeholense* Nakai et Kitag. 的干燥根茎和根。

【**产地分布**】藁本主产于四川、湖北及陕西等地，又称"川藁本"，多栽培，为藁本的主流品种。辽藁本主产于东北、华北诸省及山东等地。

【**采收季节**】秋季茎叶枯萎或次春出苗时采挖。

【**规格与加工炮制**】

1. 藁本 挖取鲜药，除去泥沙，晒干或烘干。

2. 藁本片 取原药材，除去杂质，洗净，润透，切厚片，晒干。

【**性状**】

1. 藁本 藁本根茎呈不规则结节状圆柱形，稍扭曲，有分枝，长 3～10cm，直径 1～2cm。表面棕褐色或暗棕色，粗糙，有纵皱纹，上侧残留数个凹陷的圆形茎基，下侧有多数点状突起的根痕及残根。体轻，质较硬，易折断，断面黄色或黄白色，纤维状。气浓香，味辛、苦、微麻。

辽藁本较小，根茎呈不规则的团块状或柱状，长 1~3cm，直径 0.6~2cm。有多数细长弯曲的根。

2. 藁本片　藁本片呈不规则的厚片。外表皮棕褐色至黑褐色，粗糙。切面黄白色至浅黄褐色，具裂隙或孔洞，纤维性。气浓香，味辛、苦、微麻。

辽藁本片外表皮可见根痕和残根突起呈毛刺状，或有呈枯朽空洞的老茎残基。切面木部有放射状纹理和裂隙。

【外观质量评价】两种藁本均以身干、体长、根苗少、整齐、香气浓者为佳。

【性味归经】辛，温。归膀胱经。

【功能主治】祛风，散寒，除湿，止痛。用于风寒感冒，巅顶疼痛，风湿痹痛。

【易混品及伪品】

1. 新疆藁本　本品为伞形科植物姨妈菜 *Conioselinum tataricum* Hoffm. 的根茎。产于新疆等地，部分省区大量使用。形体较大，呈不规则块状或稍扭曲柱状，长 6~8cm，直径 2~4cm。外表棕褐色，上面有大而密接深陷的圆形孔洞状的茎痕，下面密布较粗而常呈纤维状的支根或支根痕。质硬而微韧，折断面不整齐，木部露出黄色纤维，中心色白显空隙。气芳香，味甜、微辛麻。

2. 北藁本　本品为伞形科植物细叶藁本 *Ligusticum tenuissimum*（Nakai）Kitag. 根及根茎。在我国北方与辽藁本同作药用，统称为"北藁本"，产于辽宁、吉林。根茎较粗大，肥厚，分枝，具横皱纹，表面深褐色。

3. 山藁本

（1）伞形科植物泽芹 *Sium suave* Walt. 干燥地上全草。产于江苏。茎呈圆柱形，节明显，近基部下方有一团根痕。表面棕黑色、棕色或绿色，有多数条纹。质坚硬，折断面边缘黄白色，纤维性。中间有大形空洞，叶片大多脱落，残留的叶柄呈管状，基部鞘状抱茎。手搓叶片具清香气。

（2）伞形科植物骨缘当归 *Angelica cartilaginomarginata*（Makino.）Nakai var. foliosa Yuan et Shan 的干燥不带根的全草。产于江苏、安徽等地。茎圆柱形，直径达 4mm，光滑，具纵纹，外表青绿色至淡棕色；疏被短毛，叶鞘明显，密被毛茸。叶大多皱缩卷曲，黄绿色或暗绿色，叶缘有白色骨质边缘，易碎而脱落。花亦大多脱落。仅花梗残留。气微香。

葛根
（药典品种）

【来源】本品为豆科植物野葛 *Pueraria lobata*（Willd.）ohwi 的干燥根。习称野葛。

【产地分布】全国大部分地区有产，主产于湖南、河南、浙江、四川等地。

【采收季节】秋、冬二季采挖。

【规格与加工炮制】

葛根　采挖根，趁鲜切成厚片或小块，干燥。

【性状】

葛根　本品呈不规则的厚片、粗丝或边长为 5～12mm 的方块。切面浅黄棕色至棕黄色。质韧，纤维性强。气微，味微甜。

【外观质量评价】药材以块大、色白、质坚实、粉性足、纤维少者为佳。

【性味归经】甘、辛，凉。归脾、胃、肺经。

【功能主治】解肌退热，生津止渴，透疹，升阳止泻，通经活络，解酒毒。用于外感发热头痛，项背强痛，口渴，消渴，麻疹不透，热痢，泄泻，眩晕头痛，中风偏瘫，胸痹心痛，酒毒伤中。

狗脊
（药典品种）

【来源】本品为蚌壳蕨科植物金毛狗脊 *Cibotium barometz*（L.）J. Sm. 的干燥根茎。

【产地分布】主产于四川宜宾、乐山、江津、泸县等县，广东番禺县、花县，贵州镇宁、榕江，浙江平阳、泰顺及福建宁德等地。

【采收季节】全年均可采，以秋末至冬季采收者质量较佳。

【规格与加工炮制】

1. 狗脊　掘出根茎，除去地上部分及柔毛，洗净晒干称生狗脊条。因本品干后质坚，不易切片，现多趁新鲜时切片晒干，生狗脊条市场上少见。

2. 狗脊片　取原药鲜品，除去硬根、叶柄及金黄色绒毛，切厚片，干燥，为"生狗脊片"；取生狗脊条，除去杂质，洗净，润透，切厚片，干燥；或蒸后晒至六七成干，切厚片，干燥，为"熟狗脊片"。

3. 烫狗脊　取净河砂置锅内，用武火炒热后加入狗脊片，不断翻动，烫至鼓起时，绒毛呈焦褐色时，取出，筛去砂子，放凉后除去残存绒毛。

【性状】

1. 狗脊　本品呈不规则的长块状，长 10～30cm，直径 2～10cm。表面深棕色，残留金黄色绒毛；上面有数个红棕色的木质叶柄，下面残存黑色细根。质坚硬，不易折断。无臭，味淡、微涩。

2. 狗脊片　本品呈不规则长条形或圆形，长 5～20cm，直径 2～10cm，厚 1.5～5mm；切面浅棕色，较平滑，近边缘 1～4mm 处有 1 条棕黄色隆起的木质部环纹或条纹，边缘不整齐，偶有金黄色绒毛残留；质脆，易折断，有粉性。熟狗脊片呈黑棕色，质坚硬。

3. 烫狗脊　本品形如狗脊片，表面略鼓起，棕褐色，质松脆，无绒毛。

【外观质量评价】狗脊条以条长、质坚硬、被有金黄色绒毛者为佳；生狗脊片片面浅棕色，厚薄均匀、坚实无毛、不空心质脆易折断并有粉性者为佳；烫狗脊片表面颜色均匀、无绒毛、火候适中为佳。

【性味归经】苦、甘，温。归肝、肾经。

【功能主治】祛风湿，补肝肾，强腰膝。用于风湿痹痛，腰膝酸软，下肢无力。

【地方习用品】湖南、江西、广西等省区用乌毛蕨科植物狗脊蕨 *Woodwardia japonica*（L. f.）Sm 的根茎作狗脊使用。本品呈团块状，长 2～5cm，直径 2～3cm。表面深棕褐色，可见叶柄残基。体轻，质硬脆。气微，味淡。

河南、山西、陕西等省除用金毛狗脊外，尚用自产自销的黑狗脊，为蕨类植物根茎，如蜈蚣草 *Pteris vittata* L. 、半岛鳞毛蕨 *Dryopteris paninsulae* Kitag. 、华北鳞毛蕨 *D. laeta*（Kom.）C. Chr. 、中华蹄盖蕨 *Athyrium sinese* Rupr. 等。药材比金毛狗脊瘦小，易于狗脊区分。

以上均为非正品。

骨碎补
（药典品种）

【来源】本品为水龙骨科植物槲蕨 *Drynaria fortunei*（Kunze）J. Sm. 的干燥根茎。

【产地分布】主产浙江、福建、湖南、湖北、江西、广东、广西、四川等省区。

【采收季节】全年均可采挖。以冬末、春初为宜。

【规格与加工炮制】

1. 骨碎补　取原鲜药材，除去泥沙，干燥，或再燎去茸毛（鳞片）。

2. 骨碎补片　取原药材，除去杂质，洗净，润透，切厚片，干燥。

3. 烫骨碎补　先将砂置热锅内，加热炒至有滑利感，容易翻动时，投入骨碎补，不断翻动至鼓起，表面红棕色，茸毛呈焦黄色时，取出筛去砂、放凉，撞去茸毛。

【性状】

1. 骨碎补　本品呈扁平长条状，多弯曲，有分枝，长 5～15cm，宽 1～1.5cm，厚 0.2～0.5cm。表面密被深棕色至暗棕色的小鳞片，柔软如毛，经火燎者呈棕褐色或暗褐色，两侧及上表面均具凸起或凹下的圆形叶痕，少数有叶柄残基及须根残留。体轻，质脆，易折断，断面红棕色，维管束呈黄色点状，排列成环。无臭，味淡，微涩。

2. 骨碎补片 本品呈不规则厚片，表面深棕色至棕褐色，常残留细小棕色的鳞片，有的可见圆形的叶痕。切面红棕色，黄色的维管束点状排列成环。气微，味淡、微涩。

3. 烫骨碎补 本品形如骨碎补或片，体膨大鼓起，质轻、酥松。

【外观质量评价】 干货以条粗壮、色棕、茸毛去干净者为佳。

【性味归经】 苦，温。归肝、肾经。

【功能主治】 疗伤止痛，补肾强骨。外用消风祛斑。用于跌扑闪挫，筋骨折伤，肾虚腰痛，筋骨痿软，耳鸣耳聋，牙齿松动；外治斑秃，白癜风。

【地方习用品】

中华槲蕨 本品为水龙骨科植物中华槲蕨 *Drynaria baronii*（Christ）Diels 的干燥根茎。主产陕西、甘肃、青海、四川、云南等地区。与正品主要区别：较平直而细长，长 5～17cm，宽0.6～1cm，表面淡棕色，鳞片仅一型，披针形，黄棕色，有的易脱落，质较硬，断面黄色。该品种甘肃地方标准中以"毛姜"名称收载。

何首乌
（药典品种）

【来源】 本品为蓼科植物何首乌 *Polygortum multiflorum* Thunb. 的干燥块根。

【产地分布】 全国大部分地区均有出产，主产于河南、湖北、广西、广东等地。

【采收季节】 秋、冬二季叶枯萎时采挖。

【规格与加工炮制】

1. 何首乌 挖取块根，削去两端，洗净，个大的切成块，干燥。

2. 何首乌片 取原药材，除去杂质，大小分开，洗净，稍浸，润透，切厚片或小块片，干燥。

3. 制何首乌 本品为何首乌的炮制加工品。（炖）取何首乌片或块，用黑豆汁拌匀，置非铁质的适宜容器内，炖至汁液吸尽；（蒸）清蒸或用黑豆汁拌匀后蒸，蒸至内外均呈棕褐色，或晒至半干，切片，干燥。

【性状】

1. 何首乌 本品呈团块状或不规则纺锤形，长 6～15cm，直径 4～12cm。表面红棕色或红褐色，皱缩不平，有浅沟，并有横长皮孔样突起和细根痕。体重，质坚实，不易折断，断面浅黄棕色或浅红棕色，显粉性，皮部有 4 ~ 11 个类圆形异型维管束环列，形成云锦状花纹，中央木部较大，有的呈木心。气微，味微苦而甘涩。

2. 何首乌片　本品呈不规则圆形厚片或小方块，表面淡红棕色或棕黄色，中心显黄白色，外侧皮部散列云锦状花纹（异性维管束），周边红棕色或红褐色，皱缩不平，质坚实，粉性，味稍苦涩。

3. 制何首乌　本品呈不规则皱缩状的块片，厚约 1cm。表面黑褐色或棕褐色，凹凸不平。质坚硬，断面角质样，棕褐色或黑色。

【外观质量评价】　药材以体重、质坚实、粉性足者为佳。

制首乌劣药是用黑豆汁或其他黑色物质拌匀染色后，未蒸或未按炮制法则规定的时间蒸透，干燥后伪充制首乌使用，补益作用较差。可见表面黑褐色或棕褐色，断面黄棕色。

【性味归经】

1. 何首乌　苦、甘、涩，微温。归肝、心、肾经。

2. 制何首乌　苦、甘、涩，微温。归肝、心、肾经。

【功能主治】

1. 何首乌　解毒，消痈，截疟，润肠通便。用于疮痈，瘰疬，风疹瘙痒，久疟体虚，肠燥便秘。

2. 制何首乌　补肝肾，益精血，乌须发，强筋骨，化浊降脂。用于血虚萎黄，眩晕耳鸣，须发早白，腰膝酸软，肢体麻木，崩漏带下，高脂血症。

【易混品及伪品】

1. 白首乌　本品为萝藦科植物耳叶牛皮消 *Cynanchum auriculatum* Royle ex Wight. 、隔山牛皮消 *C. Wilfordi*（Maxim.）Hemsl. 和戟叶牛皮消 *C. bungei* Decne. 的干燥块根。秋、冬季采挖，去净泥土，晒干或切片后晒干。呈纺锤形或不规则的团块状，长 3 ~ 10cm，直径 1.5 ~ 4cm。表面类白色，多皱缩，凹凸不平，并有横向疤痕。体轻，切片大小不一，断面类白色，粉性，有辐射状纹理及裂隙。味微甜、苦。

2. 制首乌伪品　本品系用旋花科植物番薯 *Ipomoea batatas*（L.）Lam. 的块根或薯蓣科植物黄独（黄药子）*Dioscorea bulbifera* Linn. 的块茎。切制成块后用黑豆或其他黑色物质共煮，伪充制首乌。与正品非常相似，应注意鉴别使用。

【附注】

首乌藤　本品为蓼科植物何首乌 *Polygonum multiflorum* Thunb. 的干燥藤茎。本品呈圆柱形的段。外表面紫红色或紫褐色。切面皮部紫红色，木部黄白色或淡棕色，导管孔明显，髓部疏松，类白色。甘，平。归心、肝经。养血安神，祛风通络。用于失眠多梦，血虚身痛，风湿痹痛，皮肤瘙痒。

胡黄连

（药典品种）

【来源】本品为玄参科植物胡黄连 *Picrorhiza scrophulariiflora* Pennell 的干燥根茎。

【产地分布】主产于西藏。

【采收季节】秋季采挖。

【规格与加工炮制】

1. 胡黄连　采挖根茎，除去须根和泥沙，晒干。

2. 胡黄连片　取原药材，除去杂质，洗净，润透，切薄片干燥或用时捣碎。

【性状】

1. 胡黄连　本品呈圆柱形，略弯曲，偶有分枝，长 3～12cm，直径 0.3～1cm。表面灰棕色至暗棕色，粗糙；有较密的环状节，具稍隆起的芽痕或根痕，上端密被暗棕色鳞片状的叶柄残基。体轻，质硬而脆，易折断，断面略平坦，淡棕色至暗棕色，木部有 4～10 个类白色点状维管束排列成环，形似"八哥眼"。气微，味极苦。

2. 胡黄连片　本品呈不规则的圆形薄片。外表皮灰棕色至暗棕色。切面灰黑色或棕黑色，木部有 4～10 个类白色点状维管束排列成环。气微，味极苦。

【外观质量评价】以条粗、体轻、质脆、断面灰黑色、味极苦者为佳。

【性味归经】苦，寒。归肝、胃、大肠经。

【功能主治】退虚热，除疳热，清湿热。用于骨蒸潮热，小儿疳热，湿热泻痢，黄疸尿赤，痔疮肿痛。

【地区习用品】

印度胡黄连　本品为玄参科植物印度胡黄连 *Picrorhiza kurrooa* Royle. 的根茎。本品系进口胡黄连的品种，质量较佳。呈圆柱形，平直或弯曲，多不分支，多切成 2～4～9cm 的小段，直径3～8mm。表面灰黄色至黄棕色，有光泽，粗糙，具纵皱纹及横环纹。栓皮有的脱落，露出褐色的皮部。顶端有残留叶基，密集成鳞片状，暗红棕色，或脱落留半环状节痕。质硬而脆，易折断，折断时有粉尘飞出。断面皮部灰黑色，木部黄白色，木部维管束4～7个，排列成环状，中央有灰黑色的髓部。气微，味极苦而持久。

【易混品及伪品】

兔耳草　本品为玄参科植物兔耳草 *Lagotissp.* 的根茎。根茎呈圆柱形，弯曲，长达6cm，直径 0.4～1cm。表面深棕色至黑棕色，密生环纹，须根痕多而明显，全体形似蚕。质硬而脆，断面平坦，皮部暗棕色，木部黄白色。气微，味淡。

虎杖

（药典品种）

【来源】本品为蓼科植物虎杖 *Polygonum cuspidatum* Sieb. et Zucc. 的干燥根茎和根。

【产地分布】主产于安徽、江苏、浙江等地。

【采收季节】春、秋二季采挖。

【规格与加工炮制】

1. 虎杖　挖取鲜药，除去须根，洗净，趁鲜切短段或厚片，晒干。

2. 虎杖片　取原药材，除去杂质，洗净，润透，切厚片，干燥。

【性状】

1. 虎杖　本品根茎圆柱形，有分枝，长短不一，有的可长达 30cm，直径 0.5 ~ 2.5cm，节部略膨大。表面棕褐色至灰棕色，有明显的纵皱纹、须根和点状须根痕，分枝顶端及节上有芽痕及鞘状鳞片。节间长 2 ~ 3cm。质坚硬，不易折断，折断面棕黄色，纤维性，皮部与木部易分离，皮部较薄，木部占大部分，呈放射状，中央有髓或呈空洞状，纵剖面具横隔。气微，味微苦、涩。

2. 虎杖片　本品多为圆柱形短段或不规则厚片，长 1 ~ 7cm，直径 0.5 ~ 2.5cm。外皮棕褐色，有纵皱纹和须根痕，切面皮部较薄，木部宽广，棕黄色，射线放射状，皮部与木部较易分离。根茎髓中有隔或呈空洞状。

【外观质量评价】药材以粗壮、坚实、断面色黄者为佳。

【性味归经】微苦，微寒。归肝、胆、肺经。

【功能主治】利湿退黄，清热解毒，散瘀止痛，止咳化痰。用于湿热黄疸，淋浊，带下，风湿痹痛，痈肿疮毒，水火烫伤，经闭，癥瘕，跌打损伤，肺热咳嗽。

黄精

（药典品种）

【来源】本品为百合科植物滇黄精 *Polygonatum kingianum* coll. et Hemsl. 、黄精 *Polygonatum sibirifum* Red. 或多花黄精 *Polygonatum cyrtonema* Hua 的干燥根茎。按形状不同，习称"大黄精""鸡头黄精""姜形黄精"。

【产地分布】大黄精产于西南各省区，尤以云南、贵州及广西者为佳；鸡头黄精主产于河北、内蒙古及吉林、辽宁、黑龙江、河南、山东、山西、陕西等地；姜形黄精主产于湖南、湖北、贵州、四川等地。

【采收季节】春、秋二季采挖。

【规格与加工炮制】

1. 黄精 将鲜黄精除去须根，洗净，置沸水中略烫或蒸至透心，干燥。

2. 黄精片 取原药材，除去杂质，洗净，略润，切厚片，干燥。

3. 酒黄精 取净黄精，用黄酒拌匀，密闭，隔水加热至酒被吸尽，色泽黑润，口尝无麻舌味为度，取出，切厚片，干燥。黄精每100kg，用黄酒20kg。

【性状】

1. 黄精 大黄精即滇黄精，本品根茎为黄精类中最为粗大者，故习称"大黄精"，其质量最佳。药材呈肥厚肉质的结节块状，结节长可达10cm以上，宽3～6cm，厚2～3cm。表面淡黄色至黄棕色，具环节，有皱纹及须根痕，结节上侧茎痕呈圆盘状，圆周凹入，中部突出。质硬而韧，不易折断，断面角质，淡黄色至黄棕色。气微，味甜，嚼之有黏性，习称"冰糖碴"。

鸡头黄精根茎横走，为粗细不等的圆柱形。呈结节状弯柱形，长3～10cm，直径0.5～1.5cm。在生长期间每年形成一个节间，一头粗，一头细，习称"年节间"。结节长2～4cm，略呈圆锥形，常有分枝。表面黄白色或灰黄色，半透明，有纵皱纹，茎痕圆形，直径5～8mm。

姜形黄精呈长条结节块状，长短不等，常数个块状结节相连，形如生姜。表面灰黄色或黄褐色，粗糙，结节上侧有突出的圆盘状茎痕，直径0.8～1.5cm。

2. 黄精片 本品呈不规则的厚片，外表皮淡黄色至黄棕色。切面略呈角质样，淡黄色至黄棕色，可见多数淡黄色筋脉小点。质稍硬而韧。气微，味甜，嚼之有黏性。

3. 酒黄精 本品呈不规则的厚片。表面棕褐色至黑色，有光泽，中心棕色至浅褐色，可见筋脉小点。质较柔软。味甜，微有酒香气。

【外观质量评价】三种黄精均以块大、肥厚、柔润、色黄、断面角质透明、味甜、呈"冰糖碴"为佳。味苦者不可药用。

【性味归经】甘，平。归脾、肺、肾经。

【功能主治】补气养阴，健脾，润肺，益肾。用于脾胃气虚，体倦乏力，胃阴不足，口干食少，肺虚燥咳，劳嗽咳血，精血不足，腰膝酸软，须发早白，内热消渴。

【易混品及伪品】黄精与玉竹同为百合科 Polygonatum 属植物，由于品种复杂，商品时有混淆。从性状鉴别来看，黄精呈结节状，一端大一端小，节不甚明显；玉竹条细长，较平直，粗细均匀，节多而明显。黄精有甜苦之分，味苦者不可入药。苦黄精的来源有数种，主要为同属植物湖北黄精 *P. zanlanscianense* Pamp. 卷叶黄精 *P. cirrhifolium*（Wall.）Royle. 轮叶黄精 *P. verticillatum*（L.）

All. 垂叶黄精 *P. curvistylum* Hua.

黄精的易混品及伪品与玉竹类似，可见玉竹项下。

黄连

（药典品种）

【来源】本品为毛茛科植物黄连 *Coptis chinensis* Franch. 、三角叶黄连 *Coptis deltoidea* C. Y. Cheng et Hsiao 或云连 *Coptisteeta* wall. 的干燥根茎。以上三种分别习称"味连""雅连""云连"。

【产地分布】味连（黄连）主产于四川石柱、南川、武隆、黔江、彭水、城口、巫山、巫溪、丰都、奉节、峨眉、洪雅、彭县、夹江、乐山，湖北来凤、恩施、建始、利川、宣恩、房县、巴东、竹溪、秭归，陕西平利，湖南桑植，甘肃武都，贵州等地，均为栽培。以石柱为著名的产地。雅连（三角叶黄连）主产于四川西部峨眉、洪雅一带，均为栽培。雅连产量不大，销全国各地并出口。云连主产于云南西北部德钦、维西、滕冲、碧江、剑川等县，原系野生，现有人工栽培。产量较低，销全国各地。

【采收季节】秋季采挖。

【规格与加工炮制】

1. 黄连　采挖后，除去须根和泥沙，干燥，撞去残留须根。

2. 黄连片　取原药材，除去杂质，润透后切薄片，晾干，或用时捣碎。

3. 酒黄连　取净黄连，用黄酒拌匀，闷润至黄酒被吸尽，置炒药锅内，用文火加热，炒干，取出放凉。黄连片每 100kg，用黄酒 12.5kg。

4. 姜黄连　取净黄连，用姜汁拌匀，闷润至姜汁被吸尽，置炒药锅内，用文火加热，炒干，取出放凉。黄连片每 100kg，用生姜 12.5kg。

5. 萸黄连　取净吴茱萸加适量水煎煮，去渣取汁，拌入净黄连片，闷润至吴萸汁被吸尽，置炒药锅内，用文火加热，炒干，取出放凉。黄连片每 100kg，用吴茱萸 10kg。

【性状】

1. 黄连　味连多集聚成簇，常弯曲，形如鸡爪，单枝根茎长 3～6cm，直径 0.3～0.8cm。表面灰黄色或黄褐色，粗糙，有不规则结节状隆起、须根及须根残基，有的节间表面平滑如茎秆，习称"过桥"。上部多残留褐色鳞叶，顶端常留有残余的茎或叶柄。质硬，断面不整齐，皮部橙红色或暗棕色，木部鲜黄色或橙黄色，呈放射状排列，髓部有的中空。气微，味极苦。

雅连多为单枝，略呈圆柱形，微弯曲，长 4～8cm，直径0.5～1cm。"过桥"较长。顶端有少许残茎。

云连弯曲呈钩状，多为单枝，较细小。

2. 黄连片 本品呈不规则的薄片。外表皮灰黄色或黄褐色，粗糙，有细小的须根。切面或碎断面鲜黄色或红黄色，具放射状纹理。气微，味极苦。

3. 酒黄连 本品形如黄连片，色泽加深。略有酒香气。

4. 姜黄连 本品形如黄连片，表面棕黄色。有姜的辛辣味。

5. 萸黄连 本品形如黄连片，表面棕黄色。有吴茱萸的辛辣香气。

【外观质量评价】 味连以根茎干燥、肥壮、连珠形、残留叶柄及须根少、质坚体重、断面红黄色者为佳；雅连以根茎粗壮、"过桥"枝少者为佳；云连以根茎干燥、条细节多，须根少、色黄绿者为佳。

【性味归经】 苦，寒。归心、脾、胃、肝、胆、大肠经。

【功能主治】 清热燥湿，泻火解毒。用于湿热痞满，呕吐吞酸，泻痢，黄疸，高热神昏，心火亢盛，心烦不寐，心悸不宁，血热吐衄，目赤，牙痛，消渴，痈肿疔疮。外治湿疹，湿疮，耳道流脓。酒黄连善清上焦火热，用于目赤，口疮；姜黄连清胃和胃止呕，用于寒热互结，湿热中阻，痞满呕吐；萸黄连舒肝和胃止呕，用于肝胃不和，呕吐吞酸。

黄芪
（药典品种）

【来源】 本品为豆科植物蒙古黄芪 *Astragalus membranaceus* （Fisch）Bge. var. mongholicus （Bge）Hsiao 或膜荚黄芪 *Astragalus membranaceus* （Fisch）Bge. 的干燥根。

【产地分布】 主产于我国北方各地，其中山西浑源、应县产的膜荚黄芪及内蒙古产的蒙古黄芪，根条粗直，粉质好，味甜，具浓郁豆香气，为道地药材。近年来，山东文登、甘肃定西等地大量栽培，供应市场。

【采收季节】 春、秋二季采挖。

【规格与加工炮制】

1. 黄芪 挖取根，除去须根和根头，晒干。

2. 黄芪片 取原药材，除去杂质，大小分开，洗净，润透，切厚片，干燥。

3. 炙黄芪 取炼蜜加适量开水稀释，加入净黄芪片拌匀，闷透，置锅内用文火炒至深黄色不粘手时，取出，放凉。黄芪每100kg，用炼蜜25kg。

【性状】

1. 黄芪 本品呈圆柱形，有的有分枝，上端较粗，长30~90cm，直径1~3.5cm。表面淡棕黄色或淡棕褐色，有不整齐的纵皱纹或纵沟。质硬而韧，不易折断，断面纤维性强，并显粉性，皮部黄白色，木部淡黄色，有放射状纹理和裂隙，老根中心偶呈枯朽状，黑褐色或呈空洞。气微，味微甜，嚼之微有豆腥味。

2. 黄芪片 本品呈类圆形或椭圆形的厚片，外表皮黄白色至淡棕褐色，可见纵皱纹或纵沟。切面皮部黄白色，木部淡黄色，有放射状纹理及裂隙，有的中心偶有枯朽状，黑褐色或呈空洞。气微，味微甜，嚼之有豆腥味。

3. 炙黄芪 本品呈圆形或椭圆形的厚片，直径 0.8～3.5cm，厚 0.1～0.4cm。外表皮淡棕黄色或淡棕褐色，略有光泽，可见纵皱纹或纵沟。切面皮部黄白色，木部淡黄色，有放射状纹理和裂隙，有的中心偶有枯朽状，黑褐色或呈空洞。具蜜香气，味甜，略带黏性，嚼之微有豆腥味。

【外观质量评价】 药材以身干、条粗长而直、皱纹少、粉性足、质坚实而绵、不易折断、味甜、无黑心者为佳。

【性味归经】 甘，微温。归肺、脾经。

【功能主治】 补气升阳，固表止汗，利水消肿，生津养血，行滞通痹，托毒排脓，敛疮生肌。用于气虚乏力，食少便溏，中气下陷，久泻脱肛，便血崩漏，表虚自汗，气虚水肿，内热消渴，血虚萎黄，半身不遂，痹痛麻木，痈疽难溃，久溃不敛。蜜炙后增强益气补中作用，可用于气虚乏力，食少便溏等证。

【地方习用品】

1. 金翼黄芪 本品为豆科植物金翼黄芪 *Astragalus chrysopterus* Bge. 的干燥根。呈圆柱形，长 20～40cm，直径 0.5～1cm，上部有细密环纹。表面黄棕色至淡棕褐色，有纵皱纹。质硬而韧，显粉性，断面纤维性强。气微，味甜，嚼之有豆腥味。

2. 梭果黄芪 本品为豆科植物梭果黄芪 *A. ernestii* Comb. 的干燥根。呈圆柱形，少有分枝。表面淡棕色或棕褐色，皱纹少，多具有皮孔。质硬而稍韧。断面较疏松，横切面皮部乳白色或黄白色，木部淡棕色，形成层棕色，环纹不明显。粉性近于黄芪。

3. 多花黄芪 本品为豆科植物 *Astragalus floridus* Benth. 的根。根呈长圆柱形，常扭曲，上端朽木状。表面棕黄色或棕褐色，皱纹多，质坚硬，粉性不足。气微，味微甜，皮部略带苦涩味。

4. 塘谷儿黄芪 本品为豆科植物塘谷儿黄芪 *Astragalus tonggolensis* Ulbr. 的根。根呈长圆柱形，头大尾小，跟头部常生一主要侧根及许多较细的侧根。表面灰棕色或灰褐色，有明显纵皱纹，可见栓皮脱落后留下的棕褐色疤痕。质坚硬，断面纤维状。气微，味微甜。

5. 扁茎黄芪 本品为豆科植物扁茎黄芪 *Astragalus complanatus* R. Br. 的根。根呈圆柱形，表面黑褐色，质坚硬，味微苦。

【易混品及伪品】

1. 紫花苜蓿 本品为豆科植物紫花苜蓿 *Medicago sativa* L. 根。呈圆柱形，根头部较粗大时有地上茎残基，长 10～50cm，直径 0.5～2cm，分枝较多。表面灰棕色至红棕色，皮孔少而不明显。质地硬脆，折断面刺状，皮部狭窄，仅占断面的 1/5～1/8。气微，味微苦，略有刺激性。

2. 兰花棘豆 本品为豆科植物兰花棘豆 *Oxytropis caerulea* (Pell.) D.C. 的干燥根。呈圆柱形，长 20～30cm，直径 1.5～2.5cm，下端有分枝，根头部具 7～22 个二次分枝的地上茎残枝。表面黄褐色，具纵皱纹。绵韧而难折断，断面韧皮部白色，木质部黄白色，纤维性强，味淡。

3. 圆叶锦葵 本品为锦葵科植物圆叶锦葵 *Malva rotundifolia* L. 的根。呈圆柱形，长 13～20cm，直径 0.5～1.5cm，上端较粗，常有 5～10 个簇生的茎残基，下端渐细。表面淡棕黄色至土黄色，具不规则皱纹及横向皮孔。中部或下部多有分枝。质硬而韧，断面纤维性强，具放射状纹理。气微，味甜，嚼之略有特异气味及黏液。

4. 蜀葵 本品为锦葵科植物蜀葵 *Althaea rosea* (L.) Cavan 的干燥根。根呈圆柱形，多分枝。长 20～50cm，根头部粗大，上端有 3～6 个地上茎的残基，表面土黄色，多皱缩，质脆略韧，易折断。断面韧皮部平坦，木质部参差不齐。外周淡黄色，中心黄色，约占半径 1/3，形成层明显，为棕色环状（放射状纹理粗大）。气浓郁，味甜，嚼之有大量黏液。

5. 欧蜀葵 本品锦葵科植物欧蜀葵 *Althaea officinalis* L. 的根。根呈圆柱形，具粗大的根头，下部较细，表面灰黄色至灰褐色。折断面木质部略平坦，韧皮部纤维性，灰白色。气微，味甜而带黏液性。

【附注】

红芪 本品为豆科植物多序岩黄芪 *Hedysarum polybotrys* Hand. Mazz. 的干燥根。春、秋二季采挖，除去须根和根头，晒干。本品呈圆柱形，少有分枝，上端略粗，长 10～50cm，直径 0.6～2cm。表面灰红棕色，有纵皱纹、横长皮孔样突起及少数支根痕，外皮易脱落，剥落处淡黄色。质硬而韧，不易折断，断面纤维性，并显粉性，皮部黄白色，木部淡黄棕色，射线放射状，形成层环浅棕色。气微，味微甜，嚼之有豆腥味。

黄芩
（药典品种）

【来源】 本品为唇形科植物黄芩 *Scutellaria baicalensis* Georgi 的干燥根。

【产地分布】 主产于河北北部、内蒙古、辽宁、吉林等地。

【采收季节】春、秋二季采挖。

【规格与加工炮制】

1. 黄芩 采挖根，除去须根和泥沙，晒后撞去粗皮，晒干。

2. 黄芩片 取原药材，除去杂质，置沸水中煮10分钟，取出，闷透，切薄片，干燥；或蒸半小时，取出，切薄片，干燥（注意避免暴晒）。

3. 酒黄芩 取净黄芩片，用黄酒拌匀，闷润至透，用文火炒至微干，深黄色时，取出放凉。黄芩每100kg，用黄酒10kg。

【性状】

1. 黄芩 本品呈圆锥形，扭曲，长8～25cm，直径1～3cm。表面棕黄色或深黄色，有稀疏的疣状细根痕，上部较粗糙，有扭曲的纵皱纹或不规则的网纹，下部有顺纹和细皱纹。质硬而脆，易折断，断面黄色，中心红棕色；老根中心呈枯朽状或中空，暗棕色或棕黑色。气微，味苦。

栽培品较细长，多有分枝。表面浅黄棕色，外皮紧贴，纵皱纹较细腻。断面黄色或浅黄色，略呈角质样。味微苦。

2. 黄芩片 本品为类圆形或不规则形薄片。外表皮黄棕色或棕褐色。切面黄棕色或黄绿色，具放射状纹理。

3. 酒黄芩 本品形如黄芩片。略带焦斑，微有酒香气。

【外观质量评价】药材以条长、粗大、粗细均匀、质坚实、空心少、色黄者为佳。

【性味归经】苦，寒。归肺、胆、脾、大肠、小肠经。

【功能主治】清热燥湿，泻火解毒，止血，安胎。用于湿温、暑湿、胸闷呕恶，湿热痞满，泻痢，黄疸，肺热咳嗽，高热烦渴，血热吐衄，痈肿疮毒，胎动不安。

【地方习用品】

1. 甘肃小黄芩 本品为唇形科植物甘肃黄芩 *Scutellaria rehderiana* Diels 的根及根茎。本品根及根茎较正品瘦小，稍扭曲，外表褐色或黄色，直径0.3～0.7cm。质轻，易折断，断面黄色。味微苦。

2. 滇黄芩 本品为唇形科植物滇黄芩 *Scutellaria amoena* C. H. Wright. 的根。呈圆锥形的不规则条状，带有分枝。表面黄褐色或棕黄色，常有粗糙的栓皮。断面显纤维性，鲜黄色或微带绿色。

3. 粘毛黄芩 本品为唇形科植物粘毛黄芩 *Scutellaria viscidula* Bge 的根。呈细长的圆锥形或圆柱形。表面与黄芩相似，很少中空或腐朽。

姜黄
（药典品种）

【来源】为姜科植物姜黄 *Curcuma longa* L. 的干燥根茎。

【产地分布】主产于四川犍为、双流等地，福建、广东、广西等地亦产。

【采收季节】冬季茎叶枯萎时采挖。

【规格与加工炮制】

1. 姜黄 挖取根茎，洗净，煮或蒸至透心，晒干，除去须根。

2. 姜黄片 取原药材，除去杂质，略泡，洗净，润透，切厚片，干燥。

【性状】

1. 姜黄 本品呈不规则卵圆形、圆柱形或纺锤形，常弯曲，有的具短叉状分枝，长2~5cm，直径1~3cm。表面深黄色，粗糙，有皱缩纹理和明显环节，称为"蝉肚姜黄"。并有圆形分枝痕及须根痕。质坚实，不易折断，断面棕黄色至金黄色，角质样，有蜡样光泽，内皮层环纹明显，维管束呈点状散在。气香特异，味苦、辛。

2. 姜黄片 本品为不规则或类圆形的厚片。外表皮深黄色，有时可见环节。切面棕黄色至金黄色，角质样，内皮层环纹明显，纤维束呈点状散在。气香特异，味微苦、辛。

【外观质量评价】以质坚实、断面色金黄、气味浓厚者为佳。

【性味归经】辛、苦，温。归脾、肝经。

【功能主治】破血行气，痛经止痛。用于胸胁刺痛，胸痹心痛，痛经经闭，癥瘕，风湿肩臂疼痛，跌扑肿痛。

【易混品及伪品】

片姜黄 又称"片子姜黄"，为姜科植物温郁金 *Curcuma wen*, *yujin* Y. H. Chenet C. Ling 的干燥根茎。呈长圆形或不规则的片状，大小不一，长3~6cm，宽1~3cm，厚0.1~0.4cm。外皮灰黄色，粗糙皱缩，有时可见环节及须根痕。切面黄白色至棕黄色，有一圈环纹及多数筋脉小点。质脆而坚实。断面灰白色至棕黄色，略粉质。气香特异，味微苦而辛凉。

桔梗
（药典品种）

【来源】本品为桔梗科植物桔梗 *Platycodon grandiflorum*（Jacq.） A. Dc. 的干燥根。

【产地分布】商品药材分为北桔梗与南桔梗，一般将产于河北、山东、山西及内蒙古与东北诸省者称北桔梗；产于安徽、江苏、浙江者称南桔梗。

【采收季节】春、秋二季均可采收，秋季采收质量重，多实心，质量更好。

【规格与加工炮制】

1. 桔梗 挖根后除去须根，洗净，趁鲜剥去外皮，晒至半干，用手搓直，再晒全干。近年来有试行不刮皮，洗净晒干，干燥。

2. 桔梗片 将原药材，除去杂质，洗净，润透，切厚片，干燥。

【性状】

1. 桔梗 本品呈圆柱形或略呈纺锤形，下部渐细，有的有分枝，略扭曲，长7~20cm，直径0.7~2cm。顶端有较短的根茎（芦头），着生数个半月形的茎痕（芦碗）。表面白色或淡黄白色，不去外皮者表面黄棕色至灰棕色，具纵扭皱沟，并有横长的皮孔样斑痕及支根痕，上部有横纹。有的顶端有较短的根茎或不明显，其上有数个半月形茎痕。质脆，断面不平坦，有裂隙，习称"菊花心"。皮部类白色，形成层环棕色（即玉栏），木部淡黄白色（即金井，二者合称金井玉栏）。气微，味微甜后苦。

2. 桔梗片 本品呈椭圆形或不规则厚片。外皮多已除去或偶有残留。切面皮部类白色，较窄；形成层环纹明显，棕色；木部宽，有较多裂隙。气微，味微甜后苦。

【外观质量评价】药材以根条肥大、外表色白、体坚实、味苦者为佳。

【性味归经】苦、辛，平。归肺经。

【功能主治】宣肺，利咽，祛痰，排脓。用于咳嗽痰多，胸闷不畅，咽痛音哑，肺痈吐脓。

【易混品及伪品】

1. 丝石竹 本品为石竹科植物丝石竹 *Gypsophila oldhamiana* Miq. 的干燥根。又名霞草。根呈圆柱形或圆锥形，长短不等，直径0.5~3.5cm。表面黄白色，有棕黄色栓皮残留的痕迹。根头部多有分叉及多数凸起的支根痕。全体具扭曲的纵沟纹。质坚实而体较重，不易折断，断面有黄白色相间的放射状花纹（异型维管束）。气微，味极苦而涩，有刺激性。在饮片上可见明显的异型维管束，可资鉴别。

2. 南沙参 本品为桔梗科植物轮叶沙参 *Adenophora tetraphylla*（Thunb.）Fisch. 或沙参 *Adenophora stricta* Miq. 的干燥根。本品易于桔梗混淆，详细鉴别特征见南沙参项下。

3. 瓦草 本品为石竹科植物粘萼蝇子草 *Silene viscidula* Franch. 的干燥根。根呈长圆椎形，具横向皮孔及纵皱纹。质坚而脆，易折断，断面不整齐，显蜡质，皮部黄白色，木部淡黄色。气无，味辛辣。

苦参
（药典品种）

【来源】本品为豆科植物苦参 *Sophora flavescens* Ait. 的干燥根。

【产地分布】全国大部分地区有产，以河北、山西、内蒙古等地产量较大，质量也佳。

【采收季节】春、秋二季采挖。

【规格与加工炮制】

1. 苦参　挖取根，除去根头和小支根，洗净，干燥，或趁鲜切片，干燥。

2. 苦参片　取原药材，除去残留根头，大小分开，洗净，浸泡至约六成透时，润透，切厚片，干燥。

【性状】

1. 苦参　本品呈长圆柱形，下部常有分枝，长 10～30cm，直径 1～6.5cm。表面灰棕色或棕黄色，其纵皱纹和横长皮孔样突起，外皮薄，多破裂反卷，易剥落，剥落处显黄色，光滑。质硬，不易折断，断面纤维性。切片厚 3～6mm，切面黄白色，具放射状纹理和裂隙，有的具异型维管束，呈同心性环列或不规则散在。气微，味极苦。

2. 苦参片　本品呈类圆形或不规则形的厚片。外表皮灰棕色或棕黄色，有时可见横长皮孔样突起，外皮薄，常破裂反卷或脱落，脱落处显黄色或棕黄色，光滑。切面黄白色，纤维性，具放射状纹理和裂隙，有的可见同心性环纹。气微，味极苦。

【外观质量评价】药材以整齐、色黄白、味苦者为佳。

【性味归经】苦，寒。归心、肝、胃、大肠、膀胱经。

【功能主治】清热燥湿，杀虫，利尿。用于热痢，便血，黄疸尿闭，赤白带下，阴肿阴痒，湿疹，湿疮，皮肤瘙痒，疥癣麻风；外治滴虫性阴道炎。

龙胆
（药典品种）

【来源】本品为龙胆科植物条叶龙胆 *Gentiana manshurica* Kitag.、龙胆 *Gentian. a scabra* Bge.、三花龙胆 *Gentiana triflora* Pall. 或滇龙胆 *Gentiana rigescens* Franch. 的干燥根和根茎。前三种习称"龙胆"，后一种习称"坚龙胆"。

【产地分布】龙胆主产东北三省、河南、安徽、浙江、江西、广东、广西、湖南等省区。坚龙胆主产贵州、云南、广西、四川等省区。

【采收季节】春、秋二季采挖。

【规格与加工炮制】

1. 龙胆　挖取根及根茎，洗净，干燥。

2. 龙胆段　取原药材，除去杂质，洗净，润透，切段，干燥。

【性状】

1. 龙胆　本品根茎呈不规则的块状，长 1~3cm，直径 0.3~1cm；表面暗灰棕色或深棕色，上端有茎痕或残留茎基，周围和下端着生多数细长的根。根圆柱形，略扭曲，长 10~20cm，直径 0.2~0.5cm；表面淡黄色或黄棕色，上部多有显著的横皱纹，下部较细，有纵皱纹及支根痕。质脆，易折断，断面略平坦，皮部黄白色或淡黄棕色，木部色较浅，呈点状环列。气微，味甚苦。

坚龙胆表面无横皱纹，外皮膜质，易脱落，木部黄白色，易与皮部分离。

2. 龙胆段　龙胆段呈不规则形的段。根茎呈不规则块片，表面暗灰棕色或深棕色。根圆柱形，表面淡黄色至黄棕色，有的有横皱纹，具纵皱纹。切面皮部黄白色至棕黄色，木部色较浅。气微，味甚苦。

坚龙胆段呈不规则形的段。根表面无横皱纹，膜质外皮已脱落，表面黄棕色至深棕色。切面皮部黄棕色，木部色较浅。

【外观质量评价】各种龙胆均以根条粗长、均匀顺直、外表黄色或黄棕色、无碎断者为佳。

【性味归经】苦，寒。归肝、胆经。

【功能主治】清热燥湿，泻肝胆火。用于湿热黄疸，阴肿阴痒，带下，湿疹瘙痒，肝火目赤，耳鸣耳聋，胁痛口苦，强中，惊风抽搐。

【地方习用品】龙胆的地方习用品及混淆品种较多，主要有同科属植物建德龙胆 *G. manshurica* Kitag var yanchowensis J. P. Luo et Z. G. Lou、头花龙胆 *G. cephalantha* Franch、亚木龙胆 *G. suffrutescens* J. P. Luo et Z. G. Lou 、德钦龙胆 *G. . atuntsiensis* W. W. Sm、红花龙胆 *G. rhodantha* Franch 等。

【易混品及伪品】

1. 兔儿伞　本品为菊科植物兔儿伞 *Syneilesis aconitifolia*（Bunge）Maxim. 干燥根及根茎。根茎呈圆柱形，表面棕褐色，上端具残留的茎基，下端有多数细根，呈马尾状。根表面灰黄色或土褐色，密被毛茸，断面黄白色，中央有棕色小油点。气特异，味辛，入口不苦或微苦。

2. 桃儿七　本品为小檗科植物桃儿七 *Sinopodophyllium emodi i*（Wall.）Ying. 的干燥根及根茎。根茎呈不规则的块状，粗壮，上端可见凹陷的茎痕。根簇生于根茎下面，呈细圆柱形，长 6~12cm，直径 2~3mm。表面灰褐色，平坦或微显纵皱纹，但无横纹。质硬而脆，易折断。

此外还发现，将威灵仙、当归等药材的细尾或须根混入龙胆饮片中使用，口尝无苦味。

麦冬
（药典品种）

【来源】 本品为百合科植物麦冬 *Ophiopogon japonicus*（L. f）Ker – Gawl. 的干燥块根。

【产地分布】 商品有杭麦冬与川麦冬之分，杭麦冬主产于浙江杭州、余姚，江苏无锡、镇江等地；川麦冬主产于四川绵阳、三台等地。

【采收季节】 川麦冬栽培后次年 4 月上旬采挖，杭麦冬生长时间较长，第二年 6 ~ 7 月采挖。

【规格与加工炮制】

麦冬 采挖后，洗净，反复暴晒、堆置，至七八成干，除去须根，干燥。

【性状】

1. 杭麦冬 呈纺锤形，长 2 ~ 4.5cm，直径 4 ~ 6mm，两端略尖，中部肥满，外表淡黄色，半透明，有不规则的纵皱纹，有时略带须根。本品未足干者全体柔软，干燥者质地坚硬。折断面呈黄白色，角质状，中央有细小的木心。气微香，味微甜，嚼之发黏。

2. 川麦冬 与上种相似，但较短粗，外表类黄白色或乳白色，有光泽，质地坚硬。香气较小，味淡，无黏性。品质较杭麦冬次，但产量较大。

【外观质量评价】 药材均以身干、个肥大、黄白色、半透明、质柔软、有香气、嚼之发黏者为佳。

【性味归经】 甘、微苦，微寒。归心、肺、胃经。

【功能主治】 养阴生津，润肺清心。用于肺燥干咳，阴虚痨嗽，喉痹咽痛，津伤口渴，内热消渴，心烦失眠，肠燥便秘。

【附注】

山麦冬 本品为百合科植物湖北麦冬 Liriope spicata（Thunb.） Lour. var. prolifera Y. T. Ma 或短葶山麦冬 Liriope muscari（Decne.）Baily 的干燥块根。湖北麦冬主产于湖北襄阳、老河口、谷城等地，销全国。短葶山麦冬华东地区均有产，主产于福建泉州、惠安、仙游等地。

湖北麦冬呈纺锤形，两端略尖，长 1.2 ~ 3cm，直径 0.4 ~ 0.7cm。表面淡黄色至棕黄色，具不规则纵皱纹。质柔韧，干后质硬脆，易折断，断面淡黄色至棕黄色，角质样，中柱细小。气微，味甜，嚼之发黏。

短葶山麦冬稍扁，长 2 ~ 5cm，直径 0.3 ~ 0.8cm，具粗纵纹。味甘、微苦。

绵萆薢
（药典品种）

【来源】本品为薯蓣科植物绵萆薢 *Dioscorea spongiosa* J. Q. Xi. M. Mizuno et W. L Zhao 或福州薯蓣 *Dioscorea futschauensis* Uline ex R. Kunth 的干燥根茎。

【产地分布】主产湖南、江西、福建、浙江等省。

【采收季节】秋、冬二季采挖。

【规格与加工炮制】

绵萆薢　挖取根茎，除去茎、叶、须根，洗净泥土，切片，晒干。

【性状】

绵萆薢　本品为不规则的斜切片，边缘不整齐，大小不一，厚 2~5mm。外皮黄棕色至黄褐色，有稀疏的须根残基，呈圆锥状突起。质疏松，略呈海绵状，切面灰白色至浅灰棕色，黄棕色点状维管束散在。气微，味微苦。

【外观质量评价】药材以身干、色白、片子厚薄均匀者为佳。

【性味归经】苦，平。归肾、胃经。

【功能主治】利湿祛浊，祛风除痹。用于膏淋，白浊，白带过多，风湿痹痛，关节不利，腰膝疼痛。

绵马贯众
（药典品种）

【来源】本品为鳞毛蕨科植物粗茎鳞毛蕨 *Dryopteris crassirhi-zoma* Nakai 的干燥根茎和叶柄残基。

【产地分布】主产于黑龙江、吉林、辽宁，华北、西北地区也有分布。

【采收季节】多在春秋两季采收，以秋季采收质量较佳。

【规格与加工炮制】

1. 绵马贯众　将根茎挖出，除去过长的叶柄及须根，洗净泥土，晒干即可。

2. 绵马贯众片　取原药材，除去杂质，喷淋清水，洗净，润透，切厚片，干燥，筛去灰屑，即得。

3. 绵马贯众炭　取净贯众片，大小分开，置炒药锅内，用武火炒至外表呈焦黑色，内部焦褐色，喷淋清水适量，灭尽火星，取出，凉透。

【性状】

1. 绵马贯众　本品呈长倒卵形，略弯曲上端钝圆或截形，下端较尖，有的纵剖为两半，长 7~20cm，直径 4~8cm。表面黄棕色至黑褐色，密被排列整齐的叶柄残基及鳞片，并有弯曲的须根。叶柄残基呈扁圆形，长 3~5cm，直径 0.5

~1.0cm；表面有纵棱线，质硬而脆，断面略平坦，棕色，有黄白色维管束5~13个，环列；每个叶柄残基的外侧常有3条须根，鳞片条状披针形，全缘，常脱落。质坚硬，断面略平坦，深绿色至棕色，有黄白色维管束5~13个，环列，其外散有较多的叶迹维管束。气特异，味初淡而微涩，后渐苦、辛。

2. 绵马贯众片 本品呈不规则的厚片或碎块，根茎外表皮黄棕色至黑褐色，多被有叶柄残基，有的可见棕色鳞片，切面淡棕色至红棕色，有黄白色维管束小点，环状排列。气特异，味初淡而微涩，后渐苦、辛。

3. 绵马贯众炭 本品为不规则厚片或碎片，表面焦黑色，内部焦褐色，味涩。

【外观质量评价】 绵马贯众以个大、质坚实、叶柄残基断面棕绿色者为佳，断面棕黑色者不能药用。绵马贯众片以大小均匀、须根少、无杂质者为佳。绵马贯众炭形同生片，内部焦褐色，仅部分炭化者为佳。

【性味归经】 苦，微寒；有小毒。归肝、胃经。

【功能主治】 清热解毒，止血，杀虫。用于时疫感冒，风热头痛，温毒发斑，疮疡肿毒，崩漏下血，虫积腹痛。

【地方习用品】 全国各地使用的中药贯众植物来源共有5科29种之多，东北地区以鳞毛蕨科植物粗茎鳞毛蕨 *Dryopteris crassirhi-zoma* Nakai 为主（亦为药典收载品种）；华北与西北地区为蹄盖蕨科植物蛾眉蕨 *Lunathyrium acrostichoides* (Sw.) Ching、中华蹄盖蕨 *Athyrium sinense* Rupr. 或球子蕨科植物荚果蕨 *Matteuccia struthiopteris* (L.) Todaro 为主；华东与西南地区以紫萁科植物紫萁 *Osmunda japonica* Thunb. 为主；中南地区以乌毛蕨 *Blechnum orientale* L. 为主。均以干燥根茎入药。现分述如下：

1. 紫萁贯众（药典品种） 本品为紫萁科植物紫萁 *Osmunda japonica* Thunb. 的干燥根茎及叶柄基部。春、秋季二季采挖，洗净，除净须根，晒干。本品略呈棒状或圆锥状，稍弯曲，顶端有的分枝，长5~30cm，直径3~8cm。表面棕褐色至棕黑色。根茎横生或斜生，下部多着生黑色而硬的细根；叶柄残基近扁圆形，斜向上，长4~6cm，直径0.2~0.5cm，表面棕色或棕黑色，切断面有马蹄形筋脉纹（维管束），常与皮部分开。质硬，不易折断。气微，味甘、微涩。

2. 小贯众 本品为蹄盖蕨科植物蛾眉蕨 *Lunathyrium acrostichoides* (Sw.) Ching、中华蹄盖蕨 *Athyrium sinense* Rupr. 或球子蕨科植物荚果蕨 *Matteuccia struthiopteris* (L.) Todaro 的干燥根茎及叶柄残基。呈不规则的段或碎块，长2~2.5cm。表面暗棕色或黑褐色，叶柄边缘具明显的疣状突起，背面隆起，腹面稍向内凹，基部具棱脊。质硬而脆，易折断，断面两条较大维管束呈"八"字形排列，有的中间常呈暗色或已成空洞。气微，味涩，后微苦、辛。

3. 乌毛蕨贯众 本品为乌毛蕨科植物乌毛蕨 *Blechnum orientale* L. 的干燥根茎。呈圆柱形或棱柱形,上端稍大。长 10~20cm,直径 5~6cm,呈棕褐色或黑褐色。根茎直立粗壮,密被有空洞的叶柄残基及须根和鳞片。叶柄残基扁圆柱形,表面被黑褐色伏生的鳞片,脱落处呈小突起,粗糙。质坚硬,横断面中央呈空洞状,皮部薄,有数十个点状维管束,排成环状,内面的两个稍大。叶柄基部较粗,外侧有一瘤状突起,簇生十余条须根。气微弱而特异,味微涩。

木香
(药典品种)

【来源】本品为菊科植物木香 *Aucklandia lappa* Decne. 的干燥根。

【产地分布】藏木香主产西藏自治区的昌都、拉萨、山南等地。新、老木香系指从广州进口的木香,故亦称广木香,主产于印度、缅甸等国。广木香在我国引种成功,大量栽培于云南,故称云木香,现在主产云南丽江地区和迪庆州。

【采收季节】秋、冬二季采挖。

【规格与加工炮制】

1. 木香 挖取根,除去泥沙和须根,切段,大的再纵剖成瓣,干燥后撞去粗皮。

2. 木香片 取原药材,除去杂质,洗净,闷透,切厚片,干燥。

3. 煨木香 取未干燥的木香片,在铁丝匾中,用一层草纸,一层木香片,间隔平铺数层,置炉火旁或烘干室内,烘煨至木香中所含的挥发油渗至纸上,取出。

【性状】

1. 木香 本品呈圆柱形或半圆柱形,长 5~10cm,直径0.5~5cm。表面黄棕色至灰褐色,有明显的皱纹、纵沟及侧根痕。质坚,不易折断,断面灰褐色至暗褐色,屈边灰黄色或浅棕黄色,形成层环棕色,有放射状纹理及散在的褐色点状油室。气香特异,味微苦。

2. 木香片 本品呈类圆形或不规则的厚片。外表皮黄棕色至灰褐色,有纵皱纹。切面棕黄色至棕褐色,中部有明显菊花心状的放射纹理,形成层环棕色,褐色油点(油室)散在。气香特异,味微苦。

3. 煨木香 本品形如木香片。气微香,味微苦。

【外观质量评价】以条匀、质坚实、香气浓者为佳。

【性味归经】辛、苦,温。归脾、胃、大肠、三焦、胆经。

【功能主治】行气止痛,健脾消食。用于胸胁、脘腹胀痛,泻痢后重,食积不消,不思饮食。煨木香实肠止泻,用于泄泻腹痛。

【易混品及伪品】

1. 川木香 本品为菊科植物川木香 *Vladimiria souliei*（Franch.）Ling 或灰毛川木香 *Vladimiria souliei*（Franch.）I. ing var. cinerea Ling 的干燥根。详细见川木香项下。

2. 土木香 本品为菊科植物土木香 *Inula holenium* L. 及总状土木香 *Inula racemosa* Hook. f. 的干燥根。主产于河北，此外新疆、西藏、甘肃等地亦产。根呈圆锥形，稍弯曲，长 5 ~ 20cm，根头较粗大，顶端常有凹陷的茎痕及叶鞘残基。表面黄棕色或暗棕色，有纵皱及须根痕。根头部多纵切或斜切成截形或楔形，边缘向外反卷。质坚硬，不易折断，断面略平坦，黄白色至浅灰黄色，有凹点状油室，环纹（形成层）色较深，木部略显放射状纹理。气微香，味苦，辛。

南沙参
（药典品种）

【来源】 本品为桔梗科植物轮叶沙参 Adenophora tetraphylla（Thunb.）Fisch. 或沙参 Adenophora stricta Miq. 的干燥根。

【产地分布】 主产于安徽、江苏、浙江、贵州等地。以安徽、江苏、浙江所产质量最佳，贵州产量大。

【采收季节】 春、秋二季采挖。

【规格与加工炮制】

1. 南沙参 挖出后除去茎叶及须根，洗后趁鲜刮去粗皮，洗净，干燥。

2. 南沙参片 取原药材，除去根茎，洗净，润透，切厚片，干燥。

【性状】

1. 南沙参 本品呈圆锥形或圆柱形，略弯曲，长 7 ~ 27cm，直径 0.8 ~ 3cm。表面黄白色或淡棕黄色，凹陷处常有残留粗皮，上部多有深陷横纹，呈断续的环状，下部有纵纹和纵沟。顶端具 1 或 2 个根茎。体轻，质松泡，易折断，断面不平坦，黄白色，多裂隙。气微，味微甘。

2. 南沙参片 本品呈圆形或类圆形厚片，表面黄白色或类白色，有多数不规则裂隙，呈花纹状。周边淡棕黄色，皱缩。质轻。无臭，味微甘。

【外观质量评价】 以条粗长、饱满无外皮、不空心、色黄白而味甘者为佳。

【性味归经】 甘，微寒。归肺、胃经。

【功能主治】 养阴清肺，益胃生津，化痰，益气。用于肺热燥咳，阴虚劳嗽，干咳痰黏，胃阴不足，食少呕吐，气阴不足，烦热口干。

牛膝

（药典品种）

【来源】　本品为苋科植物牛膝 *Achyranthes bidentata* Bl. 的干燥根。

【产地分布】　主产于河南沁阳、武陟，山东、江苏、浙江、江苏等地亦有栽培。河南产者为道地药材，是著名的四大怀药之一。

【采收季节】　冬季茎叶枯萎时采挖。

【规格与加工炮制】

1. 牛膝　挖取根后除去须根和泥沙，捆成小把，晒至干皱后，将顶端切齐，晒干。

2. 牛膝段　取原药材，除去杂质，洗净，润透，除去残留芦头，切段，干燥。

3. 酒牛膝　取净牛膝段，加酒拌匀，闷润，置锅内用文火炒干，取出，放凉。牛膝段每 100kg，用黄酒 10kg。

【性状】

1. 牛膝　本品呈近圆柱形，微扭曲，向下略细或有少数分枝，长 30～60cm，直径 0.5～3cm。表面黄棕色或灰褐色，具纵皱纹、支根痕和多数横长的皮孔样突起。质韧，不易折断，断面浅黄色或棕黄色，维管束点状，排列成数轮同心环。气微，味甜。

2. 牛膝段　本品呈圆柱形的段。外表皮灰黄色或淡棕色，有微细的纵皱纹及横长皮孔。质硬脆，易折断，受潮变软。切面平坦，淡棕色或棕色，略呈角质样而油润，中心维管束木部较大，黄白色，其外围散有多数黄白色点状维管束，断续排列成 2～4 轮。气微，味微甜而稍苦涩。

3. 酒牛膝　本品形如牛膝段，表面色略深，偶见焦斑。微有酒香气。

【外观质量评价】　药材以身干、皮细、肉肥、条长、色灰黄、味甘者为佳。牛膝劣质饮片常将本品非药用部位地上芦头，切片后混入牛膝饮片中销售。

【性味归经】　苦、甘、酸，平。归肝、肾经。

【功能主治】　逐瘀通经，补肝肾，强筋骨，利尿通淋，引血下行。用于经闭，痛经，腰膝酸痛，筋骨无力，淋证，水肿，头痛，眩晕，牙痛，口疮，吐血，衄血。

【易混品及伪品】

1. 红牛膝　本品为同属植物柳叶牛膝 *Achyranthes longifolia* (Makino) Makino. 的根，习称红牛膝，主产于陕西、浙江、江西、湖南、湖北、四川、云南、贵州等省。根多数成簇，外表黄棕色，具明显的纵皱纹，具细的侧根。质韧，不易折断，断面灰棕色或淡红色，筋脉小点（维管束）约 1 ~ 4 层，排列成环。气微，略有甜味，后微苦而麻舌。

2. 土牛膝 本品为同属植物粗毛牛膝 *A. aspera* L. 的根。根多呈细长圆柱形，长 20 ~ 30cm，直径 3 ~ 6mm。表面灰黄色，顶端有切去芦头的痕迹，全体有细顺纹与侧根痕。质柔韧，不易折断，断面纤维性，筋脉小点（维管束）数层排列成环。气无，味微甜而涩。

3. 白牛膝 本品为石竹科植物狗筋蔓 *Cucubalus baccifer* L. 的干燥根，又名水股牛。在云南有的地区作补养药，误作怀牛膝用。根呈细长圆柱形，稍扭曲，有的有分枝，长短不等，直径 3 ~ 6mm。表面灰黄色，有纵皱纹及横向皮孔，并有少数须根痕。质脆，易折断。断面皮部灰白色，木部淡黄色。气无，味苦。

平贝母
（药典品种）

【来源】本品为百合科植物平贝母 *Fritillaria ussuriensis* Max - im. 的干燥鳞茎。

【产地分布】主产于东北三省，以黑龙江五常、尚志，吉林桦甸、抚松、通化等地所产者为主。

【采收季节】6 月上旬地上部分枯萎时采收。

【规格与加工炮制】

平贝母 挖取鳞茎，除去外皮、须根及泥沙，晒干或低温干燥。

【性状】

平贝母 本品呈扁球形，高 0.5 ~ 1cm，直径 0.6 ~ 2cm。表面乳白色或淡黄白色，外层鳞叶 2 瓣，肥厚，大小相近或一片稍大抱合，顶端略平或微凹入，常稍开裂；中央鳞片小。质坚实而脆，断面粉性。气微，味苦微酸。

【外观质量评价】药材以鳞茎均匀、皮细、坚实、粉质重者为佳。

【性味归经】苦、甘，微寒。归肺、心经。

【功能主治】清热润肺，化痰止咳。用于肺热燥咳，干咳少痰，阴虚劳嗽，咳痰带血。不宜与川乌、制川乌、草乌、制草乌、附子同用。

前胡
（药典品种）

【来源】本品为伞形科植物白花前胡 *Peucedanum praeruptorum* Dunn 的干燥根。

【产地分布】主产于浙江、四川、湖南等地。

【采收季节】冬季至次春茎叶枯萎或未抽花茎时采挖。

【规格与加工炮制】

1. 前胡 挖取鲜药，除去细根与残茎，洗净晒干。

2. 前胡片 取原药材，除去杂质，洗净，润透，切薄片，晒干。

【性状】

1. 前胡 本品呈不规则的圆柱形、圆锥形或纺锤形，稍扭曲，下部常有分枝，形如鸡掌，故名"鸡脚前胡"。长3~15cm，直径1~2cm。表面黑褐色或灰黄色，根头部多有茎痕及纤维状叶鞘残基，上端有密集的细环纹，习称"蚯蚓头"，下部有纵沟、纵皱纹及横向皮孔。质较柔软，干者质硬，易折断，断面不整齐，淡黄白色，可见一棕色环（形成层），皮部约占断面的3/5，淡黄色，散有多数棕黄色小点，木部黄棕色，显放射状纹理。气芳香，味先甜后微苦、辛。

2. 前胡片 本品呈类圆形或不规则的薄片。外表皮黑褐色或灰黄色，有时可见残留的纤维状叶鞘残基。切面黄白色至淡黄色，皮部散有多数棕黄色油点，可见一棕色环及放射状纹理。气芳香，味微苦、辛。

【外观质量评价】药材以根条整齐、身长、断面色黄白、香气浓者为佳。

【性味归经】苦、辛，微寒。归肺经。

【功能主治】降气化痰，散风清热。用于痰热喘满，咯痰黄稠，风热咳嗽痰多。

【地区习用品】

1. 紫花前胡 本品为伞形科植物紫花前胡 *Peucedanum decusivum*（Miq.）Maxim. 的干燥根。分布于河南、安徽、江苏、浙江等地。湖南称为"鸭脚前胡"。秋、冬二季地上部分枯萎时采挖，除去须根，晒干。本品多呈不规则圆柱形、圆锥形或纺锤形，主根较细，有少数支根，长3~15cm，直径0.8~1.7cm。表面棕色至黑棕色，根头部偶有残留茎基和膜状叶鞘残基，有浅直细纵皱纹，可见灰白色横向皮孔样突起和点状须根痕。质硬，断面类白色，皮部较窄，散有少数黄色油点。气芳香，味微苦、辛。

2. 华中前胡 本品为伞形科植物华中前胡 *Peucedanum medicum* Dunn 的干燥根。在湖北恩施作前胡使用，习称"光头前胡"。根粗大而长，呈圆柱形，下部有分枝，有时上端生有2个根头，长10~25cm，直径1.5~3cm。表面灰棕色或棕黑色，顶端偶可见残留叶鞘腐烂后的纤维，上端有细密的环纹，下端有深纵皱纹，并密布明显的横向突起的皮孔。质坚硬，断面黄白色，有棕色的形成层环纹。

3. 红前胡 本品为伞形科植物红前胡 *Peucedanum rubricaudicum* Shan et Sheh 的干燥根。产于四川、贵州、云南等省的部分地区。外表黑棕色至棕色。上端具细环纹，下部具纵皱纹，并有突起的横向皮孔及点状须根痕。气芳香，味辛、微苦麻。

4. 岩前胡　本品为伞形科植物岩前胡 *Peucedanum medicum* Dunn var. *gracilis* Dunn ex Shan et Sheh 的干燥根。在重庆南川作为"光前胡"使用。本品的根头部较长，直径 1~2.7cm，根呈单一条状或有分枝，外表灰棕色。

茜草
（药典品种）

【来源】　本品为茜草科植物茜草 *Rubia cordifolia* L. 的干燥根和根茎。

【产地分布】　主产于陕西、河北、山东、河南等地。

【采收季节】　春、秋二季采挖。

【规格与加工炮制】

1. 茜草　挖取根后，除去茎苗，洗净泥土，干燥。

2. 茜草段　取原药材，除去杂质，洗净，润透，切厚片或段，干燥。

3. 茜草炭　取茜草片或段，用武火加热，炒至外表焦黑色，取出摊晾。

【性状】

1. 茜草　本品根茎呈结节状，丛生粗细不等的根。根呈圆柱形，略弯曲，长 10~25cm，直径 0.2~1cm；表面红棕色或暗棕色，具细纵皱纹和少数细根痕；皮部脱落处呈黄红色。质脆，易折断，断面平坦皮部狭，紫红色，木部宽广，浅黄红色，导管孔多数。气微，味微苦，久嚼刺舌。

2. 茜草段　本品呈不规则的厚片或段。根呈圆柱形，外表皮红棕色或暗棕色，具细纵纹；皮部脱落处呈黄红色。切面皮部狭，紫红色，木部宽广，浅黄红色，二者极易分离。在放大镜下观察可见众多小空隙。气微，味微苦，嚼之如软木，唾液可染红。热水浸泡可使水变淡红色。

3. 茜草炭　本品形如茜草片或段，表面黑褐色，内部棕褐色。气微，味苦、涩。

【外观质量评价】　药材以根条粗长而均匀、表面红棕色、断面黄红色者为佳。

【性味归经】　苦，寒。归肝经。

【功能主治】　凉血，祛瘀，止血，通经。用于吐血，衄血，崩漏，外伤出血，瘀阻经闭，关节痹痛，跌扑肿痛。

【易混品及伪品】

1. 西南茜草　本品为茜草科植物大叶茜草 *Rubia schumennina.* 的根及根茎。主要分布于西南地区的四川、贵州、云南等地。形状是：根茎横走，弯曲，呈结节状，长 10～20cm，直径 1～3mm。表面红褐色，具纵沟，节上往往带有细长的茎及须根，节间长 1～2cm。有时皮部皱缩。质脆，易折断，断面较平坦，红色，木部色较浅。气微，味淡。

2. 黑果茜草 本品为茜草科植物黑果茜草 *Rubia cordifolia* L. var. Pratensis Maxim. 的根及根茎。主要分布于甘肃。形状是：主根较粗，周围丛生少数须根，直径 1～4mm。表面较粗糙。主根横断面皮部菲薄，木部约占横断面的 4/5。

3. 小茜草 本品为茜草科植物金剑草 *Rubia alata* Roxb. 或卵叶茜草 *Rubia ovatifolia* Z. R. Zhang 的根及根茎。金剑草根茎呈较小的团块状，丛生粗细不等的根，常有一明显的主根。根呈圆柱形，长 6～10cm，直径 1～3mm。表面红棕色或棕褐色，略有细的纵皱纹及细根痕。质较硬而脆，断面平坦，皮部狭窄，紫红色，木质部约占横断面的 1/2，呈浅红色或黄红色。气微，味淡，久嚼麻舌。卵叶茜草根茎呈结节状，主根不明显，丛生多数细根。根直径 0.5～2mm，表面暗棕色。

4. 大茜草 本品为茜草科植物大茜草 *Rubia schujannlana* Pietz. Var. Mallordii（Levl. et Van）Hand. Mazz. 的根茎。根茎较粗壮，圆柱形，直径在 0.5cm 以上，木栓层长槽朽红色，细根少；木部浅黄红色。

5. 云南茜草 本品为茜草科植物云南茜草 *Rubia yunnanensis*（Franch.）Diels. 的根。主产云南中部及北部各县。作"小红参"入药，具有活血通经，镇静、止痛的功能。也有作茜草药用的。根呈长圆柱形，偶有分枝，数条或十数条丛生于短小的根茎下，长 5～15cm，直径 1～4mm。表面深棕红色，具纵皱纹。质脆，易折断，断面露出浅红色木质部。气微，味苦涩微甜。

6. 篷子菜 本品为茜草科植物篷子菜 *Galium verum* L. 的根。又称"白茜草"。外表颜色较淡，横切面呈黄白色或淡黄褐色，粗者可见淡褐色同心环纹。用热水浸泡可使水变成淡黄色（正品为淡红色）。

羌活
（药典品种）

【来源】本品为伞形科植物羌活 *Notopterygium incisum* Ting ex H. T Chang 或宽叶羌活 *Notopterygium franchetii* H. de Boiss. 的干燥根茎和根。

【产地分布】羌活主产于四川、甘肃、青海、陕西等地，宽叶羌活主产于陕西、青海、内蒙古、湖北等地。

【采收季节】春、秋二季采挖。

【规格与加工炮制】

1. 羌活 挖取鲜药,除去须根及泥沙,晒干。

2. 羌活片 取原药材,除去杂质,洗净,润透,切厚片,晒干。

【性状】

1. 羌活 本品为圆柱状略弯曲的根茎,长 4~13cm,直径 0.6~2.5cm,顶端具茎痕。表面棕褐色至黑褐色,外皮脱落处呈黄色。节间缩短,呈紧密隆起的环状,形似蚕,习称"蚕羌"。节间延长,形如竹节状,习称"竹节羌"。节上有多数点状或瘤状突起的根痕及棕色破碎鳞片。体轻,质脆,易折断,断面不平整,有多数裂隙。皮部黄棕色至暗棕色,油润,有棕色油点,习称"朱砂点"。木部黄白色,射线明显,习称"菊花心"。髓部黄色至黄棕色。气香,味微苦而辛。

宽叶羌活根茎类圆柱形,顶端具茎和叶鞘残基,根类圆锥形,有纵皱纹和皮孔;表面棕褐色,近根茎处有较密的环纹,长 8~15cm. 直径 1~3cm,习称"条羌"。有的根茎粗大,不规则结节状,顶部具数个茎基,根较细,习称"大头羌"。质松脆,易折断,断面略平坦,皮部浅棕色,木部黄白色。气味较淡。

2. 羌活片 本品呈类圆形、不规则形横切或斜切片,表皮棕褐色至黑褐色,切面外侧棕褐色,木部黄白色,有的可见放射状纹理。体轻,质脆。气香,味微苦而辛。

【外观质量评价】 两种药材均以根条粗长、表面棕褐色、有环轮、断面紧密、朱砂点多、香气浓郁者为佳。一般认为蚕羌品质最优,竹节羌次之,大头羌最次。

【性味归经】 辛、苦,温。归膀胱、肾经。

【功能主治】 解表散寒,祛风除湿,止痛。用于风寒感冒,头痛项强,风湿痹痛,肩背酸痛。

秦艽
(药典品种)

【来源】 本品为龙胆科植物秦艽 *Gentiana macrophylla* Pall. 、麻花秦艽 *Gentiana straminea* Maxim. 、粗茎秦艽 *Gentiana cras - sicaulis* Duthie ex Burk. 或小秦艽 *Gentiana dahurica* Fisch. 的干燥根。前三种按性状不同分别习称"秦艽""麻花艽"和"粗茎艽",后一种习称"小秦艽"。

【产地分布】 秦艽主产甘肃、山西、河北、内蒙古、陕西、宁夏等地;麻花秦艽主产青海、甘肃、四川、西藏;粗茎秦艽主产四川、云南、西藏等地;小秦艽主产内蒙古、河北、山西、陕西、宁夏等地。

【采收季节】春、秋二季采挖。

【规格与加工炮制】

1. 秦艽 挖取鲜药，除去泥沙；秦艽和麻花艽晒软，堆置"发汗"至表面呈红黄色或灰黄色时，摊开晒干，或不经"发汗"直接晒干；小秦艽趁鲜时搓去黑皮，晒干。

2. 秦艽片 取原药材，除去杂质，洗净，润透，切厚片，干燥。

【性状】

1. 秦艽 秦艽商品习称萝卜艽、鸡腿艽。呈类圆柱形，上粗下细，扭曲不直，长 10～30cm，直径 1～3cm。表面黄棕色或灰黄色，有纵向或扭曲的纵皱纹，顶端有残存茎基及纤维状叶鞘。质硬而脆，易折断，断面略显油性，皮部黄色或棕黄色，木部黄色。气特异，味苦、微涩。

麻花艽又称辫子艽。呈类圆锥形，多由数个小根纠聚而膨大，直径可达7cm。表面棕褐色，粗糙，有裂隙呈网状孔纹。质松脆，易折断，断面多呈枯朽状。

粗茎秦艽又称川秦艽、萝卜艽或牛尾艽。根略呈圆柱形，较粗大，根多为独根不分枝，很少互相扭绕，长 12～20cm，直径 1～3.5cm。表面黄棕色或暗棕色，有纵向扭转的皱纹，根头部有淡黄色叶柄残基及纤维状的叶基维管束，外皮松泡，味苦涩而臭。

小秦艽习称兴安秦艽、狗秦艽、狗尾艽、山秦艽。呈类圆锥形或类圆柱形，长 8～15cm，直径 0.2～1cm。表面棕黄色。主根通常 1 个，残存的茎基有纤维状叶鞘，下部多分枝。断面黄白色。

2. 秦艽片 本品呈类圆形的厚片。外表皮黄棕色、灰黄色或棕褐色，粗糙，有扭曲纵纹或网状孔纹。切面皮部黄色或棕黄色，木部黄色，有的中心呈枯朽状。气特异，味苦、微涩。

【外观质量评价】药材以主根粗壮、质实肉厚、色棕黄、气味浓者为佳。

【性味归经】辛、苦，平。归胃、肝、胆经。

【功能主治】祛风湿，清湿热，止痹痛，退虚热。用于风湿痹痛，中风半身不遂，筋脉拘挛，骨节酸痛，湿热黄疸，骨蒸潮热，小儿疳积发热。

【地方习用品】

1. 甘南秦艽 本品为龙胆科植物甘南秦艽 *Gentiana gannanensis* Y. Wang et Z. C. Lou. ined. 的干燥根。根较粗长，长 20～40cm，上端直径 2～6cm，并与 4～10 个根茎相连。根上部具明显的斜向裂隙，根下部不分支。质地坚实，较难折断，中央有时形成小空洞。

2. 大花秦艽 本品为龙胆科植物大花秦艽 *G. macrophylla* Pall. var. fetissowi

（Regel et Winkl.） Ma et K. C. Hsia 的干燥根。植物形态与大叶秦艽相似。

3. 西藏秦艽 本品为龙胆科植物西藏秦艽 *G. tibetica* King 的干燥根。主产于西藏、四川及云南等地。根略呈扁圆柱形，长 6~20cm，直径 0.8~2.8cm。大多数主根很短，即分枝为 2~4 支根，或主根内部腐朽而分裂成为数个扁圆柱形的支根。支根横切面可见木质部均朝向中心，少数根不分裂而成圆柱形。味苦涩。

4. 细梗秦艽 本品为龙胆科植物细梗秦艽 *G. dahurica* Fisch. var. （Terr.） Ma et K. C. Hsia 的干燥根。主产于甘肃、青海。本种为兴安秦艽的变种，形态与兴安秦艽相似。根较细，长 5~15cm，直径 0.6~1.4cm。表面粗糙，具黑棕色栓皮，下部细根表面栓皮多脱落而呈棕黄色。中下部有众多纵向裂隙而不规则的分为 4~10 支，互相交错扭曲成束。质地疏松，有的呈枯朽状，易折断，断面外侧栓皮棕黑色，木部浅棕黄色。味苦。

5. 网根秦艽 本品为龙胆科植物网根秦艽 *G. walujewii* Regel et Schmalh. 的干燥根。主产于新疆。又名新疆秦艽，黄花秦艽。主根一般都很短，有 2~5 条支根，支根分离至一定距离又联合，后又分离，多数到末端合为一根。有少数根不分离。味极苦。

【易混品及伪品】

1. 黄秦艽 本品为龙胆科植物黄秦艽 *Veratrilla bailonii* Franch. 的干燥根。本品为云南民间草药，在药名上虽然与秦艽有关，但不属于秦艽类。根呈有规则的圆柱形或扁圆柱形，长短不等，长 10~25cm，直径 0.5~2cm，上端根茎部分有分枝，并具叶的残基。表面棕褐色，粗糙，有纵沟纹。栓皮脱落处呈土黄色。质坚硬，易折断。断面鲜黄色，木部明显。微臭，味苦。

2. 黑大艽 本品为毛茛科植物西伯利亚乌头 *Aconitum barbatum* var. hispidom DC. 和草地乌头 A. umbrosum（Korsh） Kom. 的干燥根。根略呈圆锥形或近圆柱形，长 10~20cm，直径 3~5cm，根头部多为数个合生，向下渐扭结在一起。表面棕褐色，有时栓皮部分脱落，而显浅黄白色。体轻松，质脆，易折断。气微，味苦而麻。本品有一定毒性。

3. 高乌头 本品为毛茛科植物高乌头 *Aconitum sinomontanum* Nakai 的干燥根。根呈类圆柱形或不规则形，稍扁而扭曲，有分枝。长短不等，直径 1.5~4cm，根头部可见凹陷的茎痕或留有茎的残基，周围有时残留棕色叶鞘纤维。表面棕色至棕褐色，粗糙不平，可见明显的网状纵向裂隙，有的成腐朽的空腔，并有不规则的皱纹。质地松而脆，易折断。断面呈蜂窝状或中空。味苦，有毒性。

4. 牛扁 本品为毛茛科植物牛扁 *Aconitum barbatum* Pers. var. puberulum Ledeb. 的干燥根。根略呈倒圆锥形，长 10~20cm，直径 3~5cm，根头部多为数个合生，向下渐扭在一起。表面棕黄褐色，有的栓皮部分脱落而显浅黄白色。体轻而质脆，易折断。微臭，味苦而麻。

5. 红秦艽 本品为唇形科植物甘西鼠尾草 *Salvia przewalskii* Maxim. 及几种同属植物的干燥根。在西南地区习惯称为"红秦艽"，其实与正品秦艽完全不同，实际为丹参类药材。其外形略似秦艽，外皮红褐色或紫褐色，断面内心呈紫红色，或有腐朽部分。

拳参
（药典品种）

【来源】 蓼科植物拳参 *Polygonum bistorta* L. 的干燥根茎。

【产地分布】 主产于河北、山西、内蒙古、甘肃等地。

【采收季节】 春初发芽时或秋季茎叶将枯萎时采挖。

【规格与加工炮制】

1. 拳参 取原鲜药，除去茎叶及泥沙，晒干，去须根。

2. 拳参片 取原药材，除原药材去杂质，洗净，略泡，润透，切薄片，干燥。

【性状】

1. 拳参 本品呈扁圆柱形，常弯曲成虾状，长 6~15cm，直径 1~2.5cm，两端圆钝或稍细。表面紫褐色或紫黑色，稍粗糙，有较密环节及根痕，一面隆起，另面较平坦或略具凹槽。质硬，断面近肾形，浅棕红色至棕红色，有35~50个黄白色维管束细点排成断续环状。气微，味苦涩。

2. 拳参片 本品呈类圆形或近肾形的薄片。外表皮紫褐色或紫黑色。切面棕红色或浅棕红色，平坦，近边缘有一圈黄白色小点（维管束）。

【外观质量评价】 药材以身干、根条粗大、质坚实、皮黑、断面浅红棕色、无杂质者为佳。

【性味归经】 苦、涩，微寒。归肺、肝、大肠经。

【功能主治】 清热解毒，消肿，止血。用于赤痢热泻，肺热咳嗽，痈肿瘰疬，口舌生疮，血热吐衄，痔疮出血，蛇虫咬伤。

【地方习用品】

草河车 本品为蓼科植物珠芽蓼 *Polygonum viviparum* L. 圆穗蓼 *Polygonum macrophyllum* D. Don. 的干燥根茎。本品饮片呈类圆形厚片，直径 0.5~1.5cm，厚 0.2~0.4cm。外表面棕褐色，残留少量须根痕。切面浅紫红色或较暗棕红色，近边缘有一圈 10~30 白色小点排成的环（维管束）。气微，味苦涩。

人参
（药典品种）

【来源】 本品为五加科植物人参 *Panax ginseng* C. A. Mey. 的干燥根和根茎。

【产地分布】 主产吉林、辽宁、黑龙江三省，现大量为人工栽培。栽培的俗称"园参"；播种在山林野生状态下自然生长的称"林下山参"，习称"籽海"。

【采收季节】 园参栽种 5~6 年后，于秋天白露至秋分季节采挖，除去地上部分及泥土，为"鲜人参"或"园参水子"。

【规格与加工炮制】 鲜人参进行加工，其加工品主要有以下几类。

1. 生晒参类 取洗净的鲜参，除去支根，晒干，称"生晒参"；鲜参不除去支根晒干，称"全须生晒参"。主要产品还有：白干参（又称"泡光参"，系选鲜参无分枝、刮去外皮者）、皮尾参（系生长年限不足、枝条短小、厚皮者）、白参须等。

2. 红参类 将刷洗干净的鲜参，除去不定根（艼）和支根，蒸 3h 左右，取出晒干或烘干。鲜参的支根及须根用此法加工，即为红参须（分红直须、红弯须、红混须）。主要产品还有：边条红参、大力参（亦有归入其他类的）等。

3. 白参（糖参） 将刷洗干净的鲜参，置沸水中浸烫 3~7min，用特制的竹针沿参体平行与垂直方向刺小孔，再浸入浓糖液中 2~3 次，每次 10~17h，取出晒干或烘干。白参类的商品较少。

4. 活性参类 将刷洗干净的鲜参，采用真空冷冻的方法干燥，称为"活性人参"。

【性状】

1. 生晒参 本品主根呈纺锤形或圆柱形，长 3~15cm，直径 1~2cm。表面灰黄色，上部或全体有疏浅断续横纹及明显的纵皱，下部有侧根 2~3，并着生多数细长的须根，须根上偶有不明显的细小疣状突起。根茎长 1~4cm，直径 0.3~1.5cm，多拘挛而弯曲，具不定根（艼）和稀疏的凹窝状茎痕（芦碗）。质较硬，断面淡黄白色，显粉性，有 1 个明显的棕黄色环纹，皮部有黄棕色的点及放射状裂隙。气特异，味微苦、甜。

2. 白干参（生晒参类） 本品略似生晒参，因已刮去表皮，颜色较白，环纹已不明显，纵皱少或无。质较生晒参坚实。断面白色，显菊花心。味甜、微苦。

3. 皮尾参（园参的不定根，属生晒参类） 本品呈长条圆柱形，上端有茎痕而不带芦，下部不带须根，长 3~6cm，直径 0.5~1cm。表面土黄色，多数带有褐色环纹及不规则的纵向抽皱。质较轻泡，断面白色，显菊花心。

4. 红参　本品全长 6～17cm，主根长 3～10cm。表面半透明，红棕色，偶有不透明的暗褐色斑块，习称"黄马褂"。具纵沟、皱纹及细根痕，上部可见环纹，下部有 2～3 条扭曲交叉的侧根，根茎上有茎痕及 1～2 条完整或折断的不定根。质硬而脆，断面平坦，角质样，有光泽，显菊花心。味甜微苦。

5. 白参　本品主根长 3～15cm，直径 0.7～3cm。表面淡黄白色，上端有较多断续的环纹，全体可见加工时针刺的点状针痕，下部有 2～3 个支根或数目不等。断面白色，有菊花心。气微香，味较甜、微苦，嚼之无渣感。

6. 生晒参片　本品外皮灰黄色，体轻质脆，切面灰白色，显菊花纹。香气特异，味甜、微苦。

7. 白参片　本品为横切片或斜切片，外皮松泡，白色，质嫩而薄，断面黄白色。气微香，味甜，嚼之能溶化。

8. 红参片　本品为长椭圆形斜片，红棕色，半透明，质坚而脆，切面中央有浅色圆心。气香，味甜、微苦。

【性味归经】甘、微苦，微温。归脾、肺、心、肾经。

【功能主治】大补元气，复脉固脱，补脾益肺，生津养血，安神益智。用于体虚欲脱，肢冷脉微，脾虚食少，肺虚喘咳，津伤口渴，内热消渴，气血亏虚，久病虚羸，惊悸失眠，阳痿宫冷。不宜与藜芦、五灵脂同用。

【易混品及伪品】

1. 野豇豆根　本品为豆科植物野豇豆 Vigna vexillata（Linn.）Rich. 的根。又称"野红豆根"。无芦及芦碗。表面无横环纹，有纤维状茸毛，黄棕色，加工过的呈灰棕色。折断面纤维性强，具棕色小点，味淡有豆腥气。

2. 栌兰根　本品为马齿苋科植物栌兰 Talinum panicalatam（Jacq.）Gaertn. 的根，又称"土人参根"。无芦头。表面稍光滑，棕红至棕褐色。顶端有圆形茎基，基部常有分枝。断面平坦，有空腔，味淡稍有黏滑感。

3. 山莴苣根　本品为菊科植物山莴苣 Lactuca indica L. 的根。无芦头。表面灰黄色或灰褐色，有纵皱纹，无横纹，有点状须根痕。经蒸煮后，呈半透明状。质坚实，易折断。

4. 商陆根　本品为商陆科植物商陆 Phytolacca acinosa Roxb. 的根经加工而成。无芦头。表面具密而横向凸起的皮孔，深棕色。上有圆柱形中空的残茎基，分枝多。断面有数层淡棕色同心环纹。味淡稍麻舌，有毒。

5. 桔梗　本品为桔梗科植物桔梗 Platycodon grandiflorum（Jacq.）A. Dc. 的干燥根。本品不经蒸煮加工，常以原药材伪充"全须生晒人参"。呈圆柱形或略呈纺锤形，下部渐细，有的有分枝，略扭曲，长 7～20cm，直径 0.7～2cm。表面白色或淡黄白色，不去外皮者表面黄棕色至灰棕色，具纵扭皱沟，并有横长的皮孔样斑痕及支根痕，上部有横纹。有的顶端有较短的根茎或不明显，其上有数个半月形茎痕。质脆，断面不平坦，形成层环棕色，皮部类白色，有裂隙，木部淡黄白色。气微，味微甜后苦。

6. 华山参　本品为茄科植物华山参 *Physochlaina infundibularis* Kuang. 的根。无芦头。根头部有横环纹。表面有点状须根痕，黄棕色。质坚实，折断面黄白色，加工品呈角质样而平坦。

【附注】

人参叶　本品为五加科植物人参 *Panar ginseng* C. A. Mey. 的干燥叶。秋季采收，晾干或烘干。本品常扎成小把，呈束状或扇状，长 12~35cm，掌状复叶带有长柄，暗绿色，3~6 枚轮生。小叶通常 5 枚，偶有 7 或 9 枚，呈卵形或倒卵形。基部的小叶长 2~8cm，宽 1~4cm；上部的小叶大小相近，长 4~16cm，宽 2~7cm。基部楔形，先端渐尖，边缘具细锯齿及刚毛，上表面叶脉生刚毛，下表面叶脉隆起。纸质，易碎。气清香，味微苦而甘。本品苦、甘，寒。归肺、胃经。补气，益肺，祛暑，生津。用于气虚咳嗽，暑热烦躁，津伤口渴，头目不清，四肢倦乏。

三棱
（药典品种）

【来源】　本品为黑三棱科植物黑三棱 *Sparganium stoloniferum* Buch. – Ham. 的干燥块茎。

【产地分布】　主产于江苏、河南、山东、安徽等地。

【采收季节】　冬季至次年春采挖。

【规格与加工炮制】

1. 三棱　将根挖出后，除去茎苗及须根，洗净，削去外皮，晒干。本品商品习称"荆三棱"。

2. 三棱片　取原药材，除去杂质，浸泡，润透，切薄片，干燥。

3. 醋三棱　取净三棱片，加适量米醋拌匀，闷润至醋液被吸尽，置锅内用文火炒至色变深，取出，放凉。三棱片每 100kg，用醋 15kg。

【性状】

1. 三棱　本品呈圆锥形，略扁，长 2~6cm，直径 2~4cm。表面黄白色或灰黄色，有刀削痕，须根痕小点状，略呈横向环状排列。质坚实而重，入水可下沉，极难折断。断面黄白色或灰白色，外皮与中央分为两层，中央有不明显的维管束小点。气微，味淡，嚼之微有麻辣感。

2. 三棱片　本品呈类圆形的薄片。外表皮灰棕色。切面灰白色或黄白色，粗糙，散有不太明显的细筋脉点。气微，味淡，嚼之微有麻辣感。

3. 醋三棱 本品形如三棱片，切面黄色至黄棕色，偶见焦黄斑，微有醋香气。

【**外观质量评价**】药材以个匀、体重、质坚实、去净外皮，表面黄白色者为佳。

【**性味归经**】辛、苦，平。归肝、脾经。

【**功能主治**】破血行气，消积止痛。用于癥瘕痞块，痛经，瘀血经闭，胸痹心痛，食积胀痛。

【**易混品及伪品**】

泡三棱 本品为莎草科植物荆三棱 *Scripus yagara* Ohwi. 的干燥块茎，商品名称为"黑三棱（黑皮三棱）"。该品与三棱的商品名称与植物名称恰恰相反，应注意区别。本品呈类环形或尖卵形，长 3～4cm，直径 2～3cm。外皮棕黑色，皱缩，略有光泽，有轮状节痕 5～8 条，具侧根。除去后有残痕。亦有用刀削去外皮者，色黄。体轻泡而坚硬，极难折断。入水则漂浮水面，很少下沉。劈开面平坦，黄色，不分层，散有许多明显的维管束小点。气微，味淡，嚼之味辛、涩。

三七

（药典品种）

【**来源**】本品为五加科植物三七 *Panax notoginseng*（Burk.）F. H. Chen 的干燥根和根茎。

【**产地分布**】主产云南文山、广南，广西靖西、田阳等地。

【**采收季节**】秋季花开前采挖 5～7 年的根。

【**规格与加工炮制**】

1. 三七 本品挖取鲜药，洗净，分开主根、支根及根茎，干燥。支根习称"筋条"，根茎习称"剪口"，细根称为"绒根"。

2. 三七粉 取三七，洗净，干燥，碾细粉。

【**性状**】

1. 三七 主根呈类圆锥形或圆柱形，长 1～6cm，直径 1～4cm。外皮呈光亮的黑棕色（铁皮）或黄棕色（铜皮）。顶部有根茎痕或残茎，周围有乳状突起。侧面有断续的纵皱纹，并有枝根分枝及横向皮孔。侧面及底部有切断枝根的痕迹。质坚、体重、难折断。断面灰黑色或灰棕色，具光泽，中央木质部颜色较深，呈放射状纹理。味先苦而后觉微甘。

筋条呈圆柱形或圆锥形，长 2～6cm，上端直径约 0.8cm，下端直径约 0.3cm。剪口呈不规则的皱缩块状或条状，表面有数个明显的茎痕及环纹，断面中心灰绿色或白色，边缘深绿色或灰色。

本品的特征可用"乳包、钉头、铜皮、铁骨、菊花心"十一个字来概括。"乳包"是指顶端或周围的瘤状突起物，又称"狮子头"；"钉头"是指底部切断枝根的痕迹；"铜皮"是指灰黄色的外皮；"铁骨"是指质地坚硬难折断；"菊花心"是指断面放射状纹理。具此五个特征者即为正品三七。

2. 三七粉 为淡棕黄色或灰黄色的细粉末，味苦回甜。

【外观质量评价】 药材以个大肥实、体重皮细、灰绿色有光泽、断面灰黑带绿、无裂隙者为佳。

【性味归经】 甘、微苦，温。归肝、胃经。

【功能主治】 散瘀止血，消肿定痛。用于咯血，吐血，衄血，便血，崩漏，外伤出血，胸腹刺痛，跌扑肿痛。

【易混品及伪品】

1. 菊叶三七 本品为菊科植物菊三七 *Gynura segetum*（Lour.） Merr. 的干燥根茎。商品呈拳状或圆块状，肉质而肥大，长 3～6cm，直径约 3cm，外表灰棕色或棕黄色，多具瘤状突起及断续的弧状沟纹。顶端留有茎基及芽痕。质坚实，断面黄色，显菊花心。味甘淡后微苦。

2. 景天三七 本品为景天科植物景天三七 *Sedum aizoon* L. 的根茎。根茎粗厚，肉质，近木质化。枝根圆柱形或略带圆锥形，表面暗褐色，不平坦，呈剥裂状，干燥后质疏松。气无，味微涩。

3. 藤三七 本品为落葵科植物藤三七 *Anredra cordifolia*（Tenore） Van Steenis 的干燥块茎。本品呈不规则纺锤形或类圆柱形，有的稍扁弯曲。长 3～8cm，直径 1～3cm。全体有许多呈瘤状突起的芽及折断后的圆形疤痕。表面灰褐色，有弯曲的纵皱及少数的残留须根。体较重，质坚脆，断面类白色，颗粒状，或呈黄棕色角质状。气微，味微甜，嚼之有滑腻感。

4. 莪术加工伪制 本品系由姜科植物蓬莪术 *Curcuma phaeocaulis* Val.、广西莪术 *Curcuma kwangsiensis* S. G. Lee et C. F. Liang 或温郁金 *Curcuma wenyujin* Y. H. Chen et C. Ling 的干燥根茎经雕刻伪制而成。形似三七，表面光滑呈灰褐色，周围有雕刻的瘤状突起或横向皮孔样疤痕，并可见有刀刮痕，质坚实，体重，断面浅棕色，或带黄绿色角质样，有浅棕色内皮层环，并散有深棕色点状筋脉。微具姜辛气，味微苦辛。

5. 苦楝树叶加工伪充 用楝科植物苦楝树和冬青科植物熊胆木的叶，经煮煎所得提取液，加入大戟科植物木薯的淀粉，精心搓捏而成，然后置黄泥中搓滚。呈圆锥形，表面有瘤状突起，纵皱及支根痕不自然。表面灰黄或灰褐色，无栓皮，凹下的部位常伴有泥土。断面灰绿色或灰棕色，无皮部与木部之分，有叶，并常有毛绒状菌丝。气无，味苦，嚼之粘牙。水浸泡或煮后呈糊状。

山慈姑

（药典品种）

【来源】 本品为兰科植物杜鹃兰 *Cremastra appendiculata*（D. Don）Makino、独蒜兰 *Pleione bulbocodioides*（Franch.）Rolfe 或云南独蒜兰 *Pleione yunnanensis* Rolfe 的干燥假鳞茎。前者习称"毛慈姑"，后二者习称"冰球子"。

【产地分布】 杜鹃兰主产四川、贵州，并分布于河南、山西、陕西、甘肃、湖北、浙江、广东等地区。独蒜兰主产贵州，并分布于安徽、浙江、四川、云南、广西等省区。

【采收季节】 夏、秋二季采挖。

【规格与加工炮制】

1. 山慈姑 除去地上部分及泥沙，分开大小置沸水锅中蒸煮至透心，干燥。

2. 山慈姑片 取原药材，除去杂质，水浸约 1 小时，润透，切薄片，干燥或洗净干燥，用时捣碎。

【性状】

1. 山慈姑 毛慈姑呈不规则扁球形或圆锥形，顶端渐突起，基部有须根痕。长 1.8~3cm，膨大部直径 1~2cm。表面黄棕色或棕褐色，有纵皱纹或纵沟，中部有 2~3 条微突起的环节，俗称为"腰带"，节上有鳞片叶干枯腐烂后留下的丝状纤维。质坚硬，难折断，断面灰白色或黄白色，略呈角质。气微，味淡，带黏性。

冰球子呈圆锥形，瓶颈状或不规则团块，直径 1~2cm，高 1.5~2.5cm。顶端渐尖，尖端断头处呈盘状，基部膨大且圆平，中央凹入，有 1~2 条环节，多偏向一侧。撞去外皮者表面黄白色，带表皮者浅棕色，光滑，有不规则皱纹。断面浅黄色，角质半透明。

2. 山慈姑片 本品为类圆形薄片，切面白色或黄白色，质坚硬，胶质，半透明，无臭，味淡。

【外观质量评价】 药材以个大、质硬者为佳。

【性味归经】 甘、微辛，凉。归肝、脾经。

【功能主治】 清热解毒，化痰散结。用于痈肿疔毒，瘰疬痰核，蛇虫咬伤，癥瘕痞块。

【易混品及伪品】

1. 光慈姑 本品为百合科植物老鸦瓣 *Tulipa edulis*（Miq.）Baker. 的干燥鳞茎。主产于河南、安徽、山东及江苏等地。自销或销外地。本品呈类圆锥形或桃形，顶端尖，基部圆平，中心凹入，一侧有一纵沟，高 1～2cm，直径 0.5～1cm。表面类白色或黄白色，光滑。质硬而脆，断面白色，富粉性，内有一圆锥形心芽。气微，味淡。本品含秋水仙碱，有毒。

2. 丽江山慈姑　本品为百合科植物丽江山慈姑（益辟坚）*Iphigenia indica* Kunth. 的干燥鳞茎。呈不规则短圆锥形，直径 0.7～2cm，高 1～1.5cm。顶端渐尖，基部常呈脐状凹入或平截。表面黄白色或灰黄棕色；光滑，一侧有自基部至顶部的纵沟。质坚硬，断面角质样或略显粉性，类白色。味苦而微麻舌。

3. 金果榄　本品为防己科植物青牛胆 *Tinospora sagittata*（Oliv.）Gagnep. 或金果榄 *Tinospora capillipes* Gagnep. 的干燥块根。呈不规则团块状，长 5～10cm，直径 3～6cm。表面棕黄色或淡褐色，粗糙不平。有深皱纹。质坚硬，不易击碎。断面淡黄色，粉性。味苦。

山豆根
（药典品种）

【来源】 本品为豆科植物越南槐 *Sophora tonkinensis* Gagnep. 的干燥根和根茎。

【产地分布】 主产广西百色、田阳、凌云、大新等地。

【采收季节】 秋季采挖。

【规格与加工炮制】

1. 山豆根　挖取根和根茎，除去杂质，洗净，干燥。

2. 山豆根片　取原药材，除去残茎及杂质，浸泡，洗净，润透，切厚片，干燥。

【性状】

1. 山豆根　本品根茎呈不规则的结节状，顶端常残存茎基，其下着生根数条。根呈长圆柱形，常有分枝，长短不等，直径 0.7～1.5cm。表面棕色至棕褐色，有不规则的纵皱纹及横长皮孔样突起。质坚硬，难折断，断面皮部浅棕色，木部淡黄色。有豆腥气，味极苦。

2. 山豆根片　本品呈不规则的类圆形厚片。外表皮棕色至棕褐色。切面皮部浅棕色，木部淡黄色。有豆腥气，味极苦。

【外观质量评价】 药材以身干、条粗壮而无须根、质坚、无杂质泥土者为佳。

【性味归经】 苦，寒；有毒。归肺、胃经。

【功能主治】 清热解毒，消肿利咽。用于火毒蕴结，乳蛾喉痹，咽喉肿痛，齿龈肿痛，口舌生疮。

【地方习用品】

1. 北豆根　本品为防己科植物蝙蝠葛 *Menispermum dauricum* DC. 的干燥根

茎。性状见北豆根项下。

2. 西豆根　又名苦甘草。为豆科植物苦豆子 *Sophora alopecuroides* L. 的根。主产甘肃、陕西、内蒙古等地，销湖南、湖北等省。形状似甘草，长 30 ~ 50cm。外皮呈灰棕色，槽杓易脱落。质脆，易折断，断面呈棕黄色，木部黄色，可见细小导管孔。味极苦。

【易混品及伪品】

1. 木蓝根　本品为豆科木蓝属多种植物的根及根茎。在湖北、河南、山西、甘肃、陕西等地做"山豆根"使用。主要来源有宜昌木蓝、花木蓝及陕甘木蓝等。其中华东木蓝的根茎呈不规则块状，其下着生 3 ~ 5 条根。表面灰黄色或灰棕色，有时栓皮呈鳞片状脱落，有纵皱纹及横长皮孔。极难折断，断面黄色，中央有髓。味微苦。

2. 百两金　本品为紫金牛科植物百两金 *Ardisia crispa*（Thunb.）DC. 的根及根茎。主产于福建、浙江等地。根茎略膨大。根呈圆柱形，略弯曲。表面灰棕色或暗褐色，具多数纵皱纹及横向环状断裂痕，木部与皮部易分离。质坚脆，断面皮部类白色或浅棕色，木部灰黄色。味微苦、辛。

山药
（药典品种）

【来源】本品为薯蓣科植物薯蓣 *Dioscorea opposita* Thunb. 的干燥根茎。

【产地分布】　主产河南温县、武陟、博爱等地。过去大都集中在河南沁阳（旧属怀庆府）集散，故名"怀山药"。产量大，质量优。销全国并大量出口。此外，河北、陕西、浙江等地亦有分布。

【采收季节】　冬季茎叶枯萎后采挖。

【规格与加工炮制】

1. 山药　挖取根茎，切去根头，洗净，除去外皮和须根，干燥，或趁鲜切厚片，干燥。也有选择肥大顺直的干燥山药，置清水中，浸至无干心，闷透，切齐两端，用木板搓成圆柱状，晒干，打光，习称"光山药"。

2. 山药片　取原药材，除去杂质，分开大小个，泡润至透，切厚片，干燥。切片者呈类圆形的厚片。

3. 麸炒山药　先将锅预热，撒入麦麸，待其冒烟时投入山药片，用中火加热，不断翻炒至黄色时，取出，筛去麦麸，放凉。每 100kg 山药片，用麦麸 10kg。

【性状】

1. 山药　本品略呈圆柱形，弯曲而稍扁，长 15 ~ 30cm，直径 1.5 ~ 6cm。表面黄白色或淡黄色，有纵沟、纵皱纹及须根痕，偶有浅棕色外皮残留。体重，质坚实，不易折断，断面白色，粉性。气微，味淡、微酸，嚼之发黏。光山药呈圆柱形，两端平齐，长 9~18cm，直径 1.5~3cm。表面光滑，白色或黄白色。

2. 山药片 本品呈类圆形的厚片。表面类白色或淡黄白色，质脆，易折断，断面类白色，富粉性。

3. 麸炒山药 本品形如山药片，表面黄白色或微黄色，偶见焦斑，略有焦香气。

【外观质量评价】药材以身干、质坚实、粉性足、断面色洁白者为佳。

【性味归经】甘，平。归脾、肺、肾经。

【功能主治】补脾养胃，生津益肺，补肾涩精。用于脾虚食少，久泻不止，肺虚喘咳，肾虚遗精，带下，尿频，虚热消渴。麸炒山药补脾健胃，用于脾虚食少，泄泻便溏，白带过多。

【地方习用品】

广山药 为薯蓣科植物薯蓣 *Dioscorea opposita* Thunb 或山薯 *D. fordii pxain et Burk.* 褐苞薯蓣 *D. persimilis pxain et Burk.* 的干燥根茎。本品与怀山药相比，较粗，直径 2.5~5cm，多一端稍粗，另端细。表面粉白色，显刮削痕。质较松而不结，用指甲刮之易脱粉。断面粉性，呈颗粒状，嚼之黏性较差，久煮易烂。气微，味甘微酸。广山药饮片与怀山药饮片外观相似，可用显微鉴别区别，广山药粉末中可见石细胞，怀山药则无。

【易混品及伪品】

1. 参薯 本品为薯蓣科植物参薯 *Dioscorea elata* L. 的干燥块茎。主产于四川、湖北及湖南等省，四川称之为"方山药"。自产自销并外销。块茎变异较大，有圆柱形、圆锥形、球形，长短粗细不同。表面黄白色或浅棕色，断面白色或浅黄色，富粉性。气无，味甘、淡。粉末中可见石细胞。

2. 脚板山药 本品为薯蓣科植物脚板山药 *Dioscorea batta. f. flobella* Malkino. 的块茎 形似脚板，故称"脚板苕"。未切片者呈脚板状或不规则团块状，多去净栓皮。表面淡紫红色，间有白色，凹凸不平。切片者呈不规则片状。粉末中可见石细胞。

3. 木薯 本品为大戟科植物木薯 *Manihot esculenta* Grantz. 的块根。加工成圆形片或斜切片状，片厚 2~4mm，直径 2~5cm。外表白色或淡黄色，偶见棕色外皮残留。切面粉白色，有淡黄色筋脉点辐射状散在，偶见淡棕色环（形成层），多数中央具裂隙。木心淡黄色呈纤维形，或木心被抽去呈孔洞状，粉性足，手捏之有滑感。气无，味甜微酸。

4. 番薯 本品为旋花科植物番薯 *Ipomoea batatas*（L.）Lam. 的干燥块茎。

呈类圆形斜切片。切面白色或黄白色，粉性，可见淡黄棕色的筋脉点或线纹。近皮部有一圈淡黄棕色的环纹。质柔软，具弹性，手弯成弧状而不折断。具甘薯的清香气，味甘甜。

射干
（药典品种）

【来源】 本品为鸢尾科植物射干 *Belamcanda chinensis*（L.）DC. 的干燥根茎。

【产地分布】 主产湖北、河南、江苏、安徽等省。习惯认为湖北所产者质健色黄、品质较佳，习称"汉射干"。

【采收季节】 夏、秋季采挖。

【规格与加工炮制】

1. 射干 将挖得的根茎除去茎叶，晒干即成；或晒至半干时，放于铁丝筛中，用微火烘烤，边烤边翻，直至毛须烧净，再晒干即成。

2. 射干片 取原药材，除去杂质，洗净，润透，切薄片，干燥。

【性状】

1. 射干 本品呈不规则结节状，长 3～10cm，直径 1～2cm。表面黄褐色、棕褐色或黑褐色，皱缩，有较密的环纹。上面有数个圆盘状凹陷的茎痕，偶有茎基残存；下面有残留细根及根痕。质硬，断面黄色，颗粒性。气微，味苦、微辛。

2. 射干片 本品呈不规则形或长条形的薄片。外表皮黄褐色、棕褐色或黑褐色，皱缩，可见残留的须根和须根痕，有的可见环纹。切面淡黄色或鲜黄色，具散在筋脉小点或筋脉纹，有的可见环纹。气微，味苦、微辛。咀嚼后，唾液变黄。

【外观质量评价】 以粗壮、坚硬、断面色黄者为佳。

【性味归经】 苦，寒。归肺经。

【功能主治】 清热解毒，消痰，利咽。用于热毒痰火郁结，咽喉肿痛，痰涎壅盛，咳嗽气喘。

【地方习用品】

川射干 本品为鸢尾科植物鸢尾 *Iris tectorum* Maxim. 的干燥根茎。本品呈不规则条状或圆锥形，略扁，有分枝，长 3～10cm，直径 1～2.5cm。表面灰黄褐色或棕色，有环纹和纵沟。常有残存的须根及凹陷或圆点状突起的须根痕。质松脆，易折断，断面黄白色或黄棕色。气微，味甘、味微辛而后有刺舌感。

升麻
（药典品种）

【来源】本品为毛茛科植物大三叶升麻 *Cimicifuga heracleifolia* Kom.、兴安升麻 *Cimicifuga dahurica*（Turcz.）Maxim. 或升麻 *Cimicifuga foetida* L. 的干燥根茎。根据产地分别习称"关升麻""北升麻"及"川升麻"。

【产地分布】关升麻主产于黑龙江、吉林、辽宁三省，销全国。北升麻主产于山西、河北、内蒙古、辽宁、吉林亦产，销全国。川升麻主产于四川、陕西，云南、河南、湖北亦产，主销西南、西北、中南地区。

【采收季节】秋季采挖。

【规格与加工炮制】

1. 升麻 采挖根茎后，除去泥沙，晒至须根干时，燎去或除去须根，晒干。

2. 升麻片 取原药材，除去杂质，略泡，洗净，润透，切厚片，干燥。

【性状】

1. 升麻 关升麻呈不规则长方状，多短分枝或结节状，长 8～20cm，直径 1.5～2.5cm。表面暗棕色或黑棕色，有时皮部脱落而露出网状的筋脉，上侧有多个大型茎基，长 1.5～3cm，直径 0.5～2.5。两侧及下侧有少数细根断痕。质坚硬而轻，断面黄白色，皮部菲薄，木部呈放射状或网状条纹（纵切面），髓朽蚀成空洞。气微，味微苦。

北升麻与关升麻类似，但多分枝、结节和空洞窟窿多，长 9～18cm，直径 1～1.5cm。折断面不平坦，纤维性，如网状，微带绿色，有"绿升麻"之称。气微，味微苦、涩。

川升麻呈不规则块状，形如鸡骨，分枝极多，大小悬殊，长 3.5～13cm，直径 0.7～3cm。表面灰棕色，茎基痕的空洞直径 0.4～1cm，洞壁断面有放射状沟纹。体轻而坚硬，不易折断。断面带灰绿色，有网状沟纹。

2. 升麻片 本品为不规则的长形块状，多分枝，呈结节状，长 10～20cm，直径 2～4cm。表面黑褐色或棕褐色，粗糙不平，有坚硬的细须根残留，上面有数个圆形空洞的茎基痕，洞内壁显网状沟纹；下面凹凸不平，具须根痕。体轻，质坚硬，不易折断，断面不平坦，有裂隙，纤维性，黄绿色或淡黄白色。气微，味微苦而涩。

【外观质量评价】药材以体大、质坚、外皮黑褐色、断面黄绿色、无须根者为佳。

劣品为升麻饮片提取后残渣掺增重粉，主要特征：切面颜色较浅，呈灰白色。裂隙处可见白色颗粒状附着物，体重，气味弱。

【性味归经】辛、微甘，微寒。归肺、脾、胃、大肠经。

【功能主治】发表透疹，清热解毒，升举阳气。用于风热头痛，齿痛，口疮，咽喉肿痛，麻疹不透，阳毒发斑，脱肛，子宫脱垂。

【易混品及伪品】

1. 野升麻 又称"红升麻"，为虎耳草科植物落新妇 *Astilbe chinensis* (Maxim.) Franch. et Savat. 的干燥根茎及根。产于甘肃、陕西、云南等地。呈不规则长条形或略呈结节状。表面黑褐或棕褐色，有数个圆形茎痕及棕黄色绒毛，全体密布红棕色点状须根痕。质坚硬，不易折断。断面红棕色，充实。

2. 广升麻 本品为菊科植物麻花头 *Serratula chinensis* S. Moore. 的根。主产于广东、福建、湖南等地。呈长圆柱形或纺锤形，稍扭曲。表面灰黄色或浅灰色。质脆，易折断。断面浅棕色或灰白色，略呈角质状。气特殊，味微苦、涩。

3. 小升麻 本品为毛茛科植物金龟草 *Cimicifuga acerina* (S. Et z.) Tanaka. 的根茎。呈不规则的长块形，多分枝或结节状，长 8～20cm，直径 1～2cm。表面黑棕色或暗棕色，密布点状须根痕，上面有多数圆柱形的茎基。体轻。断面灰白色，具棕褐色。

4. 腺毛马蓝（味牛膝） 本品为爵床科植物腺毛马蓝 *Pteracanthus forrestii* (Diels) C. Y. Wu. 的根茎。呈不规则长块状或分枝状，长 5～10cm，直径 0.8～2cm。表面灰褐色，顶端有多数类圆形凹下的茎基，直径 0.2～0.7cm，洞内壁灰褐色。皮部与木部分离，皮部脱落处有细纵纹。质坚，不易折断，断面纤维状，皮部深蓝色，木部灰蓝色或灰白色，髓部灰白色。味微涩。

石菖蒲
（药典品种）

【来源】本品为天南星科植物石菖蒲 *Acorus tatarinowii* Schott 的干燥根茎。

【产地分布】主产于浙江、四川、江苏等地，以浙江、四川产量最大，品正质优。

【采收季节】秋、冬二季采挖。

【规格与加工炮制】

1. 石菖蒲 采挖根茎，除去须根和泥沙，晒干。

2. 石菖蒲片 取原药材，除去杂质，洗净，润透，切厚片，干燥。

【性状】

1. 石菖蒲 本品呈扁圆柱形，多弯曲，常有分枝，长 3～20cm，直径 0.3～1cm。表面棕褐色或灰棕色，粗糙，有疏密不匀的环节，节间长 0.2～0.8cm，具细纵纹，一面残留须根或圆点状根痕；叶痕呈三角形，左右交互排列，有的其上有毛鳞状的叶基残余。质硬，断面纤维性，类白色或微红色，内皮层环明显，可见多数维管束小点及棕色油细胞。气芳香，味苦、微辛。

2. 石菖蒲片 本品呈扁圆形或长条形的厚片。外表皮棕褐色或灰棕色，有的可见环节及根痕。切面纤维性，类白色或微红色，有明显环纹及油点。气芳香，味苦、微辛。

【外观质量评价】药材以条粗、断面色类白、香气浓者为佳。

【性味归经】辛、苦，温。归心、胃经。

【功能主治】开窍豁痰，醒神益智，化湿开胃。用于神昏癫痫，健忘失眠，耳鸣耳聋，脘痞不饥，噤口下痢。

【易混品及伪品】

1. 九节菖蒲 本品为毛茛科植物阿尔泰银莲花 *Anemone altaica* Fisch. 的根茎。根茎呈纺锤形，略弯曲，偶有短分枝，长约1～6cm，中部直径约3～7mm。表面黄白色至棕色，上具多数横向半环状突起的鳞叶痕，交互排列成节状，并有细小的根痕。质坚脆，易折断，断面类白色至浅黄色。气无，味淡微辛。

2. 水菖蒲 本品为天南星科植物水菖蒲 *Acorus calamus* L. 的干燥根茎。主产于湖北、湖南、辽宁、四川等地。略呈扁圆柱形，少有分枝，长5～15cm，直径1～1.5cm，表面黄棕色，具环节，节间距离约1～3cm。上方有大形三角形的叶痕，左右交互排列，下方具多数凹陷的圆点状根痕。质硬，断面海绵样，类白色或淡棕色，内皮层环明显，有多数小空洞及维管束小点。气较浓而特异，味辛。

太子参
（药典品种）

【来源】本品为石竹科植物孩儿参 *Pseudostellaria heterophylla*（Miq.）Pax ex Pax et Hoffm 的干燥块根。

【产地分布】主产于江苏、山东、安徽等地。

【采收季节】夏季茎叶大部分枯萎时采挖。

【规格与加工炮制】

太子参 挖取鲜药材，洗净，除去须根，置沸水中略烫后晒干或直接晒干。

【性状】

太子参 本品呈细长纺锤形或细长条形，稍弯曲，长3～10cm，直径0.2～0.6cm。表面黄白色，较光滑，微有纵皱纹，凹陷处有须根痕。顶端有茎痕。质硬而脆，断面平坦，淡黄白色，角质样；或类白色，有粉性。气微，味微甘。

【外观质量评价】以身干、肥润、色黄白、无须根者为佳。

劣质太子参常混入非药用的须根。

【性味归经】甘、微苦，平。归脾、肺经。

【功能主治】益气健脾，生津润肺。用于脾虚体倦，食欲不振，病后虚弱，气阴不足，自汗口渴，肺燥干咳。

【易混品及伪品】

1. 石生蝇子草 本品为石竹科植物石生蝇子草 *Silene tatarinowii* Regel. 的干燥块根。单个或数个簇生，呈长圆柱形，多弯曲或稍扭曲，有时具分枝，长2～13cm，直径0.2～0.8cm，顶端具多数疣状突起的茎残基或茎痕。表面粗糙，淡黄色或土黄色。断面具大的裂隙，黄白色或类白色，类角质。

2. 云南繁缕 本品为石竹科植物云南繁缕 *Stellaria yunnanensis* French. 的根。根数个簇生，顶端有疙瘩状茎基，根细纺锤形，长3～9cm，直径0.2～0.4cm，两端细尾状，外表黄白色，有细纵皱。质脆，断面黄白色，角质样，中柱白色。

3. 白花紫萼女娄菜 本品为石竹科物白花紫萼女娄菜 *Melandrium tatarinowi* - （Reg·el）Y. W. Tsui var albiflorum （Franeh.）2. Cheng 的根。呈圆柱形，常弯曲，有的有分枝，长2～13cm，直径0.3～0.9cm，顶端常有疣状突起的茎基。外表黄白色，有细纵皱纹。质松脆，断面白色。

4. 宝铎草 本品为百合科植物宝铎草 *Disporum sessile* D. Don. 的根，多数簇生，圆锥形或细长条形，略弯曲，长3～6cm，直径0.1～0.4cm。表面淡黄棕色，质硬而脆，有细纵纹。断面平坦，黄白色，久置灰褐色，折断时常连有细韧的木心。气微，味淡。

5. 淡竹叶根 本品为禾本科植物淡竹叶 *Lophatherum gracile* Brongn. 的干燥块根。本品外形、大小、颜色及气味与太子参极其相似，不同之处是该品呈纺锤形或细长条形，略弯曲，两端细长，丝状开裂。长1.5～5cm，直径0.2～0.5cm。表面灰黄色或黄白色，有细密扭曲的纵皱纹和残留须根。质较太子参硬而脆，角质，断面黄白或黄褐色，有黄白色细木心。气微，味微甘。

天冬
（药典品种）

【来源】本品为百合科植物天冬 *Asparagus cochinchinensis* （Lour.）Merr. 的干燥块根。

【产地分布】主产贵州、四川、广西、云南、湖南等省区，以贵州产量大品质优。

【采收季节】秋、冬二季采挖。

【规格与加工炮制】

1. 天冬 将根挖出后，洗净泥土，除去茎基和须根，置沸水中煮或蒸至透心，趁热除去外皮，洗净，干燥。

2. 天冬片 取原药材，除去杂质，迅速洗净，切薄片，干燥。

【性状】

1. 天冬 本品呈长纺锤形，略弯曲，长 5～18cm，直径0.5～2cm。表面黄白色至淡黄棕色，半透明，光滑或具深浅不等的纵皱纹，偶有残存的灰棕色外皮。质硬或柔润，有黏性，断面角质样，中柱黄白色。气微，味甜、微苦。

2. 天冬片 本品为类圆形的薄片，周边黄白色或淡棕色，角质样，半透明，微具黏性，中心黄白色。味甘微苦。

【外观质量评价】药材以个大、饱满、半透明、黄白色者为佳。

【性味归经】甘、苦，寒。归肺、肾经。

【功能主治】养阴润燥，清肺生津。用于肺燥干咳，顿咳痰黏，腰膝酸痛，骨蒸潮热，内热消渴，热病津伤，咽干口渴，肠燥便秘。

【易混品及伪品】

羊齿天门冬 本品为百合科植物羊齿天门冬 *Asparagus filicinus* Ham. et D. Don. 的干燥块根。本品呈纺锤形。根较瘦小，长2～8cm，直径 0.5～0.9cm。表面黄棕色，残存外皮棕褐色，质硬脆，易折断，断面类白色，有的呈空壳状。气微，味苦，微麻舌。

天花粉

（药典品种）

【来源】本品为葫芦科植物栝楼 *Trichosanthes kirilozvii* Maxim. 或双边栝楼 *Trichosanthes rosthornii* Harms 的干燥根。

【产地分布】栝楼根主产于河南、山东，以河南安阳一带所产质量最好，习称"安花粉"。双边栝楼主产于山东、四川等地。

【采收季节】秋、冬二季采挖。栽培的种植 3 年后采收。

【规格与加工炮制】

1. 天花粉 挖取根，洗净，刮去粗皮，切段或纵剖成瓣，干燥。

2. 天花粉片 取原药材，除去杂质，略泡，润透，切厚片，干燥。

【性状】

1. 天花粉 栝楼根呈不规则圆柱形、纺锤形或瓣块状，长8～16cm，直径1.5～5.5cm。表面黄白色或淡棕黄色，有纵皱纹、细根痕及略凹陷的横长皮孔，有的有黄棕色外皮残留。质坚实而重，不易折断。纵切面白色或淡黄色，可见黄色条状筋脉纹。横断面白色或淡黄色，富粉性。散有黄色筋脉纹点及导管群呈放射状排列。气微，味微苦。

双边栝楼根似栝楼根，但有时呈藕状，皮色略深，呈灰棕色，有网状皱纹，纤维较多，粉性较差。去皮的根表面显灰黄色或棕黄色，断面淡灰黄色，粉性较差，筋脉较多。气微，味苦涩。

2. 天花粉片　本品呈类圆形、半圆形或不规则形的厚片。外表皮黄白色或淡棕黄色。切面可见黄色木质部小孔，略呈放射状排列。气微，味微苦。

【外观质量评价】 以上两种药材均以块大、色白、粉性足、质坚而细腻、筋脉少者为佳。

【性味归经】 甘、微苦，微寒。归肺、胃经。

【功能主治】 清热泻火，生津止渴，消肿排脓。用于热病烦渴，肺热燥咳，内热消渴，疮疡肿毒。

【易混品及伪品】 天花粉在全国各地的混淆品种较多，需认真鉴别使用。

1. 长萼栝楼　本品为同属植物长萼栝楼 *T. laceribractea* Hayata. 的块根。在广东、广西等地区使用，习称"广花粉"。呈长纺锤形或圆柱状，多切成段或纵瓣，表面灰黄色，断面黄白色，粉性，可见稀疏的棕黄色小孔，异型维管束明显。稍有土腥气，味微苦涩。

2. 南方栝楼　本品为同属植物南方栝楼 *T. tamiaoshanensis*（C. Y. Cheng. et Yuch）S. K. Chen. 的干燥块根。块根呈长纺锤形，直径 2～9cm，表面灰黄色，断面白色。粉性，味微苦，涩。

3. 湖北栝楼　本品为同属植物湖北栝楼 *T. hupehensis* C. Y. Cheng et C. H. Yueh. 的干燥块根。块根粗大，圆柱形，直径 4～12cm，表面浅棕色。有斜向或纵向突起的皮孔，去皮后呈灰黄色，断面色浅，可见棕黄色导管小孔呈放射状排列，粉性差，纤维较多，味极苦。

4. 长猫栝楼　本品为同属植物长猫栝楼 *T. cavaleriei* Levl. 的干燥块根。块根呈椭圆形或梭状椭圆形，直径 1～3cm，表面浅灰黄色，有纵向线状皮孔。断面灰黄色，纤维性，稍有角质样，味苦。

5. 粉花栝楼　本品为同属植物粉花栝楼 *T. subrosta* C. Y. Cheng et C. H. Yueh. 的干燥块根。块根呈不规则纺锤形或长纺锤形。长 7～18cm，直径 1～4cm。表面灰褐色，刮皮后呈灰黄色带浅紫棕色，有细纵皱纹及少数凹陷的须根痕。断面黄白色，粉性强。味淡，微苦涩。

6. 王瓜　本品为同属植物王瓜 *T. cucumeroides*（Ser.）Maxim. 的干燥块根。块根呈纺锤形或圆柱形，肥壮。长 10～20cm，直径 1.5～3cm。根粗细不均，单生或 2～9 个簇生状，表面灰白色或黄白色，粉性呈颗粒状。气微，味极苦，涩。

7. 木鳖　本品为葫芦科植物木鳖 *Momordica cochinchinensis*（Lour.）Spreng. 的干燥块根。块根粗壮，呈长圆形，直径 8～18cm。表面浅棕黄色，较粗糙，有较密的圆形皮孔,去皮后色稍浅,有扭曲的纵皱纹,断面浅灰黄色,质较松,粉性差,纤维极多,味苦。

8. 血散薯　本品为防己科植物血散薯 *Stephania dielsiana* Y. C. Wu. 的干燥块根。药材表面呈暗褐色,去皮黄棕色,断面浅灰黄色,常切成斜片,粉性差,纤维性,味苦,略有麻舌感。

天麻
（药典品种）

【来源】本品为兰科植物天麻 *Gastrodia elata* Bl. 的干燥块茎。

【产地分布】主产云南、四川、贵州、陕西、湖北、湖南及东北各省。现大都改为人工培植,其中以陕西、湖南产量最大。

【采收季节】立冬后至次年清明前采挖。

【规格与加工炮制】

1. 天麻　冬季采收者,习称"冬麻";春季采收者,习称"春麻"。采收后立即洗净,蒸透,敞开低温干燥。

2. 天麻片　取原药材,洗净,润透或蒸软,切薄片,干燥。

【性状】

1. 天麻　本品呈椭圆形或长条形,略扁,皱缩而稍弯曲,长 3 ~ 15cm,宽 1.5 ~ 6cm,厚 0.5 ~ 2cm。表面黄白色至淡黄棕色,有纵皱纹及由潜伏芽排列而成的横环纹多轮,习称"蟾蜍皮",有时可见棕褐色菌索。顶端有红棕色至深棕色鹦嘴状的芽或残留茎基,习称"鹦哥嘴"或"红小瓣";另端有圆脐形疤痕,习称"肚脐疤"。质坚硬,不易折断,断面较平坦,黄白色至淡棕色,角质样。气微酸,如"马尿气",味甘。

2. 天麻片　本品呈不规则的薄片。外表皮淡黄色至淡黄棕色,有时可见点状排成的横环纹。切面黄白色至淡棕色。角质样,半透明。气微,味甘。

【外观质量评价】药材以质地坚实、沉重,断面明亮,无空心者（冬麻）为佳。

【性味归经】甘,平。归肝经。

【功能主治】息风止痉,平抑肝阳,祛风通络。用于小儿惊风,癫痫抽搐,破伤风,头痛眩晕,手足不遂,肢体麻木,风湿痹痛。

【易混品及伪品】

1. 马铃薯　本品为茄科植物马铃薯 *Solanum luberosum* L. 块茎的加工品。外形颇似天麻,但鹦哥嘴及点状环纹均为人工捏造,干后易产生细裂纹。组织中有草酸钙砂晶和多量糊化淀粉。

2. 紫茉莉　本品为紫茉莉科植物紫茉莉 *Mirabilis jalapa* L. 根的加工品。呈长圆锥形，多已压扁，有纵沟及星点状下陷或呈小洞状的须根痕。断面不平坦，略显层纹。味淡、有刺喉感。

3. 大丽菊　本品为菊科植物大丽菊 *Danlian pinnata* Cav. 根的加工品呈纺锤形，两端渐细。牙白色，有纵皱纹及细小的平行纹理，体轻。断面不整齐，角质样，可见明显的纤维束，有木心或中空。嚼之粘牙。

4. 羊角天麻　本品为菊科植物羽裂蟹甲草 *Cacalia tangutica*（Franch.）H. - M 和双舌蟹甲草 *Cacalia daridii*（Franch.）H. - M. 块茎的加工品。别名"羽裂蟹甲草""羊角天麻""猪肚子"。呈纺锤形或长椭圆形，有的压扁，长 4～9cm，直径 1.5～2.5cm。表面灰棕色，未去皮的呈棕黄色，有不规则纵沟纹及皱纹，并有须根痕和明显的横环纹。顶端有的具残茎基。质坚硬，不易折断。断面角质状，灰白色或黄白色，中空（未加蒸煮者呈薄膜状）。

5. 芭蕉芋　本品为美人蕉科植物芭蕉芋 *Canna edulis* ker. 根茎的加工品。呈长圆锥形，颇似天麻，但无鹦哥嘴，顶有茎基，外被数片叶鞘，灰棕至灰黄色，半透明。质坚硬，遇潮易变柔韧。表面可见微凸起而不连续的须根痕，未去尽者呈细丝状。

6. 芋头　本品为天南星科植物芋 *Colocasia esculenta*（L.）Schoot. 的块茎。呈椭圆形或圆锥形，稍弯曲。外表淡黄色，半透明状，有不规则的纵向沟纹，少数可见针状环纹数圈。顶端留有粗短的芽苞（鹦哥嘴），刚加工不久的芽苞显棕红色，久后变暗，芽苞周围有时可见残留的鳞片状叶基。下端有棕色的圆脐形疤痕。质松脆，易敲碎。碎块断面角质样，棕褐色或黄白色，可见散在的纤维样维管束。以温水浸泡后，有芋头特有气味，并有大量黏性液体。

天南星

（药典品种）

【来源】本品为天南星科植物天南星 *Arisaema erubescens*（Wall.）Schott、异叶天南星 *Arisaema heterophyllum* Blume. 或东北天南星 *Arisaema amurense* Maxim. 的干燥块茎。

【产地分布】主产于四川、河南、贵州、云南及广西等地。

【采收季节】秋、冬二季茎叶枯萎时采挖。

【规格与加工炮制】

1. 天南星　将根挖出后，去掉残茎及须根，然后去皮干燥。

2. 制天南星　取净天南星，按大小分别用水浸泡，每日换水 2～3 次，如起白沫时，换水后加白矾（每 100 kg 天南星，加白矾 2kg），泡一日后，再进行换水，至切开口尝微有麻舌感时取出。将生姜片、白矾置锅内加适量水煮沸后，倒入天南星共煮至无干心时取出，除去姜片，晾至四至六成干，切薄片，干燥。

【性状】

1. 天南星 本品呈扁球形，高 1～2cm，直径 1.5～6.5cm。表面类白色或淡棕色，较光滑，顶端有凹陷的茎痕，周围有麻点状棍痕，有的块茎周边有小扁球状侧芽的，习称"虎掌南星"，亦有不带侧芽的。质坚硬，不易破碎，断面不平坦，白色，粉性。气微辛，味麻辣。

2. 制天南星 本品呈类圆形或不规则形的薄片。黄色或淡棕色，质脆易碎，断面角质状。气微，味涩，微麻。

【外观质量评价】药材以体大、色白、粉性足、有侧芽者为佳。

【性味归经】苦、辛，温；有毒。归肺、肝、脾经。

【功能主治】燥湿化痰，祛风止痉，散结消肿。用于顽痰咳嗽，风痰眩晕，中风痰壅，口眼㖞斜，半身不遂，癫痫，惊风，破伤风；外用治痈肿，蛇虫咬伤。

土茯苓
（药典品种）

【来源】本品为百合科植物光叶菝葜 *Smilar glabra* Roxb. 的干燥根茎。

【产地分布】主产于广东、湖南、湖北、浙江、安徽、四川等地。

【采收季节】全年均可采收。以春、秋两季为采收旺季。

【规格与加工炮制】

1. 土茯苓 将根挖出后，除去芦头及须根，洗净，干燥。

2. 土茯苓片 将根挖出后，除去芦头，剥去细根，洗净泥土趁鲜切成薄片，干燥。或取原药材，浸泡，洗净，润透，切薄片，干燥。

【性状】

1. 土茯苓 本品略呈圆柱形，稍扁或呈不规则条块，有结节状隆起，具短分枝，长 5～22cm，直径 2～5cm。表面黄棕色或灰褐色，凹凸不平，有坚硬的须根残基，分枝顶端有圆形芽痕，有的外皮现不规则裂纹，并有残留的鳞叶。质坚硬。切片呈长圆形或不规则，厚 1～5mm，边缘不整齐；切面类白色至淡红棕色，粉性，可见点状维管束及多数小亮点。质略韧，折断时有粉尘飞扬，以水湿润后有黏滑感。气微，味微甘、涩。

2. 土茯苓片 本品呈长圆形或不规则的薄片，边缘不整齐。切面类白色至淡红棕色，粉性，可见点状维管束及多数小亮点。以水湿润后有黏滑感。气微，味微甘、涩。

【外观质量评价】以身干、片大、粉性大、筋脉少、断面淡棕色者为佳。

【性味归经】甘、淡，平。归肝、胃经。

【功能主治】解毒，除湿，通利关节。用于梅毒及汞中毒所致的肢体拘挛，筋骨疼痛，湿热淋浊，带下，痈肿，瘰疬，疥癣。

【地方习用品】当前全国各地作为土茯苓使用的品种繁多，据统计共有 4 科 5 个属 23 种植物之多，包括百合科菝葜属植物 23 种，百合科肖菝葜属植物有 4 种，薯蓣科植物有 2 种，旋花科植物 1 种，蓼科植物 2 种。

1. 红土茯苓 本品为百合科植物菝葜 *Smilax china* L. 以及菝葜属多种植物的根茎。根茎呈圆柱形，稍弯曲，呈不规则节节块状和凹陷，长 8～18cm，直径 2～4cm。节节膨大处有粗大疙瘩刺，质坚硬，难折断。断面黄白色（日久变红棕色）。

2. 白土茯苓 本品为百合科肖菝葜 *Heterosmilax japonica* Kunth 以及肖菝葜属植物的根茎。呈不规则块状，长 10～30cm，直径 5～8cm。表面黄褐色，粗糙，有须根坚硬残基，质坚硬，难折断。断面周围呈白色，中心黄色，显粉性。

【易混品及伪品】

1. 薯蓣科植物 本品为薯蓣科植物粉背薯蓣 *Dioscorea hypoglauca* Palibin 或绵萆薢 *Dioscorea spongiosa* J. Q. Xi. M. Mizuno et W. L Zhao 的干燥根茎切片。性状特征见"粉萆薢""绵萆薢"项下。

2. 旋花科植物红土瓜 *Ipomaea hungainensis* Lingel – sh. et Borza 的干燥根茎。

3. 蓼科植物金荞麦 *Fagopyrum dibotrys*（D. Don）Hara 或硬枝万年 *Fagopyrum urophyllum*（But. et Franch）. H. Ggross. 的干燥根茎。

威灵仙
（药典品种）

【来源】本品为毛茛科植物威灵仙 *Clematis chinensis* Osbeck、棉团铁线莲 *Clematis hexapetala* Pall. 或东北铁线莲 *Clematis manshurica* Rupr. 的干燥根和根茎。

【产地分布】威灵仙主产于江苏、安徽、浙江等地；棉团铁线莲主产于黑龙江、辽宁、吉林、内蒙古等地；东北铁线莲主产于东北地区。

【采收季节】秋季采挖。

【规格与加工炮制】

1. 威灵仙 挖取药材，除去泥沙，晒干。

2. 威灵仙段 取原药材，除去杂质，洗净，润透，切段，干燥。

【性状】

1. 威灵仙 本品根茎呈柱状，长 1.5～10cm，直径 0.3～1.5cm。表面淡棕黄色，顶端残留茎基，质较坚韧，断面纤维性。下侧着生多数细根。根呈细长圆柱形，稍弯曲，长7~15cm，直径0.1~0.3cm，表面黑褐色，有细纵纹，有的皮部脱落，露出黄白色木部。质硬脆，易折断，断面皮部较广，木部淡黄色，略呈方形，皮部与木部间常有裂隙。气微，味淡。

棉团铁线莲根茎呈短柱状，长1~4cm，直径0.5~1cm。根长4~20cm，直径0.1~0.2cm，表面棕褐色至棕黑色，断面木部圆形。味咸。

东北铁线莲根茎呈柱状，长1~11cm，直径0.5~2.5cm。根较密集，长5~23cm，直径0.1~0.4cm，表面棕黑色，断面木部近圆形。味辛辣。

2. 威灵仙段 本品呈不规则的段。表面黑褐色、棕褐色或棕黑色，有细纵纹，有的皮部脱落，露出黄白色木部。切面皮部较广，木部淡黄色，略呈方形或近圆形，皮部与木部间常有裂隙。

【外观质量评价】 均以根粗大、条匀、质坚、皮黑、断面黄白色、无地上残基者为佳。

【性味归经】 辛、咸，温。归膀胱经。

【功能主治】 祛风湿，通经络。用于风湿痹痛，肢体麻木，筋脉拘挛，屈伸不利。

【地方习用品】

铁丝威灵仙 本品为百合科植物鞘柄菝葜 Smilax stans Maxim. 和黑叶菝葜 Smilax nigrescens Wang et Tang ex P. Y. Li. 的干燥根及根茎。在北方各省作威灵仙，供药用。主产于甘肃、山西、陕西等地，根茎呈不规则块状，有针状小刺，下侧着生多数细长的根。表面灰褐色或灰棕色，具细小钩状刺。质韧，不易折断，有弹性。

乌药
（药典品种）

【来源】 本品为樟科植物乌药 Lindera aggregata （Sims） Kosterm. 的干燥块根。

【产地分布】 主产于浙江、湖南、安徽、广东、广西等地，以浙江天台山产者质量最优。

【采收季节】 全年均可采挖。

【规格与加工炮制】

1. 乌药 挖取鲜药，除去泥土，直接晒干。

2. 乌药片 取原药材，除去细根，洗净，趁鲜切片，晒干，未切片者，除去细根，大小分开，浸透，切薄片，干燥。

【性状】

1. 乌药　本品多呈纺锤状，略弯曲，有的中部收缩成连珠状，长 6～15cm，直径 1～3cm。表面黄棕色或黄褐色，有纵皱纹及稀疏的细根痕。质坚硬。切片厚 0.2～2mm，切面黄白色或淡黄棕色，射线放射状，可见年轮环纹，中心颜色较深。气香，味微苦、辛，有清凉感。

质老、不呈纺锤状的直根，不可供药用。

2. 乌药片　本品呈类圆形的薄片。外表皮黄棕色或黄褐色。切面黄白色或淡黄棕色，射线放射状，可见年轮环纹。质脆。气香，味微苦、辛，有清凉感。

【外观质量评价】药材乌药个以根呈连珠状、质嫩、粉性大、断面浅棕色者为佳；饮片以平整不卷、不破碎、无黑斑、无老根及地上部分者为佳。

乌药药用部位为连珠状的嫩根，质老、不呈连珠状的直根不可供药用。市场常见将老根切片后混入饮片中销售，应注意鉴别。

【性味归经】辛，温。归肺、脾、肾、膀胱经。

【功能主治】行气止痛，温肾散寒。用于寒凝气滞，胸腹胀痛，气逆喘急，膀胱虚冷，遗尿尿频，疝气疼痛，经寒腹痛。

【易混品及伪品】

白胶木　为樟科植物白胶木 *Lindera chunii* Merr. 的干燥根。本品与乌药外形相似，呈圆柱形连珠状，长 8～15cm，膨大部分 1.5～2.5cm。表面灰黄色，具细纵皱纹。质硬，不易折断，断面棕黄色，粉性。气香，味微苦、辛。

西洋参
（药典品种）

【来源】本品为五加科植物西洋参 *Panax quinquefolium* L. 的干燥根。

【产地分布】主产于美国及加拿大。20 世纪 70 年代我国东北及北京等省市已引种成功，均系栽培品。

【采收季节】种植后五年至七年收获，秋季采挖。也有四年收获的。

【规格与加工炮制】

1. 西洋参　挖取鲜药材后用水洗净，晒干或低温干燥。直接干燥的产品为原皮参，干燥后撞去粗栓皮的为"粉光参"或"去皮参"。

2. 西洋参片　将原药材去芦，用清水略喷潮，润透，切薄片，干燥或用时捣碎。

【性状】

1. 西洋参　本品呈纺锤形、圆柱形或圆锥形，长 3～12cm，直径 0.8～2cm。表面浅黄褐色或黄白色，可见横向环纹和线形皮孔状突起，并有细密浅纵皱纹和须根痕。主根中下部有一至数条侧根，多已折断。有的上端有根茎（芦头），环节明显，茎痕（芦碗）圆形或半圆形，具不定根（芋）或已折断。体重，质坚实，不易折断，断面平坦，浅黄白色，略显粉性，皮部可见黄棕色点状树脂道，形成层环纹棕黄色，木部略呈放射状纹理。气微香，味微苦而回甜。

2. 西洋参片　本品呈长圆形或类圆形薄片。外表皮浅黄褐色。切面淡黄白至黄白色，形成层环棕黄色，皮部有黄棕色点状树脂道，近形成层环处较多而明显，木部略呈放射状纹理。气微香，味微苦而回甜。

【外观质量评价】栽培西洋参以根条均匀、横纹紧密、体重坚实、气味浓者为佳。

【性味归经】甘、微苦，凉。归心、肺、肾经。

【功能主治】补气养阴，清热生津。用于气虚阴亏，虚热烦倦，咳喘痰血，内热消渴，口燥咽干。不宜与藜芦同用。

【易混品及伪品】栽培西洋参与栽培生晒参均属五加科人参属植物，二者外形相似，但药效和价格差异较大，所以药材市场上以生晒参冒充西洋参者时有发生，应注意区别（西洋参与生晒参区别见表2）。

表2：栽培西洋参与栽培生晒参性状区别

品名	西洋参	生晒参
根茎	稍短	稍长
主根	稍短	稍长
须根	须根少，而且短	须根多，而且长
外皮	上端横纹较细，纵纹细密，光滑，皮孔样疤痕疙瘩较多	上端横纹较粗，纵纹深，粗糙，皮孔样疤痕疙瘩较少
断面	黄白色，树脂道色深，形成层明显，呈菊花纹	白色，树脂道色浅，具较细的菊花纹
质地	较坚实、较重	较轻泡、较轻
气味	气清香，浓郁，味微苦，回甜	气香，味微苦甜，较淡

细辛
（药典品种）

【来源】本品为马兜铃科植物北细辛 *Asarum heterotropoides* Fr. Schmidt val. Mandshuricum（Maxim.）Kitag.、首尔细辛 *Asarum sieboldii* Miq. var. seoulense Nakai 或华细辛 *Asarum sieboldii* Miq. 的干燥根和根茎。前二种习称"辽细辛"。

【产地分布】北细辛与首尔细辛主产于东北地区。华细辛主产于陕西、河南、山东、浙江等省。

【采收季节】夏季果熟期或初秋采挖。

【规格与加工炮制】

1. 细辛 挖取除净地上部分和泥沙，阴干。

2. 细辛段 取原药材，除去杂质，喷淋清水，稍润，切段，晾干。

【性状】

1. 细辛

（1）北细辛：根状茎横生呈不规则的圆柱形，具短分枝，长10～20cm，直径2～4mm。表面灰棕色，粗糙，有环形的节，节间长2～3mm，分枝顶端有碗状茎痕。根细长密生于节上，长10～20cm，直径约1mm；表面灰黄色，平滑或具纵皱纹。基生叶1～3片，具长柄，表面光滑，叶片多破碎，完整者心形至肾状心形，全缘，先端急尖，长4～10cm，宽5～12cm，表面淡绿色。有的有花钟形，暗紫色，多皱缩。果实半球形。气辛香，味辛麻舌。

（2）首尔细辛：外形近似上种。但通常叶背的毛较密，叶柄有毛。

（3）华细辛：根状茎较长，节间密，叶通常2枚，叶片较薄，心形，先端渐尖。气味较北细辛弱。

2. 细辛段 本品呈不规则的小段。根茎呈不规则圆形，外表皮灰棕色，有时可见环形的节。根细，表面灰黄色，平滑或具纵皱纹。切面黄白色或白色。气辛香，味辛辣，麻舌。

【外观质量评价】细辛以根多而细长，叶绿、气味辛辣浓者为佳，东北产的"辽细辛"为道地药材。

【性味归经】辛，温。归心、肺、肾经。

【功能主治】祛风散寒，祛风止痛，通窍，温肺化饮。用于风寒感冒，头痛，牙痛，鼻塞流涕，鼻鼽，鼻渊，风湿痹痛，痰饮喘咳。

【地方习用品】

单叶细辛 本品为马兜铃科植物单叶细辛 *Asarum himalaicum* Hook. f. et Klotzsch. 的干燥全草。主产于甘肃、四川等省。该品种在甘肃地方标准中以"毛细辛"名称收载。本品根茎圆柱形，长短不等，直径1～2mm，表面黄棕至黄褐色，质脆，断面黄白色，节间短。须根生于节节上。叶柄纤弱，叶片薄而皱缩，常破碎，纸质，完整叶心形，全缘，长宽近等，顶端渐尖，基部心形，上面深绿色，下面灰绿色，两面均被毛茸。偶见花或果实，花钟形，淡紫褐色。果实类球形。气微辛香，味辛、麻、微苦。

香附
（药典品种）

【来源】 本品为莎草科植物莎草 *Cyperus rotundus* L. 的干燥根茎。

【产地分布】 主产山东、浙江、福建、湖南、河南等地，产于山东者，称"东香附"，产于浙江者为"金香附"，均为佳品。

【采收季节】 春秋两季采收，多秋季挖采。

【规格与加工炮制】

1. 香附 挖取后割去茎叶，用火燎去须根后，直接晒干，或置沸水中略煮（或蒸透）后再晒干，为"光香附"；不经火燎，直接晒干者，称"毛香附"。

2. 香附片 取原药材，除去毛须及杂质，切厚片或碾碎。

3. 醋香附

（1）取净香附颗粒或片，加定量的米醋拌匀，闷润至醋被吸尽后，用文火加热炒干，取出晾凉，筛去碎屑。每100kg香附，用米醋20kg。

（2）取净香附，加入定量的米醋，再加与米醋等量的水，共煮至醋液基本吸尽，再蒸5小时，闷片刻，取出微凉，切薄片，干燥，筛去碎屑；或取出干燥后，碾成绿豆大颗粒。每100kg香附颗粒或片，用米醋20kg。

【性状】

1. 香附 本品多呈纺锤形，有的略弯曲，长2~3.5cm，直径0.5~1cm。表面棕褐色或黑褐色，有纵皱纹，并有6~10个略隆起的环节，节上有未除净的棕色毛须和须根断痕。去净毛须者较光滑，环节不明显。质硬。经蒸煮者断面黄棕色或红棕色，角质样；生晒者断面色白而显粉性，内皮层环纹明显，中柱色较深，点状维管束散在。气香，味微苦。

2. 香附片 本品为不规则厚片或颗粒状。外表皮棕褐色或黑褐色，有时可见环节。切面色白或黄棕色，质硬，内皮层环纹明显。气香，味微苦。

3. 醋香附 本品形如香附片（粒），表面黑褐色。微有醋香气，味微苦。

【外观质量评价】 药材以粒大、饱满、棕褐色、质坚实、香气浓者为佳。

【性味归经】 辛、微苦、微甘，平。归肝、脾、三焦经。

【功能主治】 疏肝解郁，理气宽中，调经止痛。用于肝郁气滞，胸胁胀痛，疝气疼痛，乳房胀痛，脾胃气滞，脘腹痞闷，胀满疼痛，月经不调，经闭痛经。

【地方习用品】 同属植物粗根茎莎草（大香附）*Cyperus stoloniferus* Retz. 的根茎，产于广东沿海一带，当地称"咸水香附"。其性状与香附相近而较大，外表多具隆起的密集环节，长2~5cm，直径约1.5cm。质地稍轻而硬。

【易混品及伪品】

1. 扁秆麓草 本品为莎草科植物扁秆麓草 *Scirpus plamculmis* Fr. Schmidf. 的干燥块茎。块茎呈类球形或卵圆形，两端略尖，长 1.2～2.7cm，直径 0.6～1.6cm。表面黑褐色，皱缩不平，具数条微凹的环节及点状须根痕，节上残留 1 到数个坚硬的短根茎。顶端具明显的茎基痕，周围具纤维状毛状物，基部有根茎残留。体轻，质坚硬，断面黄白色，可见点状维管束散在，无内皮层环。气香，味微甘、微辛。

2. 竹节香附 本品为毛茛科植物多被银莲花 *Anemone raddeana* Begel. 的干燥根茎。又名"两头尖"，本品呈类长纺锤形，两端尖细，微弯曲，其中近一端处较膨大，长 1～3cm，直径 2～7mm。表面棕褐色至棕黑色，具微细纵皱纹，膨大部位常有 1～3 个支根痕呈鱼鳍状突起，偶见不明显的 3～5 环节。质硬而脆，易折断，断面略平坦，类白色或灰褐色，略角质样。气微，味先淡后微苦而麻辣。有大毒。

续断
（药典品种）

【来源】本品为川续断科植物川续断 *Dipszcus asper* Wall. ex 的干燥根。

【产地分布】主产于四川、湖北、贵州及云南等地，以湖北宜昌、恩施所产者为道地药材。

【采收季节】秋季采挖。

【规格与加工炮制】

1. 续断 挖取根，除去根头和须根，用微火烘至半干，堆置"发汗"至内部变绿色时，再烘干。

2. 续断片 取原药材，除去杂质，洗净，润透，切厚片，干燥。

3. 盐续断 取净续断片，用盐水拌匀，闷润至透，置锅内用文火加热，炒干，取出，放凉。续断片每100kg，用食盐 2kg。

【性状】

1. 续断 本品呈圆柱形，略扁，有的微弯曲，长 5～15cm，直径 0.5～2cm。表面灰褐色或黄褐色，有稍扭曲或明显扭曲的纵皱及沟纹，可见横列的皮孔样斑痕和少数须根痕。质软，久置后变硬，易折断，断面不平坦，皮部墨绿色或棕色，外缘褐色或淡褐色，木部黄褐色，导管束呈放射状排列。气微香，味苦、微甜而后涩，有类似龙眼肉气味。

2. 续断片 本品呈类圆形或椭圆形的厚片。外表皮灰褐色至黄褐色，有纵皱。切面皮部墨绿色或棕褐色，木部灰黄色或黄褐色，可见放射状排列的导管束纹，形成层部位多有深色环。气微，味苦、微甜而涩。

3. 盐续断　本品形如续断片，表面黑褐色，味微咸。

【外观质量评价】药材以根条粗壮、质软、断面绿褐色、呈现"绿豆碴"者为佳。

【性味归经】苦、辛，微温。归肝、肾经。

【功能主治】补肝肾，强筋骨，续折伤，止崩漏。用于肝肾不足，腰膝酸软，风湿痹痛，跌扑损伤，筋伤骨折，崩漏，胎漏。酒续断多用于风湿痹痛，跌扑损伤，筋伤骨折。盐续断多用于腰膝酸软。

玄参
（药典品种）

【来源】本品为玄参科植物玄参 *Scrophularia ningpoensis* Hemsl. 的干燥根。

【产地分布】主产于浙江东阳、杭州及盘安等地，为著名的"浙八味"之一。

【采收季节】冬季茎叶枯萎时采挖。

【规格与加工炮制】

1. 玄参　挖取根部，除去根茎、幼芽、须根及泥沙，晒或烘至半干，堆放 3~6 天，反复数次至干燥。

2. 玄参片　取原药材，除去残留根茎和杂质，洗净，润透，切薄片，干燥；或微泡，蒸透，稍晾，切薄片，干燥。

【性状】

1. 玄参　本品呈类圆柱形，中间略粗或上粗下细，有的微弯曲，长 6~20cm，直径 1~3cm。表面灰黄色或灰褐色，有不规则的纵沟、横长皮孔样突起和稀疏的横裂纹和须根痕。质坚实，不易折断，断面黑色，微有光泽。气特异似焦糖，味甘、微苦。

2. 玄参片　本品呈类圆形或椭圆形的薄片。外表皮灰黄色或灰褐色。切面黑色，微有光泽，有的具裂隙。气特异似焦糖，味甘、微苦。

【外观质量评价】药材以支条肥大、皮细而紧、质坚实、芦头去净、肉色乌黑者为佳。

劣品玄参饮片中混入芦头片。芦头为非药用部位，在玄参饮片中有时可见将芦头切片混入使用，芦头切片质地疏松，常有空隙。

【性味归经】甘、苦、咸，微寒。归肺、胃、肾经。

【功能主治】清热凉血，滋阴降火，解毒散结。用于热入营血，温毒发斑，热病伤阴，舌绛烦渴，津伤便秘，骨蒸劳嗽，目赤，咽痛，白喉，瘰疬，痈肿疮毒。

【易混品及伪品】

北玄参　本品为玄参科植物北玄参 *Scrophularia buergeriana* Miq. 的根作玄参使用。本品分布于黑龙江、吉林、辽宁、河北、山东、山西、内蒙古、江苏等省区。与玄参的主要区别为该品根呈圆柱形，较小，表面灰黑色，有细根及细根痕。

延胡索
（药典品种）

【来源】　本品为罂粟科植物延胡索 *Corydalis yanhusuo* W. T. Wang 的干燥块茎。

【产地分布】　主产浙江东阳、盤安、永康等地。此外，江苏、上海、湖南、湖北等地亦有引种栽培。

【采收季节】　夏初茎叶枯萎时采挖。

【规格与加工炮制】

1. 延胡索　挖取块茎，除去须根，洗净，置沸水中煮至恰无白心时，取出，晒干。

2. 延胡索片　取原药材，除去杂质，洗净，干燥，切厚片或用时捣碎。

3. 醋延胡索　取净延胡索片或碎块，加醋拌匀，闷润至透，置锅内用文火加热炒干，取出，摊晾凉；或取净延胡索，放入用适量清水稀释的米醋液中，煮至醋液被吸尽，取出，切片或干燥后捣碎；取净延胡索，加醋拌匀闷润，置适宜的容器内，加热蒸透，取出，切片或干燥后捣碎。延胡索每 100kg，用醋 25kg。

【性状】

1. 延胡索　本品呈不规则的扁球形，直径 0.5～1.5cm。表面黄色或黄褐色，有不规则网状皱纹。顶端有略凹陷的茎痕，底部常有疙瘩状突起。质硬而脆，断面黄色，角质样，有蜡样光泽。气微，味苦。

2. 延胡索片　本品呈不规则的圆形厚片。外表皮黄色或黄褐色，有不规则细皱纹。切面黄色，角质样，具蜡样光泽。气微，味苦。

3. 醋延胡索　本品形如延胡索或片，表面和切面黄褐色，质较硬。微具醋香气。

【外观质量评价】　药材以个大、饱满、色黄、质坚、断面金黄色者为佳。

劣品中常掺延胡索饮片提取后残渣。本品形如延胡索饮片，色较深，表面和断面呈黑褐色，质较硬，无光泽。味微苦。

【性味归经】　辛、苦，温。归肝、脾经。

【功能主治】　活血，行气，止痛。用于胸胁、脘腹疼痛，胸痹心痛，经闭痛经，产后瘀阻，跌扑肿痛。

【易混品及伪品】

薯蓣珠芽 本品为薯蓣科植物薯蓣 *Dioscorea opposita* Thunb. 的干燥珠芽的加工品。呈不规则球形，直径 0.8～1.4cm。表面棕色或棕褐色。质坚硬，不易折断，断面黑褐色，无蜡样光泽。气微，味甘。

银柴胡
（药典品种）

【来源】 本品为石竹科植物银柴胡 *Stellaria dichotoma* L. var. lanceolata Bge. 的干燥根。

【产地分布】 主产于宁夏、甘肃、陕西、内蒙古等地。

【采收季节】 春、夏间植株萌发或秋后茎叶枯萎时采挖；栽培品于种植后第三年 9 月中旬或第四年 4 月中旬采挖。

【规格与加工炮制】

1. 银柴胡 采挖根后，除去残茎、须根及泥沙，晒干。

2. 银柴胡片 取原药材，除去杂质，洗净，润透，切厚片，干燥。

【性状】

1. 银柴胡

（1）野生品：本品呈类圆柱形，偶有分枝，长 15～40cm，直径 0.5～2.5cm。表面浅棕黄色至浅棕色，有扭曲的纵皱纹和支根痕，多具孔穴状或盘状凹陷，习称"砂眼"，从砂眼处折断可见棕色裂隙中有细砂散出。根头部略膨大，有密集的呈疣状突起的芽苞、茎或根茎的残基，习称"珍珠盘"。质硬而脆，易折断，断面不平坦，较疏松，有裂隙，皮部甚薄，木部有黄、白色相间的放射状纹理。气微，味甘。

（2）栽培品：有分枝，下部多扭曲，直径 0.6～1.2cm。表面浅棕黄色或浅黄棕色，纵皱纹细腻明显，细支根痕多呈点状凹陷。几无砂眼。根头部有多数疣状突起。折断面质地较紧密，几无裂隙，略显粉性，木部放射状纹理不甚明显。味微甜。

2. 银柴胡片 为类圆形厚片，表面淡黄色或黄白色，中间淡白色，有黄白相间的放射状纹理，周边浅棕色或棕黄色，有纵纹及支根痕。

【外观质量评价】 药材以身干条长而均匀、圆柱形、外皮棕黄色、断面黄白色者为佳。

【性味归经】 甘，微寒。归肝、胃经。

【功能主治】 清虚热，除疳热。用于阴虚发热，骨蒸劳热，小儿疳热。

玉竹

（药典品种）

【来源】本品为百合科植物玉竹 *Polygonatum odoratum*（Mill.）Druce 的干燥根茎。

【产地分布】主产湖南、浙江、江苏、广东、河南及安徽、江西、山东、辽宁、吉林等省。以湖南、河南产量大。

【采收季节】秋季采挖。

【规格与加工炮制】

1. 玉竹 挖取根茎，除去地上部分及须根，洗净，晒至柔软后，反复揉搓、晾晒至无硬心，晒干；或蒸透后，揉至半透明，晒干。

2. 玉竹片 取原药材，除去杂质，洗净，润透，切厚片或段，干燥。

【性状】

1. 玉竹 本品呈长圆柱形，略扁，少有分枝，长 4～18cm，直径 0.3～1.6cm。表面黄白色或淡黄棕色，半透明，具纵皱纹和微隆起的环节，有白色圆点状的须根痕和圆盘状茎痕。干品质硬而脆，遇潮后变软，易折断，断面角质样或显颗粒性。气微，味甘，嚼之发黏。

2. 玉竹片 本品呈不规则厚片或段。外表皮黄白色至淡黄棕色，半透明，有时可见环节。切面角质样或显颗粒性。气微，味甘，嚼之发黏。

【外观质量评价】药材以身干、条长、肉厚、黄白色半透明、无干姜皮、不泛油、味甜者为佳。

【性味归经】甘，微寒。归肺、胃经。

【功能主治】养阴润燥，生津止渴。用于肺胃阴伤，燥热咳嗽，咽干口渴，内热消渴。

【易混品及伪品】除正品外，其他同属植物的根茎在不同地区亦习惯作为玉竹使用，同时也存在着伪品。

1. 毛筒玉竹 本品为同属植物毛筒玉竹 *Polygonatum inflatum* Kom. 的根茎在东北作玉竹药用。根茎长 5～10cm，有的弯曲，直径 6～10mm 左右，表面黄棕色至深棕色，节呈环状，须根脱落或留存。产于黑龙江、辽宁、吉林，在当地作玉竹使用。

2. 二苞玉竹 本品为同属植物二苞玉竹 *Polygonatum involucratum*（Franch. et Sav.）Maxim. 的根茎。山西称"小玉竹"。根茎呈细长圆柱形，直径 3～5mm，较之他种玉竹细而短小。产于东北及华北诸省，在当地作玉竹使用。

3. 新疆玉竹 本品为同属植物新疆玉竹 *Polygonatum rosecum*（Ledeb.）Kunth. 的根茎。又名紫花玉竹、玫瑰红玉竹。根茎呈细圆柱形，粗细大致均匀，直径 3~7mm。产于新疆塔里木盆地，当地作玉竹使用。

4. 康定玉竹　本品为康定玉竹 *Polygonatum pratii* Baker. 的根茎。根茎呈细长圆柱形，近等粗，常有叉状分枝，直径 3~5mm，药材为淡黄棕色，味甜，嚼之有黏性。产于云南及四川西部地区。

5. 热河黄精　本品为热河黄精 *Polygonatum macropodium* Turcz. 的根茎，在东北南部和华北部分地区作玉竹药用，称"大玉竹"。根茎圆柱形，长 5~10cm，直径约 0.5cm，一端稍尖，有时分叉。表面深棕色。节呈环状隆起，疏密不一。

6. 互卷黄精　本品为互卷黄精 *Polygonatum alternicirrhosum* Hand - Mazz. 的根茎。在四川绵阳地区作玉竹使用。

以下为伪品：

7. 深裂竹根七　本品为百合科植物深裂竹根七 *Disporopsis pernyi*（Hua.）Diels 的根茎。呈圆柱形，直径 5~10mm，质地较正品玉竹坚硬，略扁或弯曲，外表棕色。本品在西南地区混称"大玉竹"。

8. 假万寿竹　本品为百合科植物假万寿竹 *Disporopsis fuscopicta* Hance. 的根茎。本品在广西部分地区误作玉竹使用。

郁金
（药典品种）

【来源】

1. 黄丝郁金　为姜科植物姜黄 *Curcuma longa* L. 的干燥块根。

2. 绿丝郁金　为姜科植物蓬莪术 *Curcuma pha eocaulis* Val. 的干燥块根。

3. 温郁金　又名黑郁金。为姜科植物温郁金 *Curcuma rcenyujin* Y. H. Chenet C. Ling. 的干燥块根。

4. 桂郁金　又名莪苓。为姜科植物广西莪术 *Curcumakwangsiensis* S. G. Lee et C. F. Liang 的干燥块根。

5. 白丝郁金　为姜科植物白丝郁金 *Curcuma* Sp. 的干燥块茎。

【产地分布】

1. 黄丝郁金　主产四川犍为、宜宾、新津及重庆等地，销全国并出口。

2. 绿丝郁金　产地同上种。

3. 温郁金　主产于浙江瑞安等地。

4. 桂郁金　主产于广西、云南等地。

5. 白丝郁金　产地同绿丝郁金。

【采收季节】冬末春初采挖。

【规格与加工炮制】

1. 郁金 挖取块根，除去细根及根茎，洗净泥土，放于沸水中煮至粉质略为熟透为度，取出晒干。

2. 郁金片 取原药材，洗净，润透，切薄片，干燥。

【性状】

1. 郁金 温郁金呈长圆形或卵圆形，稍扁，有的微弯曲，两端渐尖，长 3.5 ~ 7cm，直径 1.2 ~ 2.5cm。表面灰褐色或灰棕色，具不规则的纵皱纹，纵纹隆起处色较浅。质坚实，断面灰棕色，角质样；内皮层环明显。气微香，味微苦。

黄丝郁金呈纺锤形，有的一端细长，长 2.5 ~ 4.5cm，直径 1 ~ 1.5cm。表面棕灰色或灰黄色，具细皱纹。断面橙黄色，外周棕黄色至棕红色。气芳香，味辛辣。

桂郁金呈长圆锥形或长圆形，长 2 ~ 6.5cm，直径 1 ~ 1.8cm。表面具疏浅纵纹或较粗糙网状皱纹。气微，味微辛苦。

绿丝郁金呈长椭圆形，较粗壮，长 1.5 ~ 3.5cm，直径 1 ~ 1.2cm。气微，味淡。

2. 郁金片 本品呈椭圆形或长条形薄片。外表皮灰黄色、灰褐色至灰棕色，具不规则的纵皱纹。切面灰棕色、橙黄色至灰黑色。角质样，内皮层环明显。

【外观质量评价】 药材均以个大、饱满、无杂质者为佳。

【性味归经】 辛、苦，寒。归肝、心、肺经。

【功能主治】 活血止痛，行气解郁，清心凉血，利胆退黄。用于胸胁刺痛，胸痹心痛，经闭痛经，乳房胀痛，热病神昏，癫痫发狂，血热吐衄，黄疸尿赤。

远志
（药典品种）

【来源】 本品为远志科植物远志 *Polygala tenuifolia* Willd. 或卵叶远志 *Polygala sibirica* L. 的干燥根。

【产地分布】 主产于山西、陕西、河北、河南等地。

【采收季节】 春季长苗时或秋季叶枯萎时采挖根部。

【规格与加工炮制】

1. 远志 采挖根，除去泥土，晒至皮部稍皱，用手揉搓抽去木心，晒干称"远志筒"；如不能抽去木心的，可将皮部割开，去掉木心，称"远志肉"。过于小的远志因不能去木心，商品称"远志棍"。

2. 远志段 取原药材，除去杂质，略洗，润透，去心，切段，干燥。

3. 制远志 取甘草适当粉碎，加适量水煎煮两次，合并煎液浓缩于甘草量的 10 倍，加入净远志，用文火煮至汤被吸尽，取出干燥。远志每 100kg，用甘草 6kg。

【性状】

1. 远志　本品呈圆柱形，略弯曲，长 3～15cm. 直径 0.3～0.8cm。表面灰黄色至灰棕色，有较密并深陷的横皱纹、纵皱纹及裂纹，老根的横皱纹较密更深陷，略呈结节状。质硬而脆，易折斯，断面皮部棕黄色，木部黄白色，皮部易与木部剥离。气微，味苦、微辛，嚼之有刺喉感。

2. 远志段　本品呈圆柱形的段。外表皮灰黄色至灰棕色，有横皱纹。切面棕黄色，中空。气微，味苦、微辛，嚼之有刺喉感。

3. 制远志　本品形如远志段，表面黄棕色。味微甜。

【外观质量评价】药材以身干、筒粗、色黄、肉厚、去净木心者为佳。一般认为远志筒质量最佳，远志棍最次。

劣品为远志或卵叶远志的干燥根提取残渣。本品与远志的主要区别：质硬，质地干枯，不滋润，味微苦，嚼之无刺喉感，远志筒中部易霉变。

【性味归经】苦、辛，温。归心、肾、肺经。

【功能主治】安神益智，交通心肾，祛痰，消肿。用于心肾不交引起的失眠多梦、健忘惊悸、神志恍惚，咳痰不爽，疮疡肿毒，乳房肿痛。

【易混品及伪品】

1. 野胡麻根　本品为玄参科植物野胡麻 *Dodartia orientalis* Linn. 的根。产于内蒙古、新疆、甘肃、宁夏、四川、西藏等地。外表浅灰棕色，有纵皱纹，少有深陷的横皱纹和支根疤痕。皮部较远志薄，而木质部特别发达。

2. 三叶香草根　本品为报春花科植物三叶香草 *Lysimachia insignis* Hemsl. 的根。产于福建等地。根粗大分枝或缢缩成连珠状，根皮淡黄色。

3. 麦冬细根　本品为百合科植物麦冬 *Ophiopogon japonicas*（L. f）Ker-Gawl. 的干燥细根压扁而成。本品与远志的主要区别：呈细长扁圆柱形，直径 1.5～3mm。表面黄白色或淡黄色，有细皱纹。质柔韧，断面黄白色，中柱细小，多外露。气微，味甘、微苦。

泽泻

（药典品种）

【来源】本品为泽泻科植物泽泻 *Alisma orientalis*（Sam.）Juzep. 的干燥块茎。

【产地分布】主产于福建、四川、江西等地。以福建、四川产者最为著名，故有建泽泻（包括江西泽泻）与川泽泻之称，品质以建泽泻为优，川泽泻产量大。

【采收季节】冬季茎叶开始枯萎时采挖。

【规格与加工炮制】

1. 泽泻　挖出后，除掉茎叶、洗净，烘焙 5~6 天。烘时随时翻动，直至内心发软或相碰时发出响声，即为成品，江西地区在烘焙后，撞去外皮，使表面光滑色白。

2. 泽泻片　取原药材，除去杂质，稍浸，润透，切厚片，干燥。

3. 盐泽泻　取净泽泻片，用盐水喷洒拌匀，稍闷润，置锅内用文火微炒至表面略现黄色，取出，晾干。泽泻片每 100kg，用盐 2kg

【性状】

1. 泽泻　本品呈类球形、椭圆形或卵圆形，长 2~7cm，直径 2~6cm。表面黄白色或淡黄棕色，有不规则的横向环状浅沟纹，习称"冈纹"，尤以建泽泻明显。具多数细小突起的须根痕，底部有的有瘤状芽痕。质坚实，断面黄白色，粉性，有多数细孔。气微，味微苦。另外，建泽泻商品多椭圆形独茎者，称"一枝花"。有的根茎顶端生两个茎，称"马鞍桥"或"双花泻"。川泽泻较建泽泻个小，"冈纹"不明显，断面深乳黄色，质地略显松泡。

2. 泽泻片　本品呈圆形或椭圆形厚片。外表皮黄白色或淡黄棕色，可见细小突起的须根痕。切面黄白色，粉性，有多数细孔。气微，味微苦。

3. 盐泽泻　本品形如泽泻片，表面淡黄棕色或黄褐色，偶见焦斑。味微咸。

【外观质量评价】以块大、黄白色、光滑、质地充实、粉性足者为佳。

【性味归经】甘、淡，寒。归肾、膀胱经。

【功能主治】利水渗湿，泄热，化浊降脂。用于小便不利，水肿胀满，泄泻尿少，痰饮眩晕，热淋涩痛，高脂血症。

浙贝母
（药典品种）

【来源】本品为百合科植物浙贝母 *Fritillara thunbergii* Miq. 的干燥鳞茎。

【产地分布】主产于浙江宁波地区象山、鄞州区等地。

【采收季节】初夏植株枯萎时采挖。

【规格与加工炮制】

1. 浙贝母　挖取鳞茎后洗净，大小分开，大者除去芯芽，习称"大贝"；小者不去芯芽，习称"珠贝"。分别撞擦，除去外皮，拌以煅过的贝壳粉，吸去擦出的浆汁，干燥，商品称"灰贝"；或取鳞茎，大小分开，洗净，除去芯芽，趁鲜切成厚片，洗净，干燥，习称"浙贝片"。

2. 浙贝母片　取原药材，除去杂质，洗净，润透，切厚片，干燥；或打成碎块。

【性状】

1. 浙贝母 大贝为鳞茎外层的单瓣鳞叶，略呈新月形，高 1～2cm，直径 2～3.5cm。外表面类白色至淡黄色，内表面白色或淡棕色，被有白色粉末。质硬而脆，易折断，断面白色至黄白色，富粉性。气微，味微苦。

珠贝为完整的鳞茎，呈扁圆形，高 1～1.5cm，直径 1～2.5cm。表面类白色，外层鳞叶 2 瓣，肥厚，略似肾形，互相抱合，内有小鳞叶 2～3 枚和干缩的残茎。

2. 浙贝母片 为鳞茎外层的单瓣鳞叶切成的片。椭圆形或类圆形，直径 1～2cm，边缘表面淡黄色，切面平坦，粉白色。质脆，易折断，断面粉白色，富粉性。

【外观质量评价】 以鳞叶肥厚、质坚实、粉性足、断面白色为佳。

【性味归经】 苦，寒。归肺、心经。

【功能主治】 清热化痰止咳，解毒散结消痈。用于风热咳嗽，痰火咳嗽，肺痈，乳痈，瘰疬，疮毒。不宜与川乌、制川乌、草乌、制草乌、附子同用。

【附注】

东贝母 本品为浙贝母的类似品，其来源为浙贝母的变种东贝母 *Fritillara thunbergii* Miq. var. Chekiangensis Hsiao et K. G. Hsia. 的鳞茎。《中国药典》未收载。此为野生变种，现主要栽培在浙江东阳、盘安一带。其性状：个大者呈椭圆形，外层两枚鳞叶几乎等大，对合，上端开口；小个者呈卵形，外层 2～3 枚鳞叶大小悬殊，紧密抱合，质坚实，味很苦。在药材市场发现有药商挑选小个东贝母冒充"松贝母"出售。但松贝母类白色，且有"观音坐莲"，味微苦等特征，东贝母白色，底部不平，味很苦，以资区别。

知母
（药典品种）

【来源】 本品为百合科植物知母 *Anemarrhena asph deloides* Bge. 的干燥根茎。

【产地分布】 主产于河北，以易县产者质量最佳，习称"西陵知母"，此外华北、东北及西北诸省亦产。

【采收季节】 春、秋二季采挖。

【规格与加工炮制】

1. 知母 除去须根和泥沙，晒干，习称"毛知母"；或除去外皮，晒干，为"知母肉"。

2. 知母片 取原药材，除去杂质，洗净，润透，切厚片，干燥，去毛屑。

3. 盐知母 取净知母片，用盐水拌匀，稍闷，置锅内，用文火炒干；或先将净知母片置锅内，边炒边喷洒盐水，炒干，取出放凉。知母片每 100kg，用食盐 2 kg。

【性状】

1. 知母　本品呈长条状，微弯曲，略扁，偶有分枝，长 3～15cm，直径 0.8～1.5cm，一端有浅黄色的茎叶残痕。表面黄棕色至棕色，上面有一凹沟，具紧密排列的环状节，节上密生黄棕色的残存叶基，习称"金包头"，由两侧向根茎上方生长；下面隆起而略皱缩，并有凹陷或突起的点状根痕。质硬，易折断，断面黄白色。气微，味微甜、略苦，嚼之带黏性。

2. 知母片　本品呈不规则类圆形的厚片。外表皮黄棕色或棕色，可见少量残存的黄棕色叶基纤维和凹陷或突起的点状根痕。切面黄白色至黄色。气微，味微甜、略苦，嚼之带黏性。

3. 盐知母　本品形如知母片，色黄或微带焦斑。味微咸。

【外观质量评价】毛知母药材以身条肥大、外皮附金黄色细茸毛、质坚实而柔润、断面白色、嚼之味苦而发黏者为佳；知母肉药材以条肥大、滋润、质坚、色白、嚼之发黏者为佳。

【性味归经】苦、甘，寒。归肺、胃、肾经。

【功能主治】清热泻火，滋阴润燥。用于外感热病，高热烦渴，肺热燥咳，骨蒸潮热，内热消渴，肠燥便秘。

紫草

（药典品种）

【来源】本品为紫草科植物新疆紫草 *Arnebia euchroma*（Royle）Johnst. 或内蒙紫草 *Arnebia guttata* Bunge 的干燥根。

【产地分布】新疆紫草主产于新疆紫草，内蒙紫草主产于内蒙古。

【采收季节】春、秋二季采挖。

【规格与加工炮制】

1. 紫草　挖取根部，除去泥沙残茎，干燥。

2. 紫草片　新疆紫草除去杂质，切厚片或段。内蒙紫草除去杂质，洗净，润透，切薄片，干燥。

【性状】

1. 紫草　新疆紫草（软紫草）呈不规则的长圆柱形，多扭曲，长 7～20cm，直径 1～2.5cm。表面紫红色或紫褐色，皮部疏松，呈条形片状，常 10 余层重叠，易剥落。顶端有的可见分歧的茎残基。体轻，质松软，易折断，断面不整齐，木部较小，黄白色或黄色。气特异，味微苦、涩。

内蒙紫草呈圆锥形或圆柱形，扭曲，长 6～20cm，直径 0.5～4cm。根头部略粗大，顶端有残茎1或多个，被短硬毛。表面紫红色或暗紫色，皮部略薄，常数层相叠，易剥离。质硬而脆，易折断，断面较整齐，皮部紫红色，木部较小，黄白色。气特异，味涩。

2. 紫草片 新疆紫草切片为不规则的圆柱形切片或条形片状，直径 1 ~ 2.5cm。紫红色或紫褐色。皮部深紫色。圆柱形切片，木部较小，黄白色或黄色。

内蒙紫草切片为不规则的圆柱形切片或条形片状，有的可见短硬毛，直径 0.5 ~ 4cm，质硬而脆。紫红色或紫褐色。皮部深紫色。圆柱形切片，木部较小，黄白色或黄色。

【外观质量评价】 药材均是以粗长、肥大、色紫、皮厚而木心小者为佳。

【性味归经】 甘、咸，寒。归心、肝经。

【功能主治】 清热凉血，活血解毒，透疹消斑。用于血热毒盛，斑疹紫黑，麻疹不透，疮疡，湿疹，水火烫伤。

【地方习用品】

1. 紫草 本品为紫草科植物紫草（硬紫草）*Arnebia erythrorhizon* Sieb. et Zucc. 的干燥根。药材呈圆锥形，扭曲，有分歧，长 7 ~ 14cm，直径 1 ~ 2cm。表面紫红色或紫黑色，粗糙，有皱纹，皮部薄，易脱落。质硬而脆，易折断，断面皮部深紫色，木部较大，灰黄色。

2. 滇紫草 本品为紫草科植物滇紫草 *Onosma paniumlatum* Bur. et Franch 的干燥根。根呈扭曲不直的圆柱形，长 10 ~ 30cm，直径 0.3 ~ 2.5cm。表面栓皮呈层片状，紫褐色或紫红色。根皮有时脱落，呈不规则层片状。体轻，质硬，易折断。断面黄白色，较平坦。气微弱，味淡微酸。

此外，在有些地区还习用紫草科植物天山紫草 *Lithospermum ischimganicum* B. Fedesch、帕米尔紫草 *Arnebia thomosii* Clarke、长花滇紫草 *Onosma hookeri* Clarke var longiflorum Duthie. 等的根作紫草药用。

紫菀
（药典品种）

【来源】 本品为菊科植物紫菀 *Aster tataricus* L. f. 的干燥根及根茎。

【产地分布】 主产于河北、河南、安徽、山西、黑龙江等地。

【采收季节】 春、秋二季采挖。

【规格与加工炮制】

1. 紫菀 挖取根及根茎，除去有节的根茎（习称"母根"）和泥沙，编成辫状晒干，或直接晒干。

2. 紫菀片 取原药材，除去杂质，洗净，稍润，切厚片或段，干燥。

3. 蜜紫菀 取紫菀片，先将炼蜜加适量开水稀释后，加入紫菀中拌匀，焖透，置锅内用文火炒至不粘手，取出，放凉。紫菀每100kg，用炼蜜25kg。

【性状】

1. 紫菀 本品根茎呈不规则块状，大小不一，顶端有茎、叶的残基，质稍硬。根茎簇生多数细根，长3~15cm，直径0.1~0.3cm，多编成辫状；表面紫红色或灰红色，有纵皱纹；质较柔韧，不易折断，断面灰白色或灰棕色，边缘带紫色。气微香，味甜、微苦，嚼后微有麻辣感。

2. 紫菀片 本品呈不规则的厚片或段。根外表皮紫红色或灰红色，有纵皱纹。切面淡棕色，中心具棕黄色的木心。气微香，味甜，微苦。

3. 蜜紫菀 本品形如紫菀片（段），表面棕褐色或紫棕色。有蜜香气，味甜。

【外观质量评价】药材以身干、条长、色紫红、质柔软、残茎叶去除干净者为佳。

【性味归经】辛、苦，温。归肺经。

【功能主治】润肺下气，消痰止咳。用于痰多喘咳，新久咳嗽，劳嗽咳血。

【地方习用品】

山紫菀 本品为菊科橐吾属（Ligularia）多种植物的根及根茎。包括肾叶橐吾 *Ligularia przewalskii*（Maxim.）Diels. 箭叶橐吾 *Ligularia sagitta*（Maxim.）Mattf. 离舌吾属 *Ligularia veitchana*（Hewsl.）Greenm. 齿叶吾属 *Ligularia dentate*（A. Gray）Hara.

紫菀与山紫菀主要区别点见下表3：

表3：紫菀与山紫菀的主要区别

品名	紫菀	山紫菀
形状	常编成辫状	马尾状或扭曲成团块状
表面	紫红色或灰色	黄棕色或棕褐色，密生黄色或黄棕色短绒毛
断面	无木心	中央有浅黄色木心
质地	质柔韧，不易折断	体轻质脆，易折断

此外，尚有紫菀（Aster）的多种植物的根及根茎在各地应用。

第二章 茎木类

沉香
（药典品种）

【来源】本品为瑞香科植物白木香 *Aquilaria sinensis*（Lour.）Gilg 含有树脂的木材。

【产地分布】主产于广东、广西、海南等地，又名"国产沉香"。

【采收季节】全年均可采收。

【规格与加工炮制】

1. 沉香　割取含树脂的木材，除去不含树脂的部分，阴干。

2. 沉香块　除去枯废白木，劈成小块。用时捣碎或研成细粉。

【性状】

1. 沉香　本品呈不规则块、片状或盔帽状，有的为小碎块。表面凹凸不平，有刀痕，偶有孔洞，可见黑褐色树脂与黄白色木部相间的斑纹，孔洞及凹窝表面多呈朽木状。质较坚实，断面刺状。气芳香，味苦。入水半沉或上浮，燃烧时有浓烟，并有强烈的香气散发及黑色油状物渗出。

2. 沉香块　本品为不规则的极薄片或小碎块或细粉，片面或块面可见黑色与黄色交错的纹理。有特殊香气，味苦，燃烧时有油渗出，香气浓烈。白木香形如沉香，片面或块面可见黑褐色与黄色交错的纹理，质较轻。有特殊香气，味苦。燃烧时有油渗出，冒浓烟，香气浓烈。

【外观质量评价】药材以质坚体重、含树脂多、香气浓郁、味苦、无朽木及不含树脂的木材者为佳。

【性味归经】辛、苦，微温。归脾、胃、肾经。

【功能主治】行气止痛，温中止呕，纳气平喘。用于胸腹胀闷疼痛，胃寒呕吐呃逆，肾虚气逆喘急。

【易混品及伪品】沉香历来为珍贵中药材，价格昂贵，商品时有伪品出现。

1. 劣质白木香　为瑞香科植物白木香 *Aquilaria sinensis*（Lour.）Gilg 的木材的劣质品。呈不规则块状，表面凹凸不平，有刀痕，偶具孔洞，无或少见黑褐色树脂与黄白色相间斑纹。质坚实，断面刺状。气微香，味淡。火烧略有香气，无油状物渗出。

2. 甲沉香　为樟科植物樟树 *Cinnamomum camphora*（L.）Presl. 经多年水浸腐朽船底板的残木。呈不规则块状或朽木状。表面粗糙，黑褐色，常有纤维散在。质轻，较易折断，断面呈枯朽状，未枯朽者断面呈淡棕黄色。微香，有腐木气，火烧有樟脑气，无油状物渗出。

3. 杂木经药水或沉香油浸泡后制成 主要区别点：断面无黑褐色树脂与黄白色相间斑纹，火烧略有或无香气。

【附注】

进口沉香 本品为瑞香科植物沉香 *Aquilaria agallocha* Roxb. 含有树脂的木材。主产于越南、柬埔寨、印尼、马来西亚、泰国等地，我国海南、台湾亦有分布。药材多呈长方形条状或块状，外表绿褐色者称绿油迦南香，紫黑色者称紫油迦南香。均油润光滑，锯开后，断面黑褐色或紫黑色，油性重，软碴（绿油迦南香）者，以指甲刻之，如锥画沙，油随即溢出，用刀刮削，能捻捏成丸、成饼，散发耐久的幽香，味麻辣，嚼之黏牙，燃之出油，入水下沉。

川木通
（药典品种）

【来源】本品为毛茛科植物小木通 *Clematis armandii* Franch. 或绣球藤 *Clematis montana* Buch. – Ham. 的干燥藤茎。

【产地分布】主产于四川、贵州、湖南、陕西、湖北等省。

【采收季节】春、秋二季采收。

【规格与加工炮制】

1. 川木通 割取茎部，除去粗皮，晒干，或趁鲜切薄片，晒干。

2. 川木通片 取原药材未切片者，略泡，润透，切厚片，干燥。

【性状】

1. 川木通 本品呈长圆柱形，略扭曲，长 50～100cm，直径 2～3.5cm。表面黄棕色或黄褐色，有纵向凹沟及棱线；节处多膨大，有叶痕及侧枝痕。残存皮部易撕裂。质坚硬，不易折断。切片厚 2～4mm，边缘不整齐，残存皮部黄棕色，木部浅黄棕色或浅黄色，有黄白色放射状纹理及裂隙，其间布满导管孔，髓部较小，类白色或黄棕色，偶有空腔。气微，味淡。

2. 川木通片 本品呈类圆形厚片。切面边缘不整齐，残存皮部黄棕色，木部浅黄棕色或浅黄色，有黄白色放射状纹理及裂隙，其间密布细孔状导管，髓部较小，类白色或黄棕色，偶有空腔。气微，味淡。

【外观质量评价】药材以条匀、断面色黄白、无黑心者为佳。

【性味归经】苦，寒。归心、小肠、膀胱经。

【功能主治】利尿通淋，清心除烦，通经下乳。用于淋证，水肿，心烦尿赤，口舌生疮，经闭乳少，湿热痹痛。

【地方习用品】商品川木通的品种来源大多为毛茛科铁线莲属（Clematis）植物的茎。除上述二种外，作川木通药用常见的还有下列几种。

1. 钝齿铁线莲 本品为毛茛科植物钝齿铁线莲 *Clematis apiifolia* DC. var. obtusidentata Rehd. et Wils. 的干燥藤茎。药材与上述小木通、绣球藤相似，不同点为本种茎表面有 6 条纵沟和 6 条宽棱，使茎成六棱形，表面灰黄色或黄褐色，栓皮多脱落，断面皮层棕褐色，木质部浅黄色，导管小孔直径较大，药材多切成厚 4~5mm 饮片，饮片略呈梅花状，表面有 6 条纵沟，将饮片分成 6 个大瓣，内有 3 条次生射线纹理。

2. 粗齿铁线莲 本品为毛茛科植物粗齿铁线莲 *Clematis argentilucida*（Levl. Et Vant.）W. T. Wang. 的干燥藤茎。与小木通主要的区别是：粗大，直径一般为 1.2~3.5cm，最粗可达到 4.5cm。表面有 6 个粗大的纵棱和 6 个纵槽，每个大棱有多个细纵棱，每个槽中有 2 个细纵棱。粗皮呈长片状，层层纵向撕裂脱落。横切面上皮部有 6 处内陷，木质部导管孔较大。鲜时切的横切面上常黏附有黑色或灰黄色胶质物。四川万县地区将节膨大不突出，髓心不黑者称"金钱木通"，供出口。

大血藤
（药典品种）

【来源】本品为木通科植物大血藤 *Sargentodoza cuneata*（Oliv.） Rehd. et Wils. 的干燥藤茎。

【产地分布】主产于湖北、四川、江西、河南等地。

【采收季节】秋、冬二季采收。

【规格与加工炮制】

1. 大血藤 割取藤茎，除去侧枝，截段，干燥。

2. 大血藤片 取原药材，除去杂质，洗净，润透，切厚片，干燥。

【性状】

1. 大血藤 本品呈圆柱形，略弯曲，长 30~60cm，直径 1~3cm。表面灰棕色，粗糙，外皮常呈鳞片状剥落，剥落处显暗红棕色，有的可见膨大的节和略凹陷的枝痕或叶痕。质硬，断面皮部红棕色，有数处向内嵌入木部，木部黄白色，有多数细孔状导管，射线呈放射状排列。气微，味微涩。

2. 大血藤片 本品为类椭圆形的厚片。外表皮灰棕色，粗糙。切面皮部红棕色，有数处向内嵌入木部，木部黄白色，有多数导管孔，髓射线棕红色，呈放射状排列。气微，味微涩。

【外观质量评价】药材以条匀、径粗、质坚韧、断面纹理明显、色棕红、气香者为佳。

【性味归经】 苦，平。归大肠、肝经。

【功能主治】 清热解毒，活血，祛风止痛。用于肠痈腹痛，热毒疮疡，经闭，痛经，跌扑肿痛，风湿痹痛。

【易混品及伪品】 在长江以南地区，民间称大血藤的中药，主要是一些木兰科五味子属植物。在四川有将翼梗五味子（*Schisandra* henryi Clarke）的茎称作大血藤；在湖北、四川有将华中五味子（*Schisandra* Rehd. et Wils.）的茎，称为大血藤或红藤；湖北、陕西有些地区将铁箍散〔*S. propinqua*（Wall.）Bail. var. sinensis Oliv.〕的茎作为大血藤入药。大血藤科大血藤的茎与木兰科五味子属植物的茎在外观形态有明显区别：大血藤茎表面栓皮呈棕褐色，木质部黄白色，有淡红色菊花形放射状射线，故有五花血藤之称。五味子属植物茎表面呈棕黄色，木质部淡棕色或棕黄色，有细小的略呈圈状排列的针孔（大型导管），中央有圆点形髓部。二者虽然都具有舒筋活血的功效，但其化学成分不同，不能混用。

钩藤
（药典品种）

【来源】 本品为茜草科植物钩藤 *Uncaria rhynchophylla*（Miq.）Miq. ex Havil、大叶钩藤 *Uncaria. macrophylla* Wall.、毛钩藤 *Uncaria hirsuta* Havil.、华钩藤 *Uncaria sinensis*（Oliv）Havil. 或无柄果钩藤 *Uncaria sessilifructus* Roxb. 的干燥带钩茎枝。

【产地分布】 钩藤主产于广西、广东、湖南、江西一带；大叶钩藤主产于云南、广西、海南等地；毛钩藤主产于广东、广西、贵州、福建及台湾等地；华钩藤主产于四川、湖北、云南、贵州等地；无柄果钩藤主产于广西和云南。

【采收季节】 秋、冬二季采收。

【规格与加工炮制】

钩藤 剪取有钩的藤，趁鲜时将钩平头剪下，除去枝梗、叶，晒干。

【性状】

钩藤 本品茎枝呈圆柱形或类方柱形，长 2～3cm，直径0.2～0.5cm。表面红棕色至紫红色者具细纵纹，光滑无毛；黄绿色至灰褐色者有的可见白色点状皮孔，被黄褐色柔毛。多数枝节上对生两个向下弯曲的钩（不育花序梗），或仅一侧有钩，另一侧为突起的疤痕；钩略扁或稍圆，先端细尖，基部较阔；钩基部的枝上可见叶柄脱落后的窝点状痕迹和环状的托叶痕。质坚韧，断面黄棕色，皮部纤维性，髓部黄白色或中空。气微，味淡。

【外观质量评价】以茎细、钩全、色紫棕者为佳。按来源分为华钩藤与钩藤，习惯认为钩藤质量优于华钩藤。按产地分为温钩藤和西钩藤，温钩藤（浙江温州产）皮色黑褐色，粗糙，不光亮；西钩藤（四川产，系华钩藤）其钩大，色淡黄，基部较宽，质次。广西钩藤钩小，色枣红，有光泽、皮细、多双钩，质佳。现在商品上还分为双钩藤、单钩藤、混钩藤、钩藤枝，以双钩藤为优。

【性味归经】甘，凉。归肝、心包经。

【功能主治】息风定惊，清热平肝。用于肝风内动，惊痫抽搐，高热惊厥，感冒夹惊，小儿惊啼，妊娠子痫，头痛眩晕。

桂枝
（药典品种）

【来源】为樟科常绿乔木肉桂 *Cinnamomum cassia* Presl 的干燥嫩枝。

【产地分布】主产于广东、广西及云南。

【采收季节】春、夏二季采收。

【规格与加工炮制】

1. 桂枝 剪取嫩枝，除去叶，趁鲜切段，晒干。

2. 桂枝片 取原药材，除去杂质，粗细分开，洗净，淋润至透，切薄片或切段，晾干或低温干燥。

【性状】

1. 桂枝 本品呈长圆柱形，多分枝，长 30～75cm，粗端直径 0.3～1cm。表面红棕色至棕色，有纵棱线、细皱纹及小疙瘩状的叶痕、枝痕和芽痕，皮孔点状。质硬而脆，易折断。切片厚 2～4mm，切面皮部红棕色，木部黄白色至浅黄棕色，髓部略呈方形。有特异香气，味甜、微辛，皮部味较浓。

2. 桂枝片 本品为类圆形或椭圆形的片，或不规则的段。表面可见点状皮孔，皮部薄，红棕色，木部黄白色或淡黄棕色，髓部类圆形或略呈方形。有特殊香气，味甜、微辛，皮部味较浓。

【外观质量评价】以枝嫩、棕红色、气香者为佳。

【性味归经】辛、甘，温。归心、肺、膀胱经。

【功能主治】发汗解肌，温通经脉，助阳化气。用于风寒感冒，脘腹冷痛，血寒经闭，关节痹痛，痰饮，水肿，心悸。

海风藤
（药典品种）

【来源】本品为胡椒科植物风藤 *Piper kadsura*（Choisy）Ohwi 的干燥藤茎。

【产地分布】 主产于福建、广东、浙江等地。

【采收季节】 夏、秋二季采割。

【规格与加工炮制】

1. 海风藤 割取藤茎，除去根、叶，晒干。

2. 海风藤片 取原药材，除去杂质，浸泡，润透，切厚片，晒干。

【性状】

1. 海风藤 本品呈扁圆柱形，微弯曲，长 15 ~ 60cm，直径 0.3 ~ 2cm。表面灰褐色或褐色，粗糙，有纵向棱状纹理及明显的节，节间长 3 ~ 12cm，节部膨大，上生不定根。体轻，质脆，易折断，断面不整齐，皮部窄，木部宽广，灰黄色，导管孔多数，射线灰白色，放射状排列，皮部与木部交界处常有裂隙，中心有灰褐色髓。气香，味微苦、辛，嚼之有胡椒辛辣味。

2. 海风藤片 本品为不规则扁圆形厚片，表面灰黄色与灰白色相间排列的放射状纹理，边缘可见小洞成环，髓部灰褐色。周边灰褐色或褐色，有纵向棱状纹理。体轻，质脆。气香，味微苦、辛。

【外观质量评价】 以身干、质硬、体轻、气味辛香、无叶者为佳。

【性味归经】 辛、苦，微温。归肝经。

【功能主治】 祛风湿，通经络，止痹痛。用于风寒湿痹，肢节疼痛，筋脉拘挛，屈伸不利。

【易混品及伪品】

1. 南藤 本品为胡椒科植物湖北胡椒 *Piper wallichii*（Miq.）Hand - Mazz. var. hupehence（C. DC.）和绒毛胡椒 *Piper puberulum*（benth）Maxim. 的干燥藤茎。长约30cm，直径0.1 ~ 0.3cm。表面灰褐色或灰棕色，有纵纹和膨大的节，节间 7 ~ 9cm，光滑或被短毛。质轻而脆。横断面皮部窄，维管束与射线相间呈放射状排列，木部有小孔，中心有灰褐色的髓。叶互生，卵状披针形或卵形，叶片皱缩，灰绿色。气清香，味辛辣。

2. 小风藤 本品为胡椒科植物山蒟 *Piper hancei* Maxim 的干燥藤茎或带叶茎枝。呈圆柱形，多缠绕成团，直径 0.1 ~ 0.4cm。表面灰棕色，有明显膨大的节，节间长 5 ~ 10cm。质轻而脆，断面中心有灰褐色的髓。叶片椭圆形，长 6 ~ 12cm，宽 2.5 ~ 4.5cm，灰绿色。气清香，味辛辣。

3. 广东海风藤 本品为木兰科植物异型南五味子 *Kadsura heteroclita*（Roxb.）Caib 的干燥藤茎。呈圆柱形，直径 1 ~ 3cm。多横切成片。栓皮黄棕色，柔软似棉。除去栓皮者，表面呈棕色。质坚硬，不易折断。横切面皮部占半径的1/4，棕色，显纤维状。木部黄棕色或浅棕色，密布麻点状小孔，圆形的棕褐色的髓位于中央，多呈空洞或裂隙状。有樟木香气，味微涩。

4. **松萝** 本品为松萝科植物松萝 *Usenea longissima* Ach. 的干燥叶状体。呈丝状，表面灰绿色至黄绿色，缠绕成团，长 15～40cm 或更长，主根直径 0.8～1mm，侧枝密生，长 0.3～1.5cm，水泡展开观察，形如蜈蚣。气微，味微酸。

槲寄生
（药典品种）

【来源】本品为桑寄生科植物槲寄生 *Viscum coloratum*（Komar.）Nakai 的干燥带叶茎枝。

【产地分布】主产于河北、辽宁、吉林、内蒙古等地，又名"北寄生"。

【采收季节】冬季至次春采收。

【规格与加工炮制】

1. **槲寄生** 把槲寄生从树上割下，除去最下部粗大的枝梗，切段，干燥，或蒸后干燥。

2. **槲寄生片** 取原药材，除去杂质，略洗，润透，切厚片，干燥。

【性状】

1. **槲寄生** 本品茎枝呈圆柱形，2～5 叉状分枝，长约 30cm，直径 0.3～1cm；表面黄绿色、金黄色或黄棕色，有纵皱纹；节膨大，节上有分枝或枝痕；体轻，质脆，易折断，断面不平坦，皮部黄色，木部色较浅，射线放射状，髓部常偏向一边。叶对生于枝梢，易脱落，无柄；叶片呈长椭圆状披针形，长 2～7cm，宽 0.5～1.5cm；先端钝圆，基部楔形，全缘；表面黄绿色，有细皱纹，主脉 5 出，中间 3 条明显；革质。气微，味微苦，嚼之有黏性。

2. **槲寄生片** 为不规则的厚片，茎外皮黄绿色、黄棕色或棕褐色。切面皮部黄色，木部浅黄色，有放射状纹理，髓部常偏向一边。叶片黄绿色或黄棕色，全缘，有细皱纹，革质。气微，味微苦，嚼之有黏性。

【外观质量评价】以枝嫩、色黄绿、叶多者为佳。

【性味归经】苦，平。归肝、肾经。

【功能主治】祛风湿，补肝肾，强筋骨，安胎元。用于风湿痹痛，腰膝酸软，筋骨无力，崩漏经多，妊娠漏血，胎动不安，头晕目眩。

【地方习用品】

扁枝槲寄生 本品为同科植物扁枝槲寄生 *Viscum articulatum* Burn. f 的干燥茎枝。本品茎枝扁平，具有 2～3 个叉状分支，长 15～30cm，表面黄绿色或黄棕色，有明显的纵条纹或皱纹；节膨大而略扁，每节上部宽，下部渐尖。叶于枝梢节上呈鳞片状突起。质软，不易折断。气微，味微苦。

鸡血藤
（药典品种）

【来源】本品为豆科植物密花豆 *Spatholobus suberectus* Dunn 的干燥藤茎。

【产地分布】主产广西、广东、云南等地。

【采收季节】秋、冬二季采收。

【规格与加工炮制】

鸡血藤　采割全藤，除去枝叶，切片，晒干。

【性状】

鸡血藤　本品为椭圆形、长矩图形或不规则的斜切片，厚0.3～1cm。栓皮灰棕色，有的可见灰白色斑，栓皮脱落处显红棕色。质坚硬。切面木部红棕色或棕色，导管孔多数；韧皮部有树脂状分泌物呈红棕色至黑棕色，与木部相间排列呈数个同心性椭圆形环或偏心性半圆形环；髓部偏向一侧。气微，味涩。

【外观质量评价】药材以条匀、树脂状分泌物较多者为佳。

【性味归经】苦、甘，温。归肝、肾经。

【功能主治】活血补血，调经止痛，舒筋活络。用于月经不调，痛经，经闭，风湿痹痛，麻木瘫痪，血虚萎黄。

【易混品及伪品】商品鸡血藤来源比较复杂，各地区习惯用药亦不同，主要有以下数种。

1. 山鸡血藤　本品为豆科植物香花崖豆藤 *Millettion dielsiana* Harms 的藤茎，又称"丰城鸡血藤"。主产于中南及华东、华西地区，在江西、福建、广东、广西、四川等省区的个别地区作鸡血藤使用。藤茎呈圆柱形，直径0.5～2cm，表面灰棕色，粗糙。皮部约占横切面1/4。商品呈长椭圆形斜切片，外侧淡黄色，内侧有一圈渗出的黑棕色树脂状分泌物。木质部淡黄色，导管孔放射状排列呈轮状，髓小居中。

2. 网络鸡血藤　本品为豆科植物网络鸡血藤 *Millettion reticulate* Benth. 的藤茎，在江苏、浙江、安徽、湖南、湖北、广东、广西等省区使用。茎藤圆柱形，直径约3cm，表面灰黄色，粗糙，具横向环纹，皮孔椭圆形至长椭圆形，长1～5mm，横向开裂。皮部占横切面半径的1/7，分泌物深褐色，木质部黄白色，导管孔不明显，髓小居中。

3. 常春油麻藤　本品为豆科植物常春油麻藤 *Mucuna sempervirens* Hensl. 藤茎。产于福建，当地作鸡血藤用，藤茎呈圆柱形，直径1.6～4.7cm。表面灰褐色，粗糙，具纵沟和细密的横环纹，疣状凸起的皮孔，商品为椭圆形斜切片。韧皮都具棕黄色树脂状分泌物。木质部灰黄色，导管孔放射状排列。韧皮部与木质部相间排列呈数层同心性环，髓小居中。

4. 白花油麻藤 本品为豆科植物常白花麻藤 *Mucuna birdwoodiana* Tutch. 藤茎，主产于广东、广西。在广东、广西、浙江等地区作鸡血藤用，广州称血风藤。藤茎呈扁圆柱形，稍弯曲，直径 3～4.5cm，表面灰棕色。栓皮剥落处现红棕色，有明显纵沟及横向皮孔节处微突起，有时具分枝痕。横切面中央有偏心性的小髓，木质部淡红棕色，韧皮部呈赤褐色至棕黑色的圆环。韧皮部外方为木质部与韧皮部相间排列的同心半圆环。

5. 凤庆鸡血藤 本品木兰科植物异型南五味子 *Kadsura heterodita*.（Roxb.）Craib. 及中间五味子 *Kadsura interior* A. C. Smith. 的藤茎，为云南制造鸡血藤膏的主要原料之一，商品常称"凤庆鸡血藤膏"。

6. 大血藤 本品为木通科植物大血藤 *Sargentodoza cuneata*（Oliv.）Rehd. et Wils. 的干燥藤茎。在东北、西北、中南各省部分地区曾伪充鸡血藤用，其形态特征及功效见"大血藤"项下。

降香
（药典品种）

【来源】本品为豆科植物降香檀 *Dalbergia odorifera* T. Chen 树干和根的干燥心材。

【产地分布】主产于海南等地。

【采收季节】全年均可采收。

【规格与加工炮制】

1. 降香 采伐木材后，锯成段，除去边材，阴干。

2. 降香片 取原药材，除去杂质，劈成小块，碾成细粉或镑片。

【性状】

1. 降香 本品呈类圆柱形或不规则块状。表面紫红色或红褐色，切面有致密的纹理。质硬，有油性。气微香，味微苦。火试：燃烧时香气浓烈，有油渗出，稍后留有白灰。水浸后无染色现象，可用来区别苏木与降香。

2. 降香片 本品为不规则的小碎片或极薄片或细粉，片表面紫红色或红褐色，有致密的纹理。质硬，富油性。粉末呈紫红色或紫褐色。气香，味微苦。

【外观质量评价】药材以色紫红、坚实、不带外皮及白木、油润、香气浓者为佳。

【性味归经】辛，温。归肝、脾经。

【功能主治】化瘀止血，理气止痛。用于吐血，衄血，外伤出血，肝郁胁痛，胸痹刺痛，跌扑伤痛，呕吐腹痛。

络石藤
（药典品种）

【来源】 本品为夹竹桃科植物络石 *Trachelospermum jasminoides* （Lindl.）Lem. 的干燥带叶藤茎。

【产地分布】 主产于浙江、江苏、湖北、安徽等地。

【采收季节】 冬季至次春采收。

【规格与加工炮制】

1. 络石藤 割取地上部分，除去杂质，收集晒干，扎成小把。

2. 络石藤段 取原药材，除去杂质，洗净，稍润，切段，干燥。

【性状】

1. 络石藤 本品茎呈圆柱形，弯曲，多分枝，长短不一，直径 1 ~ 5mm。表面红褐色，有点状皮孔和不定根。质硬，断面淡黄白色，常中空。叶对生，有短柄；展平后叶片呈椭圆形或卵状披针形，长 1 ~ 8cm，宽 0.7 ~ 3.5cm；全缘，略反卷，上表面暗绿色或棕绿色，下表面色较淡；革质。气微，味微苦。

2. 络石藤段 本品呈不规则的段。茎圆柱形，表面红褐色，可见点状皮孔。切面纤维状，黄白色，有时中空。叶全缘，略反卷，革质，折断可见白色丝毛。气微，味微苦。

【外观质量评价】 药材以身干、条长、叶多、色绿者为佳。

【性味归经】 苦，微寒。归心、肝、肾经。

【功能主治】 祛风通络，凉血消肿。用于风湿热痹，筋脉拘挛，腰膝酸痛，喉痹，跌扑损伤。

【地方习用品】

1. 薜荔藤 本品为桑科植物薜荔 *Ficus pumila* L. 的干燥带叶藤茎。在东北、华北、西北、华东及中南部分地区作络石藤使用。茎枝呈圆柱形，细长而弯曲，长短不一，直径 0.1 ~ 0.5cm，有分枝，枝条棕褐色或灰棕色，表面稍抽皱，近结处可见众多成簇的细须根及点状突起的根痕。质脆，易折断，断面浅黄色，可见髓部呈圆点状，偏于一侧。叶互生，多已脱落，常卷折，完整叶展开呈椭圆形，表面光滑，棕绿色，全缘，背面叶脉网状突起，形成许多小凹窝，黄褐色，革质较厚。无臭，味淡。

2. 广东络石藤 本品为茜草科植物匍匐九节 *Psychotria serpens* L. 的地上全株。在广州作络石藤使用。本品茎枝圆柱形，有分枝，长可达150cm 以上。商品多已加工成短段，长度3cm，直径0.3 ~ 0.8cm，表面黑褐色，有纵纹及节。质坚硬，断面浅红棕色，中心有深色的小髓，嫩枝多中空。叶卵形或卵状椭圆形，灰绿色至青色，全缘，革质。气微，味涩，微甘。

木通
（药典品种）

【来源】本品为木通科植物木通 *Akebia quinata*（Thunb.）Decne.、三叶木通 *Akebia tri foliata*（Thunb.）Ko 或 白 木 通 *Akebia tri oliata*（Thunb.）Koidz. ar. australis（Diels）Rehd. 的干燥藤茎。

【产地分布】出产于安徽、浙江、江西、湖南、湖北等地。

【采收季节】秋季采收。

【规格与加工炮制】

1. 木通 截取茎部，除去细枝，阴干。

2. 木通片 取原药材，除去杂质，用水浸泡，泡透后捞出，切片，干燥。

【性状】

1. 木通 本品呈圆柱形，常稍扭曲，长 30～70cm，直径0.5～2cm。表面灰棕色至灰褐色，外皮粗糙而有许多不规则的裂纹或纵沟纹，具突起的皮孔。节部膨大或不明显，具侧枝断痕。体轻，质坚实，不易折断，断面不整齐，皮部较厚，黄棕色，可见淡黄色颗粒状小点，木部黄白色，射线呈放射状排列，髓小或有时中空，黄白色或黄棕色。气微，味微苦而涩。

2. 木通片 本品呈圆形、椭圆形或不规则形片。外表皮灰棕色或灰褐色。切面木质部淡黄褐色或黄白色，射线呈放射状排列，习称"车轮纹"，导管孔紧密排列，中央髓部小或有时中空。气微，味微苦而涩。

【外观质量评价】以条匀、无黑心者为佳。

【性味归经】苦，寒。归心、小肠、膀胱经。

【功能主治】利尿通淋，清心除烦，通经下乳。用于淋证，水肿，心烦尿赤，口舌生疮，经闭乳少，湿热痹痛。

【易混品及伪品】

关木通 为马兜铃科植物木通马兜铃 *Aristolochia mandshuriensis* Komar. 的干燥藤茎。主产于东北各省以及陕西、甘肃等地。由于关木通含马兜里酸，具有肾毒性及致癌作用，国家药监部门曾发文禁止流通使用。其鉴别特征：藤茎呈长圆柱形，稍弯曲，长短不一，直径 1～3cm。表面灰黄色或浅棕黄色，节部稍膨大，节上有枝痕。去皮较深处可见淡黄色带光泽的纵直脊纹（中柱鞘纤维束）。体轻质硬，不易折断，断面黄白色或黄色，皮部狭窄，木部宽广，与射线相间呈放射状排列，木质部有多层整齐排列的小孔（导管），形如蜘蛛网，髓部不明显。气微、味苦。摩擦其切面，有樟脑样气味。

青风藤
（药典品种）

【来源】 本品为防己科植物青藤 *Sinomenium acuturn* （Thunb.） Rehd. et Wils. 和毛青藤 *Sinamenium acutum* （Thunb.） Rehd. et Wils. var. cinereum Rehd. et Wils. 的干燥藤茎。

【产地分布】 主产于浙江、安徽、河南、湖北等省。

【采收季节】 秋末冬初采割。

【规格与加工炮制】

1. 青风藤 割回茎藤，扎把或切长段，晒干。

2. 青风藤片 取原药材，除去杂质，略泡，润透，切厚片，干燥。

【性状】

1. 青风藤 本品呈长圆柱形，常微弯曲，长 20 ~ 70cm 或更长，直径 0.5 ~ 2cm。表面绿褐色至棕褐色，有的灰褐色，有细纵纹和皮孔。节部稍膨大，有分枝。体轻，质硬而脆，易折断，断面不平坦，灰黄色或淡灰棕色，皮部窄，木部射线呈放射状排列，髓部淡黄白色或黄棕色。气微，味苦。

2. 青风藤片 本品呈类圆形的厚片。外表面绿褐色至棕褐色，有的灰褐色，有纵纹，有的可见皮孔。切面灰黄色至淡灰黄色，皮部窄，木部有明显的放射状纹理，习称"车轮纹"，其间具有多数小孔，髓部淡黄白色至棕黄色。气微，味苦。

【外观质量评价】 以条匀、外皮色绿褐者为佳。

【性味归经】 苦、辛，平。归肝、脾经。

【功能主治】 祛风湿，通经络，利小便。用于风湿痹痛，关节肿胀，麻痹瘙痒。

【易混品及伪品】

1. 木防己 本品为防己科植物木防己 *Cocculus trilobus* （Thunb.） DC. 的藤茎。四川地区称其茎为青风藤，贵州、广东称其茎为青藤，河南称其茎为小青藤、根为青风藤。主要区别为：藤茎常扭曲，表面稍粗糙，常密具黄绿色斑点。味微苦。

2. 称钩风 本品为防己科植物称钩风 *Diploclisia chinensis* Merr. 的藤茎。陕西、湖北、湖南以此充青风藤。俗称"湘防己""华防己"。主要区别点为：老茎表面有不规则的纵裂纹，表面灰棕色，有明显横向皮孔。体重，质坚硬。横切面的木质部作放射状约30条左右，具细小孔，且显 2 ~ 7 圈清晰的环纹，偏心性。味微苦。

3. 清风藤 本品为清风藤科植物清风藤 *Sabia japonica* Maxim. 的藤茎。广西部分地区以其嫩枝为清风藤，福建称青风藤，江西、浙江则以其老茎藤入药。主要区别点为：老藤色灰黑，光滑，外表有纵皱及叶柄残基。断面皮部薄，灰黑色，木部黄白色，射线不明显。

4. 鸡矢藤 本品为茜草科植物鸡矢藤 *Paederia scandens*（Lour.）Merr. 的藤茎。福建和湖南称青风藤、青藤。主要特点：呈扭曲状扁圆柱形，表面黄棕色，断面呈"C"字形，具特异致呕臭气。

桑寄生
（药典品种）

【来源】本品为桑寄生科植物桑寄生 *Taxillus chinensis*（DC.）Danser. 的干燥带叶茎枝。

【产地分布】主产于广西、广东、福建等地，故又名"南寄生"。

【采收季节】冬季至次春采收。

【规格与加工炮制】

1. 桑寄生 割取茎枝，除去粗茎，切段，干燥，或蒸后干燥。

2. 桑寄生片 取原药材，除去杂质，略洗，润透，切厚片或短段，干燥。

【性状】

1. 桑寄生 本品茎枝呈圆柱形，长 3~4cm，直径 0.2~1cm。表面红褐色或灰褐色，具细纵纹，并有多数细小突起的棕色皮孔，嫩枝有的可见棕褐色茸毛。质坚硬，断面不整齐，皮部红棕色，木部色较浅。叶多卷曲，具短柄。叶片展平后呈卵形或椭圆形，长 3~8cm，宽 2~5cm，表面黄褐色。幼叶被细茸毛，先端钝圆，基部圆形或宽楔形，全缘，革质。气微，味涩。

2. 桑寄生片 本品为厚片或不规则短段。外表皮红褐色或灰褐色，具细纵纹，并有多数细小突起的棕色皮孔，嫩枝有的可见棕褐色茸毛。切面皮部红棕色，木部色较浅。叶多卷曲或破碎，完整者展平后呈卵形或椭圆形，表面黄褐色，幼叶被细茸毛，先端钝圆，基部圆形或宽楔形，全缘，革质。气微，味涩。

【外观质量评价】以枝细质嫩、色红褐、叶未脱落者为佳。

【性味归经】苦、甘，平。归肝、肾经。

【功能主治】祛风湿，补肝肾，强筋骨，安胎元。用于风湿痹痛，腰膝酸软，筋骨无力，崩漏经多，妊娠漏血，胎动不安，头晕目眩。

【易混品及伪品】

槲寄生 见下槲寄生项下。

苏木
（药典品种）

【来源】本品为豆科植物苏木 Caesalpinia sappan L. 的干燥心材。

【产地分布】主产于台湾、广东、广西等地。

【采收季节】多于秋季采伐。

【规格与加工炮制】

1. 苏木 伐取树干，削去外皮及边材，取其红黄色或黄棕色的中心木材，干燥。

2. 苏木片 取原药材，锯成长约3cm的段，再劈成片或碾成粗粉。

【性状】

1. 苏木 本品呈长圆柱形或对剖半圆柱形。表面黄红色至棕红色，具刀削痕，常见纵向裂缝。质坚硬。断面略具光泽，年轮明显，有的可见暗棕色、质松、带亮星的髓部。气微，味微涩。将本品浸入热水中，水染成鲜艳的桃红色，加酸则变为黄色，再加碱又变为红色。

2. 苏木片 本品呈不规则的极薄片或粗粉，红黄色或黄棕色，极薄片或小碎块，中央可见一条黄白色的髓，少数带有黄白色边材，质致密坚硬。无臭，味微涩。

【外观质量评价】药材以质坚实、色深红、有香气、无边材者为佳。

【性味归经】甘、咸，平。归心、肝、脾经。

【功能主治】活血祛瘀，消肿止痛。用于跌打损伤，骨折筋伤，瘀滞肿痛，经闭痛经，产后瘀阻，胸腹刺痛，痈疽肿痛。

檀香
（药典品种）

【来源】本品为檀香科植物檀香 Santalum album L. 树干的干燥心材。

【产地分布】主产印度孟买、澳大利亚悉尼及印度尼西亚等地区，以印度所产老山檀香质量最佳。

【采收季节】全年可采。

【规格与加工炮制】

1. 檀香 采伐木材后，锯成段，除去边材即为檀香。制造工艺后所剩碎材亦可供药用。

2. 檀香片 取原药材，除去杂质，镑片或锯成小段，劈成小碎块。

【性状】

1. 檀香 本品为长短不一的圆柱形木段，有的略弯曲，一般长约 1m，直径 10~30cm。外表面灰黄色或黄褐色，光滑细腻，有的具疤节或纵裂，横截面呈棕黄色，显油迹。棕色年轮明显或不明显，纵向劈开纹理顺直。质坚实，不易折断。气清香，燃烧时香气更浓；味淡，嚼之微有辛辣感。

2. 檀香片 本品为不规则的条形薄片或小碎块，淡黄棕色，表面纹理纵直整齐。质致密而韧，光滑细致。具特异香气，味微苦、辛。

【外观质量评价】 以色黄、质坚、显油迹、香气浓者为佳。

【性味归经】 辛，温。归脾、胃、心、肺经。

【功能主治】 行气温中，开胃止痛。用于寒凝气滞，胸膈不舒，胸痹心痛，脘腹疼痛，呕吐食少。

【易混品及伪品】

1. 紫檀 本品为豆科植物紫檀 *Pterocarpus santalinus* L. 的木部心材。主产于印度南部，我国海南、台湾亦产。呈长方块状或小碎块，显棕红色，久与空气接触时变暗。质坚实，不易折断。切断面有深浅相隔的层纹。本品用水煮不产生红色溶液，故可以与其他红色木材区分。

2. 扁柏木 本品为柏科植物扁柏 *Chamaecyparis* ssp. 的木材。呈不规则的段块状，有的稍弯曲，外表黄色或黄棕色，有纵沟纹和疤节，纵向劈开纹理多弯曲，横断面年轮明显。具香气，燃烧时冒浓烟，香气无明显变化，味微苦。

3. 掺伪品 本品用檀香树干边材制成的饮片。呈纵劈的不规则短小片块，表面黄白色，纵纹细密，有的不甚顺直。质坚硬而略有韧性，劈下的细小节段横向折断时多稍有牵连而不全断离。

通草
（药典品种）

【来源】 本品为五加科植物通脱木 *Tetrapanax papyrifer*（Hook.）K. Koch 的干燥茎髓。

【产地分布】 主产于贵州、云南、四川、湖南、湖北等地。

【采收季节】 一般在 7~8 月采收。

【规格与加工炮制】

1. 通草 割取茎，截成段，趁鲜取出髓部，理直，晒干。

2. 通草片 取原药材，除去杂质，切厚片。

【性状】

1. 通草 本品呈圆柱形，长 20~40cm，直径 1~2.5cm。表面白色或淡黄色，有浅纵沟纹。体轻，质松软，稍有弹性，易折断，断面平坦，显银白色光泽，中部有直径0.3～0.5cm的空心或半透明的薄膜，纵剖面呈梯状排列，实心者少见。气微，味淡。

2. 通草片 本品为不规则的厚片或圆柱状小段，表面白色或淡黄色，有浅纵沟纹。断面平坦，显银白色光泽，中部空心或有半透明的薄膜。体轻，质松软，稍有弹性。无臭，无味。

【外观质量评价】以条粗、色洁白、有弹性者为佳。

【性味归经】甘、淡，微寒。归肺、胃经。

【功能主治】清热利尿，通气下乳。用于湿热淋证，水肿尿少，乳汁不下。

【易混品及伪品】

小通草 见小通草条。

小通草
（药典品种）

【来源】本品为旌节花科植物喜马山旌节花 *Stachyurus himalai - cus* Hook. f. et Thoms. 、中国旌节花 *Stachyurus chinensis* Franch. 或山茱萸科植物青荚叶 *Heluringia jaPonica*（Thunb.）Dietr. 的干燥茎髓。

【产地分布】主产于湖北、四川、贵州、湖南等地。

【采收季节】秋季采收。

【规格与加工炮制】

1. 小通草 割取茎，截成段，趁鲜取出髓部，理直，晒干。

2. 小通草片 取原药材，除去杂质，切段。

【性状】

1. 小通草 旌节花呈圆柱形，长30～50cm，直径0.5～1cm。表面白色或淡黄龟，无纹理。体轻，质松软，捏之能变形，有弹性，易折断，断面平坦，无空心，显银白色光泽。水浸后有黏滑感。气微，味淡。

青荚叶表面有浅纵条纹。质较硬，捏之不易变形。水浸后无黏滑感。

2. 小通草片 本品为长短不一的细圆柱形小段，表面白色或淡黄色。

【外观质量评价】均以色白、条匀、无斑点者为佳。

劣品常见掺增重粉小通草，为喜马山旌节花、中国旌节花、青荚叶的干燥茎髓加增重粉制成。本品与小通草外观相似，主要区别：表面灰白色，可见白色粉末状物，对光有亮星，质重。

【性味归经】甘、淡，寒。归肺、胃经。

【功能主治】清热，利尿，下乳。用于小便不利，淋证，乳汁不下。

【易混品及伪品】

1. 棣棠花的茎髓　蔷薇科植物棣棠花 *Kerriai aponica*（L.）PG. 的茎髓。在湖北等地亦曾作小通草入药，其茎髓外表光滑无条纹。质较硬，捏之不易变形。水浸后无黏滑感。

2. 马桑的茎髓　本品为忍冬科水马桑 *Weigela japonica* Thunb. var. sinica（Rehd.）Bailey 的干燥茎髓。呈圆柱形或有时略带方形，长短不一，直径 0.6 ~ 0.9cm。外皮白色或黄白色，有宽约 0.1cm 微突起的纵行条纹及凹沟。质稍硬而轻，易折断，折断面白色略平坦。对光有银白色闪光。气微，味淡。遇水无滑黏感。牙咬有"沙沙"声。

3. 绣球藤的茎髓　本品为虎耳草科植物绣球藤 *Hydrangea davidii* Franch 的干燥茎髓。呈圆柱形，长 5 ~ 10cm，直径 0.4 ~ 0.8cm，表面淡黄白色，近平滑或微显纵条纹，有时可见具节处有溢缩的痕迹，质柔软可卷曲。断面平坦，显银白色光泽。无臭，无味。

皂角刺
（药典品种）

【来源】 本品为豆科植物皂荚 *Gleditsia sinensis* Lam. 的干燥棘刺。

【产地分布】 主产河北、山西、山东、河南、江苏、湖北、广西等省区。

【采收季节】 全年均可采收，单以春、秋两季采收为宜。

【规格与加工炮制】

1. 皂角刺　本品用镰刀将刺铲下，晒干。根据不同的产地加工商品分为天丁片、皂刺两种

2. 皂角刺片　将鲜刺趁鲜切纵片，干燥。或取原药材，除去杂质，略泡，润透，切厚片，干燥。

【性状】

1. 皂角刺　本品为主刺和 1 ~ 2 次分枝的棘刺。主刺长圆锥形，长 3 ~ 15cm 或更长，直径 0.3 ~ lcm；分枝刺长 1 ~ 6cm，刺端锐尖，表面紫棕色或棕褐色。体轻，质坚硬，不易折断。切片厚 0.1 ~ 0.3cm，常带有尖细的刺端；木部黄白色，髓部疏松如沙粒状，淡红棕色；质脆，易折断。气微，味淡。

2. 皂角刺片　本品为不规则的厚片，可见锐尖刺。切面木部黄白色，髓呈海绵状淡红棕色，周边棕紫色或棕褐色，质脆，易折断。无臭，味淡。

【外观质量评价】 以外皮色紫棕、质坚、主刺呈圆锥形者为佳。

【性味归经】 辛，温。归肝、胃经。

【功能主治】 消肿托毒，排脓，杀虫。用于痈疽初起或脓成不溃；外治疥癣

麻风。

【易混品及伪品】

1. 野皂角刺 本品为豆科植物野皂角 *Gleditsia heterophylla* Bunge. 带枝条的棘刺。枝条表面呈灰白色或灰绿色，皮部极薄，木部宽广浅黄绿色，髓小，浅棕色。主刺较小，长约 0.6~6cm，基部直径 0.1~0.4cm，末端尖锐，主刺上常有一对短分枝，少数无分枝，分枝长 0.2~0.8cm，直径约 0.1cm。全刺表面呈红棕色或棕褐色。质硬，体轻，易折断。气微，味淡。其与正品的区别：条灰、皮薄、刺形扁、刺小髓小、皮光质松。

2. 日本皂角刺 本品为豆科植物日本皂角 *Gleditsia japonica* Miq. 的棘刺。全刺圆锥形或扁圆柱形，有主刺及分枝棘刺，主刺长 3.5~17cm，基部直径 0.2~0.5cm，由下向上渐细，末端尖锐，分枝刺大部分在主刺下部，长 0.4~6cm，直径 0.3~0.6cm，全刺表面红棕色或紫棕色，略具光泽，有的较粗糙，暗灰色带有黑色小斑点，体轻，质硬，易折断。断面木部浅黄棕色，髓大而疏松，淡红棕色。气微，味涩。

3. 山皂角刺 本品为豆科植物山皂角 *Gleditsia melaneantha* Tanget. Wang. 的棘刺。性状与皂角刺相近，其主要区别点在于：刺体较扁平，形体较小。有的表面红棕色且具光泽，有的表面灰褐色或黑褐色，质地松枯，可折断。

4. 酸枣刺 本品为鼠李科植物酸枣 *Ziziphus jujube* Mill. var. spinosa（Bunge）Hu ex H. F. Chow. 的茎刺。本品多为斜切的饮片。直径 0.5~1.5cm，表面铅灰色或黑色而具光泽，皮孔圆形，棕色，中央具一纵线。茎分枝处具一对黑色托叶刺，刺细长尖锐，直或弯曲。切面皮部极窄，木部木质化，髓灰褐色。气微，味淡。

5. 蔷薇属植物茎刺 本品为蔷薇科蔷薇属多种植物的茎刺。商品多切斜片，表面灰棕色或灰黑色，具纵向纹理，可见纵向扁长的皮刺，细致黄褐色，皮刺呈倒钩状。木部木质化，有类白色放射状纹理。髓灰褐色，疏松，具亮点。气微，味淡。

6. 柘树茎刺 本品桑科植物柘树 *Cudrania tricuspidata*（Carr.）Hu. 的带棘刺的枝条。主要区别点为刺细长约至 5cm，先端细而尖，断面中心髓小。

第三章 皮 类

白鲜皮
（药典品种）

【来源】 本品为芸香科植物白鲜 *Dictamnus dasycarpus* Turcz. 的干燥根皮。

【产地分布】 主产于辽宁、河北、四川、江苏、浙江、安徽等地。

【采收季节】 春，秋二季收。

【规格与加工炮制】

1. 白鲜皮 采挖根部，除去泥沙和粗皮，剥取根皮，干燥。

2. 白鲜皮片 取原药材，除去杂质，洗净，稍润，切厚片，干燥。

【性状】

1. 白鲜皮 本品呈卷筒状，长 5~15cm，直径 1~2cm，厚 0.2~0.5cm。外表面灰白色或淡灰黄色，具细纵皱纹和细根痕，常有突起的颗粒状小点；内表面类白色，有细纵纹。质脆，折断时有粉尘飞扬，断面不平坦，略呈层片状，剥去外层，迎光可见闪烁的小亮点。有羊膻气，味微苦。

2. 白鲜皮片 本品呈不规则的厚片。外表皮灰白色或淡灰黄色，具细纵皱纹及细根痕，常有突起的颗粒状小点；内表面类白色，有细纵纹。切面类白色，略呈层片状。有羊膻气，味微苦。

【外观质量评价】 以身干、条大、肉厚、呈卷筒状、无木心、色灰白、羊膻气明显者为佳。

劣品中常掺有未除去的根及根茎的木心。特征：根茎较粗大有节，细根断面圆形及椭圆形，具有明显的淡黄色木质部；或白鲜的根皮经双氧水处理加工而成，可见表面颜色较白，质地较酥脆，易碎，手握有刺手感，无明显羊膻气；或白鲜皮经提取后的残渣掺增重粉而成，表面颜色较浅，可见白色结晶状物，无羊膻气。

【性味归经】 苦，寒。归脾、胃、膀胱经。

【功能主治】 清热燥湿，祛风解毒。用于湿热疮毒，黄水淋漓，湿疹，风疹，疥癣疮癞，风湿热痹，黄疸尿赤。

【易混品及伪品】

锦鸡儿 本品为豆科植物锦鸡儿 *Caragana sinica* （Buchoz） Rehder. 的干燥根皮。本品呈卷筒状或半卷筒状，栓皮多已除尽。外表面淡黄白色，具明显的棕褐色横向凹纹，内表面浅棕黄色，有细纵纹。质坚硬。断面纤维性，略显粉性。气微香，味苦，嚼之有豆腥气。

椿皮
（药典品种）

【来源】 本品为苦木科植物臭椿 *Ailanthus altissima*（Mill.）Swingle 的干燥根皮或干皮。

【产地分布】 全国大部分地区均有分布，主产于浙江、江苏、湖北、河北等地。

【采收季节】 全年均可采收。

【规格与加工炮制】

1. 椿皮 剥取根皮或干皮，晒干，或刮去粗皮晒干。

2. 椿皮丝 取原药材，除去杂质，洗净，润透，切丝或段，干燥。

3. 麸炒椿皮 先将锅用中火加热，均匀撒入麦麸即刻烟起，随即投入净樗白皮丝或片，拌炒至表面呈深黄色时，取出，筛去麸皮，放凉。樗白皮每100kg，用麸皮10kg。

【性状】

1. 椿皮 本品根皮呈不整齐的片状或卷片状，大小不一，厚0.3~1cm。外表面灰黄色或黄褐色，粗糙，有多数纵向皮孔样突起和不规则纵、横裂纹，除去粗皮者显黄白色；内表面淡黄色，较平坦，密布梭形小孔或小点。质硬而脆，断面外层颗粒性，内层纤维性。气微，味苦。

干皮呈不规则板片状，大小不一，厚0.5~2cm。外表面灰黑色，极粗糙，有深裂。

2. 椿皮丝 本品呈不规则的丝条状或段状。外表面灰黄色或黄褐色，粗糙，有多数纵向皮孔样突起和不规则纵、横裂纹，除去粗皮者显黄白色。内表面淡黄色，较平坦，密布梭形小孔或小点。气微，味苦。

3. 麸炒椿皮 本品形如椿皮丝（段），表面黄色或褐色，微有香气。

【外观质量评价】 以肉厚、无粗皮、色黄白者为佳。

【性味归经】 苦、涩，寒。归大肠、胃、肝经。

【功能主治】 清热燥湿，收敛止带，止泻，止血。用于赤白带下，湿热泻痢，久泻久痢，便血，崩漏。

【易混品及伪品】

香椿皮 本品为楝科植物香椿 *Toona sinensis*（A. Juss.）Roem 的干燥根皮及树皮。呈块片或长卷形，厚薄不一，外表红棕色，有纵纹及裂隙，内表面黄棕色，有细纵纹，断面呈显著地纤维性。稍有香气，味淡，嚼之有香气。

地骨皮
（药典品种）

【来源】本品为茄科植物枸杞 *Lycium chinense* Mill. 或宁夏枸杞 *Lyciumbarba-rum L.* 的干燥根皮。

【产地分布】全国大部分地区均有。

【采收季节】春初或秋后采收。

【规格与加工炮制】

地骨皮　将根挖出，洗净，剥取根皮，晒干。

【性状】

地骨皮　本品呈筒状或槽状，长 3～10cm，宽 0.5～1.5cm，厚 0.1～0.3cm。外表面灰黄色至棕黄色，粗糙，有不规则纵裂纹，易成鳞片状剥落。内表面黄白色至灰黄色，较平坦，有细纵纹，常有白色碱霜。体轻，质脆，易折断，断面不平坦，外层黄棕色，内层灰白色。气微，味微甘而后苦。以"糟皮、白里、无香气"为鉴别特征。

【外观质量评价】以块大、肉厚、无木心、"糟皮、白里、无香气"特征明显者为佳。

劣品中常将枝皮混入地骨皮使用，地骨皮药用部位为根皮，枝皮为非药用部位，应作为劣药对待。枝皮特征：比根皮薄，多破碎，无"白里"特征。

【性味归经】甘，寒。归肺、肝、肾经。

【功能主治】凉血除蒸，清肺降火。用于阴虚潮热，骨蒸盗汗，肺热咳嗽，咯血，衄血，内热消渴。

【易混品及伪品】

1. **香加皮**　药材地骨皮与香加皮（杠柳皮）外形相似，但后者内表面淡黄色，香气浓郁，可资鉴别。

2. **黑果枸杞根皮**　本品为茄科同属植物黑果枸杞 *Lycium ruthenicum* Murray. 的干燥根皮。性状：外表面灰黄白色至土黄色，粗糙，有不规则裂纹。栓皮易脱落，剥落处呈黄棕色。内表面灰白色至淡黄褐色，有细纵纹。体轻，易折断，断面不平坦。气特异，味咸而后苦，无甘味。

杜仲
（药典品种）

【来源】本品为杜仲科植物杜仲 *Eucommza ulmoides* Oliv. 的干燥树皮。

【产地分布】商品过去有川杜仲与汉杜仲之分。川杜仲主产于四川大巴山山脉及贵州娄山山脉者品质最优，为道地药材；汉杜仲主产于陕西、湖北，集散于汉口，品质亦佳。

【采收季节】4~6月采收。

【规格与加工炮制】

1. 杜仲 剥下树皮，刮去粗皮，堆置"发汗"至内皮呈紫褐色，晒干。

2. 杜仲丝 取原药材，刮去残留粗皮，洗净，切块或丝，干燥。

3. 盐杜仲 取杜仲块或丝，用盐水充分拌匀，闷润至盐水被吸尽，置锅内，用中火炒至颜色加深，有焦斑，丝易断时，取出晾凉。筛去碎屑。杜仲每100kg，用食盐2kg。

【性状】

1. 杜仲 本品呈板片状或两边稍向内卷，大小不一，厚3~7mm。外表面淡棕色或灰褐色，有明显的皱纹或纵裂槽纹，有的树皮较薄，未去粗皮，可见明显的皮孔。内表面暗紫色，光滑。质脆，易折断，断面有细密、银白色、富弹性的橡胶丝相连。气微，味稍苦。

2. 杜仲丝 本品呈小方块或丝状。外表面淡棕色或灰褐色，有明显的皱纹。内表面暗紫色，光滑。断面有细密、银白色、富弹性的橡胶丝相连，能拉1cm以上而不断。气微，味稍苦。

3. 盐杜仲 本品形如杜仲块或丝，表面黑褐色，内表面褐色，折断时胶丝弹性较差。味微咸。

【外观质量评价】药材以身干、皮厚、无粗皮、断面白丝多、内表面暗紫色者为佳；盐杜仲以炒至表面黑褐色、内表面褐色、胶丝断裂、味微咸者为佳。

【性味归经】甘，温。归肝、肾经。

【功能主治】补肝肾，强筋骨，安胎。用于肝肾不足，腰膝酸痛，筋骨无力，头晕目眩，妊娠漏血，胎动不安。

【易混品及伪品】

1. 红杜仲、杜仲藤 本品为夹竹桃科植物毛杜仲藤 *Parabarium huaitingii* Chun et Tsian 或杜仲藤 *Parabarium micranthum*（A. DC.）Pierre. 的树皮。性状特征：为卷筒状，长短不一，厚1~2.5mm，外表面灰棕色或灰褐色，可见横长皮孔。质硬而脆，折断有白色胶丝相连，但弹性差，拉之即断，内表面红棕色，有细纵纹。味涩。

2. 土杜仲 本品为卫矛科植物白杜 *Euonymus bungeanus* Maxim 的树皮，其性状为板块状，外表面灰黄色，折断有白色胶丝，但拉之即断。

关黄柏
（药典品种）

【来源】 本品为芸香科植物黄檗 *Phellodendron amurense* Rupr. 的干燥树皮。

【产地分布】 主产于东北三省及内蒙古、河北等地。

【采收季节】 立夏至夏至间采收。

【规格与加工炮制】

1. 关黄柏 剥取树皮，除去粗皮，晒干。

2. 关黄柏丝 取原药材，除去杂质，喷淋清水，润透，切丝，干燥。

3. 盐关黄柏 取关黄柏丝，用盐水拌匀，闷润至盐水被吸尽，置锅内用文火加热炒干，取出放凉。黄柏丝每 100kg，用食盐 2kg，加适量开水溶化澄清。

【性状】

1. 关黄柏 本品呈板片状或浅槽状，长宽不一，厚 2~4mm。外表面黄绿色或淡棕黄色，较平坦，有不规则的纵裂纹，皮孔痕小而少见，偶有灰白色的粗皮残留；内表面黄色或黄棕色。体轻，质较硬，断面纤维性，有的呈裂片状分层，鲜黄色或黄绿色。气微，味极苦，嚼之有黏性。

2. 关黄柏丝 本品呈丝状。外表面黄绿色或淡棕黄色，较平坦。内表面黄色或黄棕色。切面鲜黄色或黄绿色，有的呈片状分层。气微，味极苦，嚼之有黏性。

3. 盐关黄柏 本品形如关黄柏丝，深黄色，偶有焦斑。略具咸味。

【外观质量评价】 以皮厚、断面鲜黄、无栓皮者为佳。

【性味归经】 苦，寒。归肾、膀胱经。

【功能主治】 清热燥湿，泻火除蒸，解毒疗疮。用于湿热泻痢，黄疸尿赤，带下阴痒，热淋涩痛，脚气痿躄，骨蒸劳热，盗汗，遗精，疮疡肿毒，湿疹湿疮。盐关黄柏滋阴降火，用于阴虚火旺，盗汗骨蒸。

黄柏
（药典品种）

【来源】 本品为芸香科植物黄皮树 *Phellodendron chinense* Schneid. 的干燥树皮，习称"川黄柏"。

【产地分布】 主产于湖北、四川、云南、贵州等地。

【采收季节】 立夏至夏至间采收。

【规格与加工炮制】

1. 黄柏 剥取树皮后，除去粗皮，晒干。

2. 黄柏丝 取原药材，除去杂质，喷淋清水，润透，切丝，干燥。

3. 盐黄柏 取黄柏丝，用盐水拌匀，闷润至盐水被吸尽，置锅内用文火加热炒干，取出放凉。黄柏丝每 100kg，用食盐 2kg，加适量开水溶化澄清。

4. 黄柏炭 取黄柏丝，用武火炒至表面焦黑色（但须存性），内部焦褐色，喷淋清水，灭尽火星，取出凉干，凉透。

【性状】

1. 黄柏 本品呈板片状或浅槽状，长宽不一，厚 1~6mm。外表面黄褐色或黄棕色，平坦或具纵沟纹，有的可见皮孔痕及残存的灰褐色粗皮；内表面暗黄色或淡棕色，具细密的纵棱纹。体轻，质硬，断面纤维性，呈裂片状分层，深黄色。气微，味极苦，嚼之有黏性。

2. 黄柏丝 本品呈丝条状。外表面黄褐色或黄棕色。内表面暗黄色或淡棕色，具纵棱纹。切面纤维性，呈裂片状分层，深黄色。味极苦，嚼之有黏性。

3. 盐黄柏 本品形如黄柏丝，表面深黄色，偶有焦斑。味极苦，微咸。

4. 黄柏炭 本品形如黄柏丝，表面焦黑色，内部深褐色或棕黑色。体轻，质脆，易折断。味苦涩。

【外观质量评价】 以皮厚、色鲜黄、无栓皮者为佳。

【性味归经】 苦，寒。归肾、膀胱经。

【功能主治】 清热燥湿，泻火除蒸，解毒疗疮。用于湿热泻痢，黄疸尿赤，带下阴痒，热淋涩痛，脚气痿躄，骨蒸劳热，盗汗，遗精，疮疡肿毒，湿疹湿疮。盐黄柏滋阴降火，用于阴虚火旺，盗汗骨蒸。

【易混品及伪品】

他种树皮染色 为其他植物的树皮，用染料染色加工制成。本品与黄柏的主要区别：内外表面的色泽无明显差异，外表面未见皮孔，内表面光滑，无明显细密的纵棱纹。嚼之无黏性。

海桐皮

【来源】 全国商品海桐皮品种很多，主要有豆科植物刺桐 *Erythria variegate* L. var. orientalis（L.）Merr. 或乔木刺桐 *Erythria arborecens* Roxb；五加科植物刺楸 *Kalopanax septemlobus*（Thunb.）Koidz；芸香科植物椿叶花椒 *Zanthoxylum ailanthoides* Sieb. Et Zucc. 或朵椒 *Zanthoxylum molle* Dehd. 及木棉科植物木棉 *Gassampinus malabariea*（DC）Merr. 的干燥树皮。其中刺桐与乔木刺桐曾被《中国药典》1977 版收载。

【产地分布】 刺桐与乔木刺桐主产湖南、湖北、安徽。刺楸主产于安徽、湖南、湖北、广西等地，为天津、河北、河南、安徽、江西、湖北、湖南、山东、吉林、甘肃等地区习用品。椿叶花椒和朵椒主产于浙江,为浙江、福建、上海、辽宁、北京、陕西地区习用品。木棉主产于广东、广西等地。

【采收季节】 全年可收,而以春季较易剥取。

【规格与加工炮制】

海桐皮 剥后,刮去灰垢,晒干即成。

【性状】

1. 刺桐与乔木刺桐海桐皮 又名刺桐皮,呈板片状,两边略弯曲,厚0.3~1cm。常有宽窄不同的纵凹纹,并散布钉刺。钉刺长圆锥形,高5~8mm,顶端锐尖,刺尖稍弯,基部直径0.5~1cm。较平坦,有细网纹。外表面淡棕色,内表面黄棕色。硬而韧,不易折断。断面呈纤维性。气微香,味微苦。

2. 刺楸海桐皮 本品呈板片状,向内卷曲。表面灰褐色,厚0.3~0.7cm。表面有瘤状突起的钉刺,钉刺圆形或椭圆形,稍纵向扁长,乳头状,钉刺基部直径0.5~1.5cm。内表面淡黄色至棕黄色,有纵向纹理。断面纤维性。气特异,味苦。

3. 椿叶花椒、朵椒海桐皮 又称浙桐皮,呈薄板或卷曲,厚0.15~0.3cm,外表面灰黑色,并有灰白色斑纹,表面有乳头状钉刺分布,钉刺基部直径0.8~2cm,顶端有锐尖刺,有的尖刺已除掉。内表面黄白色或黄棕色,光滑,有细纵纹,质坚韧,断面呈裂片装。气微,味微苦。

4. 木棉海桐皮 亦称广东海桐皮,呈厚板状或向内卷曲,厚1~2cm。外表面灰棕色或灰褐色,乳头状突起的钉刺较大,钉刺上有横环纹,顶端有锐尖,有的锐刺已脱落,钉刺基部直径0.4~1.5cm。内表面黄棕色,光滑,有细纵纹。质坚硬,不易折断,断面纤维性强。气微,味淡,嚼之有黏性。

【外观质量评价】 海桐皮全国各地药用的品种不同,均具祛风通络的作用,而且大都有较长的使用历史,质量上无明显的优次之分。

【性味归经】 辛、微苦,温。归肝、脾经。

【功能主治】 祛风湿,通络止痛。用于腰膝疼痛;外治湿疹。

合欢皮
(药典品种)

【来源】 本品为豆科植物合欢 *Albizia julibrissin* Durazz. 的干燥树皮。

【产地分布】 全国大部分地区均产。

【采收季节】 夏、秋二季采收。

【规格与加工炮制】

1. 合欢皮 剥取树皮,扎成把,晒干。

2. 合欢皮丝 取原药材，除去杂质，洗净，润透，切丝或块，干燥。

【性状】

1. 合欢皮 本品呈卷曲筒状或半筒状，长 40 ~ 80cm，厚0.1 ~ 0.3cm。外表面灰棕色至灰褐色，稍有纵皱纹，有的成浅裂纹，密生明显的椭圆形横向皮孔，棕色或棕红色，偶有突起的横棱或较大的圆形枝痕，常附有地衣斑；内表面淡黄棕色或黄白色，平滑，有细密纵纹。质硬而脆，易折断，断面呈纤维性片状，淡黄棕色或黄白色。气微香，味淡、微涩、稍刺舌，而后喉头有不适感。

2. 合欢皮丝 本品呈弯曲的丝或块片状。外表面灰棕色至灰褐色，稍有纵皱纹，密生明显的椭圆形横向皮孔，棕色或棕红色。内表面淡黄棕色或黄白色，平滑，具细密纵纹。切面呈纤维性片状，淡黄棕色或黄白色。气微香，味淡、微涩、稍刺舌，而后喉头有不适感。

【外观质量评价】 以身干、皮细嫩、无栓皮、皮孔明显者为佳。

【性味归经】 甘，平。归心、肝、肺经。

【功能主治】 解郁安神，活血消肿。用于心神不安，忧郁失眠，肺痈，疮肿，跌扑伤痛。

【易混品及伪品】

山合欢皮 本品为同科植物山合欢 *Albizzia Kalkora*（Roxb.）的干燥树皮。呈灰褐色、棕褐色、灰黑色相间，老树皮粗糙，有纵裂隙。木栓层厚，易剥落，嫩皮有明显纵棱线，嫩树皮上有皮孔，老树皮上不易见。味淡，嚼之稍有刺舌感。

厚朴
（药典品种）

【来源】 本品为木兰科植物厚朴 *Magnolia officinalis* Rehd. et Wils. 或凹叶厚朴 *Magnolia offinalis* Rehd. et Wils. var. biloba Rehd. et Wils. 的干燥干皮、根皮及枝皮。

【产地分布】 主产于四川、湖北、浙江等地，根据产地不同分为"川厚朴"与"温厚朴"。

【采收季节】 4 ~ 6 月采收。

【规格与加工炮制】

1. 厚朴 剥取根皮和枝皮直接阴干；干皮置沸水中微煮后，堆置阴湿处，"发汗"至内表面变紫褐色或棕褐色时，蒸软，取出，卷成筒状，干燥。各地产品因生长部位及加工的不同而有筒朴、蔸朴（靴朴）、枝朴、根朴等规格。

2. 厚朴丝 取原药材，刮去粗皮，洗净，润透，切丝，干燥。

3. 姜厚朴 取净厚朴丝，加姜汁拌匀，润透，置锅内，用文火加热，炒干，取出放凉。或取生姜切片煎汤，另取刮净粗皮的净厚朴，扎成捆，置姜汤中，反复淋润至透心，并煮至姜汤被吸尽，取出，及时切丝，晾干。厚朴每100kg，用生姜10kg。或取鲜生姜片，煎汤，取姜汁喷淋厚朴丝内，润透，晾干。

【性状】

1. 厚朴 干皮呈卷筒状或双卷筒状，长30～35cm，厚0.2～0.7cm，习称"筒朴"；近根部的干皮一端展开如喇叭口，长13～25cm，厚0.3～0.8cm，习称"靴筒朴"。外表面灰棕色或灰褐色，粗糙，有时呈鳞片状，较易剥落，有明显椭圆形皮孔和纵皱纹，刮去粗皮者显黄棕色。内表面紫棕色或深紫褐色，较平滑，具细密纵纹，划之显油痕。质坚硬，不易折断，断面颗粒性，外层灰棕色，内层紫褐色或棕色，有油性，有的可见多数小亮星。气香，味辛辣、微苦。

根皮（根朴）呈单筒状或不规则块片；有的弯曲似鸡肠，习称"鸡肠朴"。质硬，较易折断，断面纤维性。

枝皮（枝朴）呈单筒状，长10～20cm，厚0.1～0.2cm。质脆，易折断，断面纤维性。

2. 厚朴丝 本品呈弯曲的丝条状或单、双卷筒状。外表面灰褐色，有时可见椭圆形皮孔或纵皱纹。内表面紫棕色或深紫褐色，较平滑，具细密纵纹，划之显油痕。切面颗粒性，有油性，有的可见小亮星。气香，味辛辣、微苦。

3. 姜厚朴 本品形如厚朴丝，表面灰褐色，偶见焦斑。略有姜辣气。

【外观质量评价】药材均以厚皮肉细、油性大、断面紫褐色、有小亮星、气味浓厚者为佳。

【性味归经】苦、辛，温。归脾、胃、肺、大肠经。

【功能主治】燥湿消痰，下气除满。用于湿滞伤中，脘痞吐泻，食积气滞，腹胀便秘，痰饮喘咳。

【易混品及伪品】近年来，由于厚朴货源紧缺，商品中出现很多伪品。多达7科30余种，主要是两大类：一类是木兰科植物的树皮，常见有湖北木兰、四川木莲、桂南木莲、凹叶木兰、山玉兰、望春玉兰、紫玉兰、玉兰、威士木兰等；第二类为非木兰科植物的树皮，如胡桃科、大戟科、樟科、杜鹃科、五加科、蔷薇科等。以上伪品的性状特征均与正品厚朴有原则上区别，注意区分。

牡丹皮
（药典品种）

【来源】本品为毛茛科植物牡丹 *Paeonia suffruticosa* Andr. 的干燥根皮。

【产地分布】主产于安徽、四川、湖北、湖南、陕西等地，产于安徽铜陵凤凰山"凤丹皮"质量最佳，为道地药材。

【采收季节】秋季采收。

【规格与加工炮制】

1. 牡丹皮 挖根部，除去细根和泥沙，剥取根皮，晒干或刮去粗皮，除去木心，晒干。前者习称连丹皮，后者习称刮丹皮。

2. 牡丹皮片 取原药材，除去杂质，迅速洗净，润后切薄片，晒干。

【性状】

1. 牡丹皮 连丹皮呈筒状或半筒状，有纵剖开的裂缝，略向内卷曲或张开，长5~20cm，直径0.5~1.2cm，厚0.1~0.4cm。外表面灰褐色或黄褐色，有多数横长皮孔样突起和细根痕，栓皮脱落处粉红色；内表面淡灰黄色或浅棕色，有明显的细纵纹，常见发亮的结晶。质硬而脆，易折断，断面较平坦，淡粉红色，粉性。气芳香，味微苦而涩。刮丹皮外表面有刮刀削痕，外表面红棕色或淡灰黄色，有时可见灰褐色斑点状残存外皮。

2. 牡丹皮片 本品呈圆形或卷曲形的薄片。连丹皮外表面灰褐色或黄褐色，栓皮脱落处粉红色；刮丹皮外表面红棕色或淡灰黄色。内表面有时可见发亮的结晶，习称"亮银星"。切面淡粉红色，粉性。气芳香，味微苦涩。

【外观质量评价】药材以身干、无木心、无须根、条粗长、皮厚、断面粉白色、粉性足、香气浓、亮银星多者为佳。

劣品常为木心未除去者。提取残渣，本品与牡丹皮的主要区别：劣品表面色浅，灰白色，质地松脆易碎，气味弱。

【性味归经】苦、辛，微寒。归心、肝、肾经。

【功能主治】清热凉血，活血化瘀。用于热入营血，温毒发斑，吐血衄血，夜热早凉，无汗骨蒸，经闭痛经，跌扑伤痛，痈肿疮毒。

【易混品及伪品】

牡丹根茎皮 本品呈不规则半筒状，两端多向外反卷，厚约3mm。外表皮黑褐色，较粗糙，剥去外皮呈浅棕黄色；内表面粉白色。质较硬。

秦皮
（药典品种）

【来源】本品为木樨科植物苦枥白蜡树 *Fraxinus rhynchophylla* Hance、白蜡树 *Fraxinus chinensis* Roxb. 、尖叶白蜡树 *Fraxinus szaboana* Lingelsh. 或宿柱白蜡树 *Fraxinus stylosa*. Lingelsh. 的干燥枝皮或干皮。

【产地分布】主产于陕西及东北各地。

【采收季节】春、秋二季采收。

【规格与加工炮制】

1. 秦皮 剥取干或枝皮，晒干。

2. 秦皮丝 取原药材，除去杂质，洗净，润透，切丝，干燥。

【性状】

1. 秦皮 枝皮呈卷筒状或槽状，长 10～60cm，厚 1.5～3mm。外表面灰白色、灰棕色至黑棕色或相间呈斑状，平坦或稍粗糙，并有灰白色圆点状皮孔及细斜皱纹，有的具分枝痕。内表面黄白色或棕色，平滑。质硬而脆，断面纤维性，黄白色。气微，味苦。

干皮为长条状块片，厚 3～6mm。外表面灰棕色，具龟裂状沟纹及红棕色圆形或横长的皮孔。质坚硬，断面纤维性较强。

2. 秦皮丝 本品为长短不一的丝条状。外表面灰白色、灰棕色或黑棕色。内表面黄白色或棕色，平滑。切面纤维性，易分层。质硬。气微，味苦。取本品，加热水浸泡，浸出液在日光下可见碧蓝色荧光。

【外观质量评价】药材以条长、整齐、色灰白、有斑点者为佳。

【性味归经】苦、涩，寒。归肝、胆、大肠经。

【功能主治】清热燥湿，收涩止痢，止带，明目。用于湿热泻痢，赤白带下，目赤肿痛，目生翳膜。

【易混品及伪品】

核桃楸皮 本品为胡桃科植物核桃楸 *Juglans mandshurica* Maxin 的干燥枝皮。呈扭曲的单卷或双卷状。长短不一，厚 0.1～0.2cm。外表面浅灰棕色或灰棕色，有细纵纹及圆形突起的皮孔。内表面暗棕色，平滑有细纹。质坚韧，不易折断，断面纤维性。气微弱，味微苦。水浸液无蓝色荧光。

肉桂
（药典品种）

【来源】本品为樟科植物肉桂 *Cinnamomum cassia* Presl 的干燥树皮。

【产地分布】根据产地有国产肉桂与进口肉桂的不同，国产肉桂主产于广西、广东、福建等地；进口肉桂主产于越南、柬埔寨、斯里兰卡、印度等地。其中以产于越南的"清化桂"品质最优。

【采收季节】肉桂的采收树龄要根据商品的不同要求来确定。一般加工成企边桂、板桂、油桂的树龄需 10～20 年，加工桂通的只需 5～6 年。

【规格与加工炮制】

肉桂 除去杂质及粗皮。用时捣碎。

【性状】

肉桂 本品呈槽状或卷筒状，长 30 ~ 40cm，宽或直径 3 ~ 10cm，厚 0.2 ~ 0.8cm。外表面灰棕色，稍粗糙，有不规则的细皱纹和横向突起的皮孔，有的可见灰白色的斑纹；内表面红棕色，略平坦，有细纵纹，划之显油痕。质硬而脆，易折断，断面不平坦，外层棕色而较粗糙，内层红棕色而油润，两层间有 1 条黄棕色的线纹。气香浓烈，味甜、辣。

【外观质量评价】以皮厚、体重、表面细致、含油量高、香气浓、甜味重而微辛者佳。

【性味归经】辛、甘，大热。归肾、脾、心、肝经。

【功能主治】补火助阳，引火归元，散寒止痛，温通经脉。用于阳痿宫冷，腰膝冷痛，肾虚作喘，虚阳上浮，眩晕目赤，心腹冷痛，虚寒吐泻，寒疝腹痛，痛经经闭。

【易混品及伪品】

桂皮 本品来源于樟科植物阴香 *Cinnamomum burmannii*（Nees）.、细叶香桂 *Cinnamomum chigii* Metcalf.、川桂 *Cinnamomum wilsonii* Gamble.、天竺桂 *Cinnamomum japonicum* Sieb. 的干燥树皮。主产于福建、浙江、广东、广西、四川等地。本品多做香料或副食佐料（如五香粉），很少供药用，但为中药行业经营。性状：呈筒状或不规则的块状，长 30 ~ 60cm，厚 2 ~ 4mm。外皮灰褐色，密生不明显的小皮孔或灰白色花斑，内表面红棕色或灰棕色，光滑，有不明显的细纵纹，指划之微有油痕。质硬而脆，易折断，断面不整齐，气清香，略有樟脑气，味微甜辛。

桑白皮
（药典品种）

【来源】本品为桑科植物桑 *Morus alba* L. 的干燥根皮。

【产地分布】全国大部分地区均有生产。

【采收季节】秋末叶落时至次春发芽前采收。

【规格与加工炮制】

1. 桑白皮 挖根部，刮去黄棕色粗皮，纵向剖开，剥取根皮，晒干。

2. 桑白皮丝 取原药材，除去杂质，洗净，稍润，切丝，干燥。

3. 蜜桑白皮 取炼蜜，用适量开水稀释后，加入净桑白皮丝，拌匀，润透，置锅内，用文火加热，炒至不粘手为度。取出，放凉。桑白皮每 100kg，用炼蜜 25kg。

【性状】

1. 桑白皮 本品呈扭曲的卷筒状、槽状或板片状，长短宽窄不一，厚 1 ~

4mm。外表面白色或淡黄白色，较平坦，有的残留橙黄色或棕黄色鳞片状粗皮；内表面黄白色或灰黄色，有细纵纹。体轻，质韧，纤维性强，难折断，易纵向撕裂，撕裂时有粉尘飞扬。气微，味微甘。

2. 桑白皮丝 本品呈长短不一的丝条状，宽 3～5mm。外表面类白色或黄白色，较平坦；内表面黄白色或灰黄色，有细纵纹，切断面纤维性，体轻，质韧。气微，味微甜。

3. 蜜桑白皮 本品性状与生片相似，表面深黄色，质滋润，略有光泽。有蜜香气，味甜。

【外观质量评价】药材以纯根皮、色白、皮厚、质柔韧、无粗皮、嚼之有黏性、成丝团者为佳。

【性味归经】甘，寒。归肺经。

【功能主治】泻肺平喘，利水消肿。用于肺热喘咳，水肿胀满尿少，面目肌肤浮肿。

五加皮
（药典品种）

【来源】本品为五加科植物细柱五加 *Acanthopanar gracilistμlus* W. W. Smith 的干燥根皮。

【产地分布】主产于湖北、河南、安徽等地，又名"南五加皮"。

【采收季节】夏、秋二季收。

【规格与加工炮制】

1. 五加皮 采挖根部，洗净，剥取根皮，晒干。

2. 五加皮片 取原药材，除去杂质，洗净，润透，切厚片，干燥。

【性状】

1. 五加皮 本品呈不规则卷筒状，长 5～15cm，直径 0.4～1.4cm，厚约 0.2cm。外表面灰褐色，有稍扭曲的纵皱纹和横长皮孔样斑痕；内表面淡黄色或灰黄色，有细纵纹。体轻，质脆，易折断，断面不整齐，灰白色。气微香，味微辣而苦。

2. 五加皮片 本品为不规则小段，外表面灰褐色，有横向皮孔及纵皱，内表面淡黄色或灰黄色，断面不整齐，灰白色或灰黄色。体轻，质脆。气微香，味微辣而苦。

【外观质量评价】以粗长、皮厚、气香、无木心者为佳。

【性味归经】辛、苦，温。归肝、肾经。

【功能主治】祛风除湿，补益肝肾，强筋壮骨，利水消肿。用于风湿痹病，筋骨痿软，小儿行迟，体虚乏力，水肿，脚气。

【地方习用品】

1. 红毛五加 本品为五加科植物红毛五加 *Acanthopanax giraldii* Harms 的干燥茎皮。呈卷筒状。外表面黄色或棕色，密被红棕色毛状针刺，针刺长 3～5mm，倒向一端。质轻脆，易折断。本品产于四川、云南等地，曾在四川、青海、甘肃等地作五加皮使用。

2. 无梗五加 本品为五加科植物无梗五加 *Acanthopanax sessiliflorus*（Ruper. Et Maxim.）的干燥根皮。使用于东北地区。根皮卷筒状，表面灰褐色至灰黑色，内表面淡黄棕色，无纤维性。根茎和茎呈不规则圆柱形，表面暗灰色或灰黑色，有明显隆起的椭圆形皮孔。质硬，折断面无纤维性。气微香，味淡。

3. 刺五加（药典品种） 本品为五加科植物刺五加 *Acanthopanax senticosus*（Rupr. Et Maxim）Harms 的干燥根及根茎。主产于黑龙江、吉林、辽宁等地。根呈圆柱形，多扭曲。根茎呈结节状不规则圆柱形。表面灰褐色至黑褐色。有细纵沟及皱纹，皮部较薄，易剥落，剥落处呈灰黄色。质硬，断面黄白色，纤维性。气香特异，味微辛，稍苦、涩。

4. 香加皮（药典品种） 本品为萝藦科植物杠柳 *Periploca sepium* Bge. 的干燥根皮。习称"北五加皮"，在药材市场中混用的现象比较常见。本品有毒，其性状与五加皮不同，应区别使用。性状特征见香加皮项下。

香加皮
（药典品种）

【来源】本品为萝藦科植物杠柳 *Periploca sepium* Bge. 的干燥根皮。

【产地分布】主产于河北、山西、河南、陕西、山东等地，主销北方各省，故称"北五加皮"。

【采收季节】春、秋二季采收。

【规格与加工炮制】

1. 香加皮 挖取根后，除去须根、秧苗，用木棒砸离皮，将骨抽出，洗净，晒干。

2. 香加皮片 取原药材，除去杂质，洗净，润透，切厚片，干燥。

【性状】

1. 香加皮 本品呈卷筒状或槽状，少数呈不规则的块片状，长 3～10cm，直径 1～2cm，厚 0.2～0.4cm。外表面灰棕色或黄棕色，栓皮松软常呈鳞片状，易剥落。内表面淡黄色或淡黄棕色，较平滑，有细纵纹。体轻，质脆，易折断，断面不整齐，黄白色。有特异香气，味苦。

2. 香加皮片　本品呈不规则的卷筒状或厚片。外表面灰棕色或黄棕色，栓皮常呈鳞片状。内表面淡黄色或淡黄棕色，有细纵纹。切面黄白色。有特异香气，味苦。

【外观质量评价】以根皮厚、色灰棕、香气浓者为佳。

【性味归经】辛、苦，温；有毒。归肝、肾、心经。

【功能主治】利水消肿，祛风湿，强筋骨。用于下肢浮肿，心悸气短，风寒湿痹，腰膝酸软。

紫荆皮

【来源】紫荆皮为少用中药材，《中国药典》历次版本均无收载。其全国使用品种各异，主要有：

1. 木兰科植物长梗南五味子 *Kadsura Longipedunculata* Finet et Gagnep. 的干燥根皮，又名紫金皮、浙江紫荆皮。

2. 豆科植物紫荆 *Cercis chinensis* Bunge. 的干燥树皮。

3. 大戟科植物余甘子 *Phyllanthus emblica* L. 的干燥树皮。又名广东紫荆皮。

以上三种为全国大多地区使用。此外还有千屈菜科植物紫薇的树皮以及豆科植物美丽胡枝子的树皮在部分地区亦作为"紫荆皮"使用。

【产地分布】浙江紫荆皮主产于浙江、福建；紫荆皮主产于全国大部分地区；广东紫荆皮主产于广东、广西。

【采收季节】夏秋季收。

【规格与加工炮制】

紫荆皮　剥取树干或根皮，刷去泥沙，晒干

【性状】

1. 浙江紫荆皮　本品根皮呈不规则卷筒状或片块，长 4～10cm，厚 1～4mm。表面栓皮松软，灰棕色至灰黄色，栓皮脱落处棕褐色。内表面暗棕色，有纵向细纹，纤维样。体较轻，质松易折断，断面纤维性。气香，味苦而涩，嚼之有辛凉感。

2. 紫荆皮　本品树皮呈长筒状或槽状片块，长短不一，枝皮厚 0.3～0.6cm，干皮厚 0.8～2cm。表面红棕色至灰棕褐色，具明显的纵向纹，内表面紫棕色，有细纵纹。质坚硬，纤维性不易折断，断面不平坦，棕红色，在阳光下可见细小亮星。气无，味涩。

3. 广东紫荆皮　本品树皮呈不规则筒状或槽片状，表面紫褐色，常见附有白色斑块，并有细纵皱纹，内表面紫棕色，稍平滑而有细微纵向纹。质坚硬，不易折断，断面略呈颗粒性，紫棕色。气微，味淡微涩。

【**外观质量评价**】以上三种均以皮厚、完整者为佳。

【**性味归经**】苦，平。归肝，脾经。

【**功能主治**】三种紫荆皮功效大致相同，均有解毒消肿、活血止痛的作用。用于妇女血气疼痛、痈肿疮疡、跌打损伤疼痛等证。

第四章 叶 类

艾叶
（药典品种）

【来源】 本品为菊科植物艾 *Artemisia argyi* Levl. et Vant. 的干燥叶。

【产地分布】 全国大部分地区均产，主产于安徽、湖北、河北、山东等省。习惯认为以产于湖北蕲州者为佳。

【采收季节】 夏季花未开时采收。

【规格与加工炮制】

1. 艾叶 采摘后除去杂质及梗，筛去灰屑。

2. 醋艾叶炭 取净艾叶，置锅内用中火炒至表面焦变黑色，喷洒醋液，炒干，凉透。艾叶每 100kg，用醋 15kg。

【性状】

1. 艾叶 本品多皱缩、破碎，有短柄。完整叶片展平后呈卵状椭圆形，羽状深裂，裂片椭圆状披针形，边缘有不规则的粗锯齿；上表面灰绿色或深黄绿色，有稀疏的柔毛和腺点；下表面密生灰白色茸毛。质柔软。气清香，味苦。

2. 醋艾叶炭 本品呈不规则的碎片，表面黑褐色，有细条状叶柄。具醋香气。

【外观质量评价】 药材以色青、背面灰白色、茸毛多、叶厚、质柔软而韧、香气浓郁者为佳；醋艾炭以表面黑褐色、具醋香气者为佳。

【性味归经】 辛、苦，温；有小毒。归肝、脾、肾经。

【功能主治】 温经止血，散寒止痛；外用祛湿止痒。用于吐血，衄血，崩漏，月经过多，胎漏下血，少腹冷痛，经寒不调，宫冷不孕；外治皮肤瘙痒。醋艾炭温经止血，用于虚寒性出血。

【易混品及伪品】

艾叶在全国各地的习用品种及混淆品种较多。

1. 艾蒿 本品为同属植物艾蒿 *Artemisia vulgaris* L 的叶作艾叶药用。主要区别为艾蒿叶上表面无蛛丝状柔毛及白色腺点。

2. 野艾蒿 本品为同属植物野艾蒿 *Artemisia lavandulaefolia* DC. 的干燥叶片入药。它与艾叶的主要区别为：叶二回羽状深裂至全裂，裂片条形或狭条状披针形，边缘常微反卷。

3. 魁蒿 魁蒿 *Artemisia princeps* Pamp. 本品与艾叶的主要区别为：叶羽状3～5裂，或仅有不整齐缺刻，裂片卵圆形，叶上表面无白色腺点。

侧柏叶
（药典品种）

【来源】本品为柏科植物侧柏 *PLatycladus orientalis*（L.）Franco 的干燥枝梢和叶。

【产地分布】全国大部分地区均产。

【采收季节】多在夏、秋二季采收。

【规格与加工炮制】

1. 侧柏叶 剪下大枝，干燥后取其小枝叶，扎成小把，置通风处风干，不宜曝晒。

2. 侧柏叶片 取原药材，除去杂质及硬梗。

3. 侧柏炭 取净侧柏叶，置锅内用武火炒至表面焦褐色，内部焦黄，喷洒清水少许，灭尽火星，取出凉透。

【性状】

1. 侧柏叶 本品多分枝，小枝扁平。叶细小鳞片状，交互对生，贴伏于枝上，深绿色或黄绿色。质脆，易折断。气清香，味苦涩、微辛。

2. 侧柏叶片 本品为不规则多节枝叶片。表面青绿色或黄绿色，质脆。气微清香，味苦涩。

3. 侧柏炭 本品形如侧柏叶片，表面黑褐色。质脆，易折断，断面焦黄色。气香，味微苦涩。

【外观质量评价】药材以枝嫩、色深绿者为佳。

【性味归经】苦、涩，寒。归肺、肝、脾经。

【功能主治】凉血止血，化痰止咳，生发乌发。用于吐血，衄血，咯血，便血，崩漏下血，肺热咳嗽，血热脱发，须发早白。

大青叶
（药典品种）

【来源】本品为十字花科植物菘蓝 *Isatis indigotica* Fort. 的干燥叶。

【产地分布】主产于江苏、河北、河南、安徽、浙江等地。

【采收季节】夏、秋二季分 2~3 次采收。

【规格与加工炮制】

1. 大青叶 铲取叶，除去杂质，晒干。

2. 大青叶片 取原药材，除去杂质，抢水洗，切碎，干燥。

【性状】

1. 大青叶 本品多皱缩卷曲，有的破碎。完整叶片展平后呈长椭圆形至长圆状倒披针形，长 5～20cm，宽 2～6cm；上表面暗灰绿色，有的可见色较深稍突起的小点；先端钝，全缘或微波状，基部狭窄下延至叶柄呈翼状；叶柄长 4～10cm，淡棕黄色。质脆。气微，味微酸、苦、涩。

2. 大青叶片 本品为不规则的碎段。叶片暗灰绿色，叶上表面有的可见色较深稍突起的小点；叶柄碎片淡棕黄色。质脆。气微，味微酸、苦、涩。

【外观质量评价】药材以叶大而无柄、叶片完整、色暗灰绿者为佳。

【性味归经】苦，寒。归心、胃经。

【功能主治】清热解毒，凉血消斑。用于温病高热，神昏，发斑发疹，痄腮，喉痹，丹毒，痈肿。

【易混品及伪品】

1. 马大青叶 本品为马鞭草科植物大青 *Clerodendrum cyrtophyllum* Turcz 的干燥叶片。性状特点：叶片微折皱，呈长椭圆形。上表面棕黄色或棕绿色，下表面色较浅，全缘。顶端渐尖，基部钝圆。质脆易碎。气微弱，味淡或微苦。

2. 马蓝 本品为爵床科植物马蓝 *Strobilanthes cusia*（Nees）O. Kze 的干燥叶片。性状特点：多皱缩成不规则团块，黑绿色或暗棕黑色。完整叶片呈椭圆形或倒卵状长圆形。叶缘有细小浅钝锯齿，先端渐尖，基部渐窄。叶脉于背面稍明显。小枝呈四棱形，棕黑色。气微弱，味涩或微苦。

【附注】

蓼大青叶（药典品种） 为蓼科植物蓼蓝 *Polygonum tinctorium* Ait. 的干燥叶。性状特点：本品多皱缩、破碎，完整者展平后呈椭圆形，长 3～8cm，宽 2～5cm。蓝绿色或黑蓝色，先端钝，基部渐狭，全缘。叶脉浅黄棕色，于下表面略突起。叶柄扁平，偶带膜质托叶鞘。质脆。气微，味微涩而稍苦。

番泻叶
（药典品种）

【来源】本品为豆科植物狭叶番泻 *Cassia angustifolia* Vahl 或尖叶番泻 *Cassia acutifolia* Delile 的干燥小叶。

【产地分布】狭叶番泻叶主产印度、埃及、苏丹等国，尖叶番泻叶主产埃及的尼罗河中上游地区。

【采收季节】狭叶番泻叶在开花前采收，尖叶番泻叶在果实将成熟时采收。

【规格与加工炮制】

1. 狭叶番泻叶 摘下叶片，阴干后分级。

2. 尖叶番泻叶 剪下枝条，摘取叶片晒干。

【性状】

1. 狭叶番泻 本品呈长卵形或卵状披针形，长 1.5~5cm，宽 0.4~2cm，叶端急尖，叶基稍不对称，全缘。上表面黄绿色，下表面浅黄绿色，无毛或近无毛，叶脉稍隆起。革质。气微弱而特异，味微苦，稍有黏性。

2. 尖叶番泻 本品呈披针形或长卵形，略卷曲，叶端短尖或微突，叶基不对称，两面均有细短毛茸。

【外观质量评价】药材以叶片大、完整、色绿者为佳。

【性味归经】甘、苦，寒。归大肠经。

【功能主治】泻热行滞，通便，利水。用于热结积滞，便秘腹痛，水肿胀满。

枇杷叶
（药典品种）

【来源】本品为蔷薇科植物枇杷 *Eriobotrya japonica* （Thunb.）Lindl. 的干燥叶。

【产地分布】主产长江流域及南方各省。江苏、浙江产者为"苏枇杷叶"，广东产者为"广枇杷叶"，以"广枇杷叶"质量为优。

【采收季节】全年均可采收。

【规格与加工炮制】

1. 枇杷叶 采摘后晒至七八成干时，扎成小把，再晒干。

2. 枇杷叶丝 取原药材，除去茸毛，用水喷润，切丝，干燥。

3. 蜜枇杷叶 取炼蜜用适量开水稀释后，加入净枇杷叶丝中拌匀，闷润，置锅内，用文火加热，炒至不粘手为度，取出，放凉。枇杷叶丝每100kg，用炼蜜20kg。

【性状】

1. 枇杷叶 本品呈长圆形或倒卵形，长 12~30cm，宽 4~9cm。先端尖，基部楔形，边缘有疏锯齿，近基部全缘。上表面灰绿色、黄棕色或红棕色，较光滑；下表面密被黄色茸毛，主脉于下表面显著突起，侧脉羽状；叶柄极短，被棕黄色茸毛。革质而脆，易折断。气微，味微苦。

2. 枇杷叶丝 本品呈丝条状。表面灰绿色、黄棕色或红棕色，较光滑。下表面可见茸毛，主脉突出。革质而脆。气微，味微苦。

3. 蜜枇杷叶 本品形如枇杷叶丝，表面黄棕色或红棕色，微显光泽，略带黏性。具蜜香气，味微甜。

【外观质量评价】药材以身干、叶大、色绿或红棕色、不破碎、无黄叶者为佳。

【性味归经】苦，微寒。归肺、胃经。

【功能主治】清肺止咳，降逆止呕。用于肺热咳嗽，气逆喘急，胃热呕逆，烦热口渴。

桑叶
（药典品种）

【来源】本品为桑科植物桑 *Morus alba* L. 的干燥叶。

【产地分布】全国大部分地区均产，以南方育蚕区产量较大。

【采收季节】初霜后采收。

【规格与加工炮制】

桑叶　除去杂质，晒干。

【性状】

桑叶　本品多皱缩、破碎。完整者有柄，叶片展平后呈卵形或宽卵形，长8～15cm，宽7～13cm。先端渐尖，基部截形、圆形或心形，边缘有锯齿或钝锯齿，有的不规则分裂。上表面黄绿色或浅黄棕色，有的有小疣状突起；下表面颜色稍浅，叶脉突出，小脉网状，脉上被疏毛，脉基具簇毛。质脆。气微，味淡、微苦涩。

【外观质量评价】根茎采收季节的不同，有嫩桑叶与霜桑叶的区别，传统认为霜桑叶优于嫩桑叶。

【性味归经】甘、苦，寒。归肺、肝经。

【功能主治】疏散风热，清肺润燥，清肝明目。用于风热感冒，肺热燥咳，头晕头痛，目赤昏花。

石韦
（药典品种）

【来源】本品为水龙骨科植物庐山石韦 *Pyrrosio sheareri*（Bak.）Ching、石韦 *Pyrrosia lingua*（Thunb.）Farwell 或有柄石韦 *Pyrrosia petiolosa*（Christ）Ching 的干燥叶。

【产地分布】庐山石韦主产于安徽、浙江、湖南、湖北等地，石韦主产于河南、浙江、安徽等地，有柄石韦全国大部分地区均产。

【采收季节】全年均可采收。

【规格与加工炮制】

1. 石韦　采挖后除去根茎和根，晒干或阴干。

2. 石韦片 取原药材，除去杂质，洗净，切段，干燥，筛去细屑。

【性状】

1. 石韦 庐山石韦叶片略皱缩，展平后呈披针形，长 10~25cm，宽 3~5cm。先端渐尖，基部耳状偏斜，全缘，边缘常向内卷曲；上表面黄绿色或灰绿色，散布有黑色圆形小凹点；下表面密生红棕色星状毛，有的侧脉间布满棕色圆点状的孢子囊群。叶柄具四棱，长 10~20cm，直径 1.5~3mm，略扭曲，有纵槽。叶片革质。气微，味微涩苦。

石韦叶片披针形或长圆披针形，长 8~12cm，宽 1~3cm。基部楔形，对称。孢子囊群在侧脉间，排列紧密而整齐。叶柄长5~10cm，直径约 1.5mm。

有柄石韦叶片多卷曲呈筒状，展平后呈长圆形或卵状长圆形，长 3~8cm，宽 1~2.5cm。基部楔形，对称；下表面侧脉不明显，布满孢子囊群。叶柄长 3~12cm，直径约 1mm。

2. 石韦片 本品呈丝条状。上表面黄绿色或灰褐色．下表面密生红棕色星状毛。孢子囊群着生侧脉间或下表面布满孢子囊群。叶全缘。叶片革质。气微，味微涩苦。

【外观质量评价】商品有大叶石韦、小叶石韦及石韦之分。药材以身干、叶大、质厚、背面色发红、叶完整者为佳。习惯认为，浙江产的大叶石韦为最佳。

【性味归经】甘、苦，微寒。归肺、膀胱经。

【功能主治】利尿通淋，清肺止咳，凉血止血。用于热淋，血淋，石淋，小便不通，淋漓涩痛，肺热喘咳，吐血，衄血，尿血，崩漏。

第五章　花　类

丁香
（药典品种）

【来源】本品为桃金娘科植物丁香 *Eugenia caryophullata* Thunb. 的干燥花蕾。

【产地分布】主产于非洲及亚洲的斯里兰卡、印尼，现国内广东、海南也有出产。

【采收季节】当花蕾由绿色转红时采摘。

【规格与加工炮制】

丁香　采下后除去杂质，筛去灰屑。用时捣碎。

【性状】

丁香　本品略呈研棒状，长 1～2cm。花冠圆球形，直径0.3～0.5cm，花瓣4，复瓦状抱合，棕褐色或褐黄色，花瓣内为雄蕊和花柱，搓碎后可见众多黄色细粒状的花药。萼筒圆柱状，略扁，有的稍弯曲，长 0.7～1.4cm，直径 0.3～0.6cm，红棕色或棕褐色，上部有 4 枚三角状的萼片，十字状分开。质坚实，富油性。气芳香浓烈，味辛辣、有麻舌感。

【外观质量评价】以质坚实、富油性、气芳香浓烈、入水下沉者为佳。

【性味归经】辛，温。归脾、胃、肺、肾经。

【功能主治】温中降逆，补肾助阳。用于脾胃虚寒，呃逆呕吐，食少吐泻，心腹冷痛，肾虚阳痿。

【易混品及伪品】

肉桂子　又称桂子，为樟科植物 *Cinnamomum cassia* Presl. 带宿萼的未成熟果实。略呈倒卵形，长 0.5～1.2cm，直径 6～7mm。宿萼杯状，边缘具不明显的浅裂。表面暗棕色，有皱纹，下部延长成萼筒，有的具果柄。宿萼内有椭圆形幼果，黄棕色，顶端稍平截，上有微凸的花柱残基。气香，味辣。

【附注】

母丁香　本品为桃金娘科植物丁香 *Eugenia caryophullata* Thunb. 的干燥近成熟果实。果将熟时采摘，晒干。本品呈卵圆形或长椭圆形，长 1.5～2.5cm，直径 0.5～1cm。黑棕色，有细皱纹，顶端有四个分裂的花萼向内弯曲。果皮与种皮薄壳状，内含种仁一枚，倒卵形，由两片子叶合抱而成，子叶形如鸡舌，质坚硬，中央有一明显纵沟；内有胚根呈细杆状。质坚硬，难破碎。气微香，味辛辣。具有温中散寒的功效。

160

合欢花

（药典品种）

【来源】为豆科植物合欢 *Albizia julibrissin* Durazz. 的干燥花序或花蕾。

【产地分布】主产于浙江、安徽、江苏、四川等地。

【采收季节】夏季采收。

【规格与加工炮制】

合欢花 花开放时择晴天采收或花蕾形成时采收，及时晒干。前者习称"合欢花"，后者习称"合欢米"。

【性状】

1. 合欢花 头状花序，皱缩成团。总花梗长3~4cm，有时与花序脱离，黄绿色，有纵纹，被稀疏毛茸。花全体密被毛茸，细长而弯曲，长0.7~1cm，淡黄色或黄褐色，无花梗或几无花梗。花萼筒状，先端有5小齿；花冠筒长约为萼筒的2倍，先端5裂，裂片披针形；雄蕊多数，花丝细长，黄棕色至黄褐色，下部合生，上部分离，伸出花冠筒外。气微香，味淡。

2. 合欢米 本品呈棒槌状，长2~6mm，膨大部分直径约2mm，淡黄色至黄褐色，全体被毛茸，花梗极短或无。花萼筒状，先端有5小齿；花冠未开放；雄蕊多数，细长并弯曲，基部连合，包于花冠内。气微香，味淡。

【外观质量评价】药材以花蕾花瓣整齐少损、色泽黄褐或绿黄、有清香气者为佳。

【性味归经】甘，平。归心、肝经。

【功能主治】解郁安神。用于心神不安，忧郁失眠。

【地方习用品】

1. 广东合欢花 本品为木兰科植物夜合 *Magnolia coco*（Lour.）DC. 的干燥花朵。主产于广东、广西等地。花呈不规则的小团块状，直径约2.5cm，花瓣黄褐色，共6枚，分两轮排列，单一花瓣倒卵形，皱缩，瓣厚而质坚脆。花蕊大型，黄色，呈半圆形莲座状，直径可达1~1.5cm。花柄短，黑褐色，质硬脆。气香浓，味苦。

2. 北合欢花 华北与东北地区曾以卫矛科植物南蛇藤 *Celastrus orbiculatus* Thunb. 的果实做合欢花使用。其性状为：蒴果圆球形或呈三瓣裂散成片状。完整的果实直径约1cm。基部有时可见带有细小果柄的宿存花萼。表面橙黄色或黄绿色，果皮革质，每瓣内有种子1~2枚。种子卵形或椭圆形，表面光滑，棕褐色，外面包有红褐色膜质的假种皮。气清香，味微苦。

红花
（药典品种）

【来源】本品为菊科植物红花 *Carthamus tinctorius* L. 的干燥花。

【产地分布】主产于河南、新疆、四川、安徽等地。

【采收季节】夏季花由黄变红时采收。

【规格与加工炮制】

红花　采摘，阴干或晒干。

【性状】

红花　本品为不带子房的管状花，长 1 ~ 2cm。表面红黄色或红色。花冠筒细长，先端 5 裂，裂片呈狭条形，长 5 ~ 8mm；雄蕊 5，花药聚合成筒状，黄白色；柱头长圆柱形，顶端微分叉。质柔软。气微香，味微苦。

【外观质量评价】药材以花冠长、色红、鲜艳者为佳。近年来红花用量较大，价格较贵，不法药商为了牟取暴利掺加入细沙、滑石粉、玉米糖稀、红颜色及杏黄色加工而成，应注意鉴别。

【性味归经】辛，温。归心、肝经。

【功能主治】活血通经，散瘀止痛。用于经闭，痛经，恶露不行，癥瘕痞块，胸痹心痛，瘀滞腹痛，胸胁刺痛，跌扑损伤，疮疡肿痛。

【易混品及伪品】

伪品　将提取后红花，用工业染料染色后，冒充红花使用。

槐花
（药典品种）

【来源】本品为豆科植物槐 *Sophora japonica* L. 的干燥花及花蕾。

【产地分布】主产于河北、山东、河南、陕西、江苏、广东、广西、辽宁等省，以河北、山东、河南产量大，销全国各地。

【采收季节】夏季花开放或花蕾形成时采收。

【规格与加工炮制】

槐花　花初开时采收花朵，除去枝、梗及杂质，晒干，习称"槐花"；或采收未开放的花蕾，除去杂质及灰屑，晒干，习称"槐米"。

【性状】

1. 槐花　本品为槐花开发的花朵呈皱缩而卷曲，花瓣多散落。完整者花萼钟状，黄绿色，先端 5 浅裂；花瓣 5，黄色或黄白色，1 片较大，近圆形，先端微凹，其余 4 片长圆形。雄蕊 10，其中 9 个基部连合，花丝细长。雌蕊圆柱形，弯曲。体轻。气微，味微苦。

2. 槐米 未开放的花蕾呈卵形或椭圆形，长 2~6mm，直径约 2mm。花萼下部有数条纵纹。萼的上方为黄白色未开放的花瓣。花梗细小。体轻，手捻即碎。气微，味微苦涩。

【外观质量评价】以色黄白、整齐、无枝梗杂质者为佳。

【性味归经】苦，微寒。归肝、大肠经。

【功能主治】凉血止血，清肝泻火。用于便血，痔血，血痢，崩漏，吐血，衄血，肝热目赤，头痛眩晕。

【易混品及伪品】近年曾发现以豆科植物刺槐 *Robinia pseudoacacia* Linn. 的干燥花冒充槐花入药。本品与槐花性状相似，主要不同点为旗瓣近圆形，先端缺刻较浅，具短爪，基部有一斑痕，翼瓣、龙骨瓣近长圆三角形。花柱较长，弯曲，先端具柔毛。质轻，气弱，味苦，有小毒。

【附注】

槐角 本品为豆科植物槐 *Sophora japonica* L. 的干燥成熟果实。冬季采收，除去杂质，干燥。本品呈连珠状，长 1~6cm，直径 0.6~1cm。表面黄绿色或黄褐色，皱缩而粗糙，背缝线一侧呈黄色。质柔润，干燥皱缩，易在收缩处折断，断面黄绿色，有黏性。种子 1~6 粒，肾形，长约 8mm，表面光滑，棕黑色，一侧有灰白色圆形种脐；质坚硬，子叶 2，黄绿色。果肉气微，味苦，种子嚼之有豆腥气。本品苦，寒。归肝、大肠经。清热泻火，凉血止血。用于肠热便血，痔肿出血，肝热头痛，眩晕目赤。

金银花
（药典品种）

【来源】本品为忍冬科植物忍冬 *Lonicera japonica* Thunb. 的干燥花蕾或带初开的花。

【产地分布】主产于山东、河南等地。山东为主要产区，习称"东银花"或"济银花"，产量大；河南密县产者为道地药材，习称"密银花"或"南银花"，质量最好。

【采收季节】夏初花开放前采收。

【规格与加工炮制】

金银花 在晴天早晨露水刚干时，摘取青色未开放的花蕾，摊在席上晾晒。

【性状】

金银花 本品呈棒状，上粗下细，略弯曲，长 2~3cm，上部直径约 3mm，下部直径约 1.5mm。表面黄白色或绿白色（贮久色渐深），密被短柔毛。偶见叶状苞片。花萼绿色，先端5裂，裂片有毛，长约2mm。开放者花冠筒状，先端二唇形；雄蕊5，附于筒壁，黄色；雌蕊1，子房无毛。气清香，味淡、微苦。

【外观质量评价】以花蕾多、饱满不开放、色黄白、鲜艳、气清香、无枝叶者为佳。

近年来金银花用量较大，价格较贵，不法药商为了牟取暴利，在金银花中先喷洒糖水，再掺细沙以增重，应注意鉴别。

【性味归经】甘，寒。归肺、心、胃经。

【功能主治】清热解毒，疏散风热。用于痈肿疔疮，喉痹，丹毒，热毒血痢，风热感冒，温病发热。

【易混品及伪品】

1. 山银花　本品为忍冬科植物灰毡毛忍冬 *Lonicera macranthoidesHand. Mazz.*、红腺忍冬 *Lonicera hypoglauca Miq.*、华南忍冬 *Lonicera confusa DC.* 或黄褐毛忍冬 *Lonicera fulvtometosa Hsu et S. C. Cheng* 的干燥花蕾或带初开的花。夏初花开放前采收，干燥。

2. 毡毛忍冬　本品呈棒状而稍弯曲，长3~4.5cm，上部直径约2mm，下部直径约1mm。表面绿棕色至黄白色。总花梗集结成簇，开放者花冠裂片不及全长之半。质稍硬，手捏之稍有弹性。气清香，味微苦甘。

3. 红腺忍冬　本品长2.5~4.5cm，直径0.8~2mm。表面黄白至黄棕色，无毛或疏被毛，萼筒无毛，先端5裂，裂片长三角形，被毛，开放者花冠下唇反转，花柱无毛。

4. 华南忍冬　本品长1.6~3.5cm，直径0.5~2mm。萼筒和花冠密被灰白色毛，子房有毛。

5. 黄褐毛忍冬　本品长1~3.4cm，直径1.5~2mm。花冠表面淡黄棕色或黄棕色，密被黄色茸毛。

【附注】

忍冬藤　本品为忍冬科植物忍冬 *Lonicera japonica Thunb.* 的干燥茎枝。秋、冬二季采割，晒干。本品呈长圆柱形，多分枝，常缠绕成束，直径1.5~6mm。表面棕红色至暗棕色，有的灰绿色，光滑或被茸毛；外皮易剥落。枝上多节，节间长6~9cm，有残叶和叶痕。质脆，易折断，断面黄白色，中空。气微，老枝味微苦，嫩枝味淡。本品甘，寒。归肺、胃经。清热解毒，疏风通络。用于温病发热，热毒血痢，痈肿疮疡，风湿热痹，关节红肿热痛。

菊花
（药典品种）

【来源】本品为菊科植物菊 *Chrysanthemum morifolium Ramat.* 的干燥头状花

序。9～11月花盛开时分批采收，阴干或焙干，或熏、蒸后晒干。

【产地分布】菊花品种繁多，产区广泛，性状有别，颜色有异。有的品种专供药用，统称"药菊"，如亳菊、怀菊、川菊、祁菊；有的品种多作饮品，少入药，如杭菊、黄菊、贡菊、滁菊、德菊。

（1）亳菊主产于安徽亳州、太和等地。

（2）怀菊主产于河南温县、沁阳等地，为四大怀药之一。

（3）川菊四川南充等地。

（4）祁菊主产于河北安国等地。

以上四大药菊以亳菊花质量优，以怀菊花产量大。

（1）杭菊花主产于浙江桐乡等地。

（2）黄菊主产于浙江海宁。

（3）贡菊主产于安徽歙县（又称"徽菊"）、黄山等地。

（4）滁菊主产于安徽滁州。

（5）德菊主产于浙江德清。

以上五种以饮品为主，入药次之。

【采收季节】9～11月当花盛开时采收。

【规格与加工炮制】各地菊花加工如下：白菊花系将花枝折下，捆成小把，倒挂阴干，然后剪下花头。滁菊花系摘取头状花序，经硫磺熏过，晒至6成干时，用筛子筛，使头状花序成圆形，再晒干，有时在筛前撒上绿豆粉。贡菊系摘下头状花序，上蒸笼蒸过，晒干。黄菊则用炭火烘干。

【性状】

1. 亳菊 本品呈倒圆锥形或圆筒形，有时稍压扁呈扇形，直径1.5～3cm，离散。总苞碟状；总苞片3～4层，卵形或椭圆形，草质，黄绿色或褐绿色，外面被柔毛，边缘膜质。花托半球形，无托片或托毛。舌状花数层，雌性，位于外围，类白色，劲直，上举，纵向折缩，散生金黄色腺点；管状花多数，两性，位于中央，为舌状花所隐藏，黄色，顶端5齿裂。瘦果不发育，无冠毛。体轻，质柔润，干时松脆。气清香，味甘、微苦。

2. 怀菊 花大瓣长，肥厚。花为白色或黄白色，间有浅红色或红棕色。花心细小，浅棕色，质松而柔软。气清香，味淡微苦。

3. 川菊 同怀菊花，但花多瘦小，色较暗。

4. 祁菊 本品似亳菊花，但花多较小。

5. 杭菊 本品呈碟形或扁球形，直径2.5～4cm，常数个相连成片。舌状花类白色或黄色，平展或微折叠，彼此黏连，通常无腺点；管状花多数，外露。

5. 黄菊 似杭菊花，但为深黄色。

6. 滁菊 本品呈不规则球形或扁球形，直径1.5~2.5cm。舌状花类白色，不规则扭曲，内卷，边缘皱缩，有时可见淡褐色腺点；管状花大多隐藏。

7. 贡菊 本品呈扁球形或不规则球形，直径1.5~2.5cm。舌状花白色或类白色，斜升，上部反折，边缘稍内卷而皱缩，通常无腺点；管状花少，外露。

8. 德菊 似滁菊花，但朵小。

【外观质量评价】各种菊花均以身干、花多整齐、不散瓣、不变色、香气浓者为佳。

【性味归经】甘、苦，微寒。归肺、肝经。

【功能主治】散风清热，平肝明目，清热解毒。用于风热感冒，头痛眩晕，目赤肿痛，眼目昏花，疮痈肿毒。

款冬花
（药典品种）

【来源】本品为菊科植物款冬 *Tussilago farfara* L. 的干燥花蕾。

【产地分布】主产于河北、山西、甘肃等地。

【采收季节】12月或地冻前当花尚未出土时采挖。

【规格与加工炮制】

1. 款冬花 摘取花蕾，除去花梗和泥沙，阴干或烘干。

2. 蜜款冬花 取炼蜜，加适量开水稀释后，淋入净款冬花中拌匀，闷润，置锅内用文火炒至微黄色、不粘手时，取出晾凉。款冬花每100kg，用炼蜜25kg。

【性状】

1. 款冬花 本品呈长圆棒状。单生或2~3个基部连生，习称"连三朵"。花蕾长1~2.5cm，直径0.5~1cm。上端较粗，下端渐细或带有短梗，外面被有多数鱼鳞状苞片。苞片外表面紫红色或淡红色，内表面密被白色絮状茸毛。体轻，撕开后可见白色茸毛。气香，味微苦而辛。

2. 蜜款冬花 本品形如款冬花，表面棕黄色或棕褐色，稍带黏性。具蜜香气，味微甜。

【外观质量评价】药材以蕾大、饱满、色紫红鲜艳、无花梗者为佳。蜜款冬花以表面棕黄色或棕褐色、手捏稍带黏性、具蜜香气者为佳。

劣品款冬花 常掺入多数非药用部位的花梗。

【性味归经】辛、微苦，温。归肺经。

【功能主治】润肺下气，止咳化痰。用于新久咳嗽，喘咳痰多，劳嗽咳血。

【易混品及伪品】

蜂斗菜 本品为菊科植物蜂斗菜 *Petasites japonicus*（Sieb. et. Zucc.）

Fr. Schmidt 的干燥花蕾。本品呈黄白色，花具有长柄，不成"连三朵"。撕开花头断面呈黄色无白色絮状丝。

密蒙花
（药典品种）

【来源】 本品为马钱科植物密蒙花 *Buddleja officmal* Maxim. 的干燥花蕾和花序。

【产地分布】 主产于湖北、四川、陕西、河南等地。

【采收季节】 春季花未开放时采收。

【规格与加工炮制】

密蒙花 采收簇生花蕾，除净枝梗等杂质，干燥。

【性状】

密蒙花 本品多为花蕾密聚的花序小分枝，呈不规则圆锥状，长 1.5～3cm。表面灰黄色或棕黄色，密被茸毛。花蕾呈短棒状，上端略大，长 0.3～1cm，直径 0.1～0.2cm；花萼钟状，先端 4 齿裂；花冠筒状，与萼等长或稍长，先端 4 裂，裂片卵形；雄蕊 4，着生在花冠管中部。质柔软。气微香，味微苦、辛。

【外观质量评价】 以色灰绿、花蕾排列紧密、质柔、气香者为佳。

【性味归经】 甘，微寒。归肝经。

【功能主治】 清热泻火，养肝明目，退翳。用于目赤肿痛，多泪羞明，目生翳膜，肝虚目暗，视物昏花。

【易混品及伪品】

结香花 又称"新蒙花"，为瑞香科植物结香 *Edgeworthia chrysantha* Lindl. 的花蕾或花序。在广西、湖北、黑龙江、吉林等地使用。干燥品，花多单独散在，但亦有数十朵一簇紧密集合而呈头状花序存在，花序半球形，略如葵花盘状，直径 2cm 左右，下具总苞片，多至 7～8 枚，做轮状排列，披针形，长 1cm，直径 0.5cm，总花梗钩状弯曲，花序全部具黄色或浅黄色毛茸。单独散在的花蕾，外观呈短棒状，直或微弯，常上宽下窄，全长 0.6～0.8cm，顶端直径 3mm，常见有瓣裂沟槽，基部较窄，直径 1mm，中部直径约 2mm，无花梗；花蕾全部密被浅黄色或灰白色有光泽的绢状长毛茸，毛茸长 1mm 左右。

蒲黄
（药典品种）

【来源】 本品为香蒲科植物水烛香蒲 *Typha angustifolia* L.、东方香蒲 *Typha orientalis* Presl 或同属植物的干燥花粉。

【产地分布】 主产于江苏、河南、湖北、黑龙江、内蒙古等地。

【采收季节】 夏季采收。

【规格与加工炮制】

1. 蒲黄 采收蒲棒上部的黄色雄花序，晒干后碾轧，筛取花粉。剪取雄花后，晒干，成为带有雄花的花粉，即为草蒲黄。

2. 蒲黄炭 取净蒲黄，用中火加热，炒至棕褐色，喷淋少许清水，灭尽火星，取出，摊晾干燥。

【性状】

1. 蒲黄 本品为黄色粉末。体轻，放水中则漂浮水面，手捻有滑腻感，易附着手指上。气微，味淡。

2. 蒲黄炭 本品形如蒲黄，表面棕褐色或黑褐色。具焦香气，味微苦、涩。

【外观质量评价】 商品上纯蒲黄质量优于草蒲黄，以纯净、粉细、体轻、色鲜黄、滑腻感强者为佳。

【性味归经】 甘、平。归肝、心包经。

【功能主治】 止血，化瘀，通淋。用于吐血，衄血，咯血，崩漏，外伤出血，经闭通经，胸腹刺痛，跌扑肿痛，血淋涩痛。

西红花
（药典品种）

【来源】 本品为鸢尾科植物番红花 *Crocus sativus* L 的干燥柱头。

【产地分布】 主产西班牙、德国、法国、意大利、印度、伊朗等地。我国上海已引种栽培成功。

【采收季节】 9~10 月份采收。

【规格与加工炮制】

西红花 晴天早晨太阳刚出时采收花朵，摘下柱头，用火烘干，即得。

【性状】

西红花 本品呈线形，三分枝，长约3cm。暗红色，上部较宽而略扁平，顶端边缘显不整齐的齿状，内侧有一短裂隙，下端有时残留一小段黄色花柱。体轻，质松软，无油润光泽，干燥后质脆易断。气特异，微有刺激性，味微苦。取本品浸水中，可见橙黄色成直线下降，并逐渐扩散，水被染成黄色，无沉淀。柱头呈喇叭状，有短缝；在短时间内，用针拨之不破碎。

【外观质量评价】 以色紫红、油润、有特殊香气者为佳。

【性味归经】 甘，平。归心、肝经。

【功能主治】 活血化瘀，凉血解毒，解郁安神。用于经闭癥瘕，产后瘀阻，温毒发斑，忧郁痞闷，惊悸发狂。

【易混品及伪品】本品由于产量小，价格昂贵，常有伪品和掺伪，应注意鉴别。如以其他植物花丝、花冠狭条或纸浆做成丝状物等染色后伪充，可于显微镜下检识；若掺有合成染料或其他色素，则水溶液常呈红色或橙黄色，而非黄色；若有淀粉及糊精等的掺伪，可用碘试液呈现蓝色或紫红色；若有矿物油或植物油掺杂，纸上挤压后，则在纸上留有油迹；若有甘油、硝酸铵等水溶性物质掺杂，则水溶性浸出物含量增高；若掺杂不挥发性盐类，则灰分含量增加。所有伪品入水后，全形均显著不同于正品，很易区别。

辛夷
（药典品种）

【来源】本品为木兰科植物望春花 *MagnoLia biondii* Pamp.、玉兰 *Magnolia denudata* Desr. 或武当玉兰 *Magnolia sprengeri* Pamp. 的干燥花蕾。

【产地分布】主产于河南、四川、陕西、湖北、湖南等地。

【采收季节】冬末春初花未开放时采收。

【规格与加工炮制】

辛夷　采剪未开放的花苞（要及时采收，过晚花半开或全开即失去药用价值），除去枝梗，晒至半干，堆起待内部发热再拿出来晒干即可。

【性状】

辛夷　望春花呈长卵形，似毛笔头，长 1.2～2.5cm，直径 0.8～1.5cm。基部常具短梗，长约 5mm，梗上有类白色点状皮孔。苞片 2～3 层，每层 2 片，两层苞片间有小鳞芽，苞片外表面密被灰白色或灰绿色茸毛，内表面类棕色，无毛。花被片 9，棕色，外轮花被片 3，条形，约为内两轮长的 1/4，呈萼片状，内两轮花被片 6，每轮 3，轮状排列。雄蕊和雌蕊多数，螺旋状排列。体轻，质脆。气芳香，味辛凉而稍苦。

玉兰长 1.5～3cm，直径 1～1.5cm。基部枝梗较粗壮，皮孔浅棕色。苞片外表面密被灰白色或灰绿色茸毛。花被片 9，内外轮同型。

武当玉兰长 2～4cm，直径 1～2cm。基部枝梗粗壮，皮孔红棕色。苞片外表面密被淡黄色或淡黄绿色茸毛，有的最外层苞片茸毛已脱落而呈黑褐色。花被片 10～12（15），内外轮无显著差异。

【外观质量评价】以上三种辛夷均以内瓣紧密、香气浓、无枝梗者为佳。

【性味归经】辛，温。归肺、胃经。

【功能主治】散风寒，通鼻窍。用于风寒头痛，鼻塞流涕，鼻衄，鼻渊。

旋覆花
（药典品种）

【来源】本品为菊科植物旋覆花 *Inula japonica* Thunb. 或欧亚旋覆花 *Inula britannica L.* 的干燥头状花序。

【产地分布】主产于河南、江苏、河北、浙江等地。

【采收季节】夏、秋二季花开放时采收。

【规格与加工炮制】

1. 旋覆花 采摘开放的头状花序，除去梗、叶及杂质。

2. 蜜旋覆花 取炼蜜用适量开水稀释后，加入净旋覆花中，拌匀，稍闷，置锅内，用文火炒至黄色、不粘手为度，取出凉透。旋覆花每 100kg，用炼蜜 25kg。

【性状】

1. 旋覆花 本品呈扁球形或类球形，直径 1～2cm。总苞由多数苞片组成，呈覆瓦状排列，苞片披针形或条形，灰黄色，长 4～11mm；总苞基部有时残留花梗，苞片及花梗表面被白色茸毛，舌状花 1 列，黄色，长约 1cm，多卷曲，常脱落，先端 3 齿裂；管状花多数，棕黄色，长约 5mm，先端 5 齿裂；子房顶端有多数白色冠毛，长 5～6mm。有的可见椭圆形小瘦果。体轻，易散碎。气微，味微苦。

2. 蜜旋覆花 本品形如旋覆花，深黄色。手捻稍粘手。具蜜香气，味甜。

【外观质量评价】药材以色浅黄、朵大、花丝长、毛多、不散碎、无梗叶等杂质者为佳；蜜旋覆花以深黄色、手捻稍粘手、具蜜香气者为佳。

【性味归经】苦、辛、咸，微温。归肺、脾、胃、大肠经。

【功能主治】降气，消痰，行水，止呕。用于风寒咳嗽，痰饮蓄结，胸膈痞闷，喘咳痰多，呕吐噫气，心下痞硬。

【地方习用品】

1. 广东旋覆花 本品为菊科植物山黄菊 *Anisopappus chinensis*（L.）Hook. et Arn. 的头状花序。主产于广东、广西等地。本品呈半圆球形，直径 1～1.5cm。基部近于平截，总苞青绿色，其直径与整朵花序等宽，苞片较硬朗，被细毛茸。舌状花一列，金黄色，宽披针形，长约 1cm，大多已脱落。管状花众多，组成半球形主体，暗棕黄色，质较硬脆，手握之微有刺手感。气微香，味微苦。

2. 湖北朝阳花 在湖北省以菊科植物湖北朝阳花 *Inula hupehensis*（Ling.）Ling 的干燥头状花序亦作旋覆花入药。

3. 水朝阳旋覆花 在云南、贵州菊科植物水朝阳旋覆花 *Inula helian-*

thusaquatica C. Y. Wu. ex Liang. 的干燥花序亦作旋覆花入药。以上两品性状特征相似，花序呈类球形而稍高长，花序较细，直径 0.7～1cm，总苞近短筒状，苞片边缘膜质，有睫毛。舌状花一列，较稀疏，管状花多已发育成瘦果，冠毛灰白色，长而众多。花序极易破碎，使药材呈冠毛众多的散瓣状。

野菊花
（药典品种）

【来源】 本品为菊科植物野菊 *Chrysanthemum indicum* L. 的干燥头状花序。

【产地分布】 河南、陕西、山西、甘肃、河北、东北等地。

【采收季节】 秋、冬二季花初开放时采摘。

【规格与加工炮制】

野菊花 采摘初开放的头状花序，晒干或蒸后晒干。

【性状】

野菊花 本品呈类球形，直径0.3～1cm，棕黄色。总苞由4～5层苞片组成，外层苞片卵形或条形，外表面中部灰绿色或浅棕色，通常被白毛，边缘膜质；内层苞片长椭圆形，膜质，外表面无毛。总苞基部有的残留总花梗。舌状花1轮，黄色至棕黄色，皱缩卷曲；管状花多数，深黄色。体轻。气芳香，味苦。

【外观质量评价】 以完整、色黄、香气浓、枝梗少者为佳。

【性味归经】 苦、辛，微寒。归肝、心经。

【功能主治】 清热解毒，泻火平肝。用于疔疮痈肿，目赤肿痛，头痛眩晕。

第六章　果实及种子类

白豆蔻
（药典品种）

【来源】本品为姜科植物白豆蔻 *Amomum kravanh* Pierre ex Gagnep. 或爪哇白豆蔻 *Amomum compactum* Soland ex Maton 的干燥成熟果实。

【产地分布】按产地不同分为"原豆蔻"和"印尼白蔻"。原豆蔻主产于泰国、柬埔寨，我国海南、云南、广西有栽培。印尼白豆蔻主产于印度尼西亚，我国海南及云南南部有栽培。

【采收季节】7~8月果实将成熟时采收近黄熟未开放的果穗。

【规格与加工炮制】

白豆蔻　剪下果穗，除去残留的花被和果柄，晒干，或再用硫黄熏，使果皮成黄白色。

【性状】

白豆蔻　原豆蔻呈类球形，直径1.2~1.8cm。表面黄白色至淡黄棕色，有3条较深的纵向槽纹，顶端有突起的柱基，基部有凹下的果柄痕，两端均具浅棕色绒毛。果皮体轻，质脆，易纵向裂开，内分3室，每室含种子约10粒；种子呈不规则多面体，背面略隆起，直径3~4mm，表面暗棕色，有皱纹，并被有残留的假种皮。气芳香，味辛凉略似樟脑。

印尼白蔻个略小。表面黄白色，有的微显紫棕色。果皮较薄，种子瘦瘪。气味较弱。

【外观质量评价】两种豆蔻均以个大饱满、果皮薄而完整、皮色洁白、气味浓厚者为佳。

劣品为增重豆蔻，用硫酸镁或硫酸钡溶液浸泡豆蔻后干燥，增加重量。本品质重，掰开果皮内层可见有白色盐霜析出。

【性味归经】辛，温。归肺、脾、胃经。

【功能主治】化湿行气，温中止呕，开胃消食。用于湿浊中阻，不思饮食，湿温初起，胸闷不饥，寒湿呕逆，胸腹胀痛，食积不消。

【易混品及伪品】

小豆蔻　本品为同科植物小豆蔻 *Elettaria cardamomum*（L.）Maton. 的干燥果实。呈长卵圆形，长1~2cm，直径1~1.5cm，具三钝棱。表面淡棕色至灰白色，有细密的纵纹，果皮质韧，不易开裂。顶端有突起的柱基，基都有凹入的果梗痕。气芳香，味辣微苦。种子长卵形或呈3～4面形，长3～4mm，厚约3mm。表面淡橙色或暗红棕色，背面微凸起，腹面有沟纹，外被无色簿膜状假种皮，断面白色。气芳香而峻烈，叶辣，微苦。

槟榔
（药典品种）

【来源】 本品为棕榈科植物槟榔 *Areca catechu* L. 的干燥成熟种子。

【产地分布】 主产于广东、广西、云南、海南、福建、台湾等地。

【采收季节】 春末至秋初果实成熟采收。

【规格与加工炮制】

1. 槟榔 采收果实后晒3～4天，烘7～10天，每三天翻一次，干后剥去果皮，取出种子用水煮4h，再用火烘，每天翻二次，烘7～14天至干。

2. 槟榔片 取原药材，置水中浸泡，每日换水，约浸3～5天，捞起，置容器内经常淋水，润透，切薄片，阴干。

3. 炒槟榔 取净槟榔片，用文火加热，炒至微黄色，取出放凉。

4. 焦槟榔 取净槟榔片，用中火加热，炒至焦黄色，取出放凉。

【性状】

1. 槟榔 本品呈扁球形或圆锥形，高1.5～3.5cm，底部直径1.5～3cm。表面淡黄棕色或淡红棕色，具稍凹下的网状沟纹，底部中心有圆形凹陷的珠孔，其旁有1明显疤痕状种脐。质坚硬，不易破碎，断面可见棕色种皮与白色胚乳相间的大理石样花纹。气微，味涩、微苦。

2. 槟榔（玉片） 本品呈类圆形的薄片。切面可见棕色种皮与白色胚乳相间的大理石样花纹。气微，味涩、微苦。

3. 炒槟榔 本品形如槟榔片，表面微黄色，可见大理石样花纹。

4. 焦槟榔 表面焦黄色，可见大理石样花纹。质脆，易碎。气微，味涩、微苦。

【外观质量评价】 药材以个大、体重、坚实、断面色鲜艳者为佳，饮片以片薄、完整、破片少、断面呈大理石样花纹者为佳。

【性味归经】 苦、辛，温。归胃、大肠经。

【功能主治】 杀虫，消积，行气，利水，截疟。用于绦虫病、蛔虫病、姜片虫病，虫积腹痛，积滞泻痢，里急后重，水肿脚气，疟疾。

【附注】

大腹皮 本品为棕榈科植物槟榔 *Areca catechu* L. 的干燥果皮。冬季至次春采收未成熟的果实，煮后干燥，纵剖两瓣，剥取果皮，习称"大腹皮"；春末至秋初采收成熟果实，煮后干燥，剥取果皮，打松，晒干，习称"大腹毛"。

大腹皮略呈椭圆形或长卵形瓢状，长 4～7cm，宽 2～3.5cm，厚 0.2～0.5cm。外果皮深棕色至近黑色，具不规则的纵皱纹及隆起的横纹，顶端有花柱残痕，基部有果梗及残存萼片。内果皮凹陷，褐色或深棕色，光滑呈硬壳状。体轻，质硬，纵向撕裂后可见中果皮纤维。气微，味微涩。大腹毛略呈椭圆形或瓢状。外果皮多已脱落或残存。中果皮棕毛状，黄白色或淡棕色，疏松质柔。内果皮硬壳状，黄棕色或棕色，内表面光滑，有时纵向破裂。气微，味淡。

本品辛，微温。归脾、胃、大肠、小肠经。具有行气宽中、行水消肿作用。用于湿阻气滞，脘腹胀闷，大便不爽，水肿胀满，脚气浮肿，小便不利。

补骨脂
（药典品种）

【来源】本品为豆科植物补骨脂 *Psoralea corμli folia* L 的干燥成熟果实。

【产地分布】主产于河南、四川、安徽、陕西等地，河南产者称"怀故纸"，质佳，视为地道药材。

【采收季节】秋季果实成熟时采收。

【规格与加工炮制】

1. 补骨脂 采收果序，晒干，搓出果实，除去杂质。

2. 盐补骨脂 取净补骨脂，用盐水拌匀或喷洒均匀，闷润，置锅内用文火炒至微鼓起，颜色加深，有香气逸出时，取出，放凉。补骨脂每 100kg，用食盐 2kg。

【性状】

1. 补骨脂 本品呈肾形，略扁，长 3～5mm，宽 2～4mm，厚约 1.5mm。表面黑色、黑褐色或灰褐色，具细微网状皱纹。顶端圆钝，有一小突起，凹侧有果梗痕。质硬。果皮薄，与种子不易分离；种子 1 枚，子叶 2，黄白色，有油性。气香，味辛、微苦。

2. 盐补骨脂 本品形如补骨脂。表面黑色或黑褐色，微鼓起。气微香，味微咸。

【外观质量评价】以身干、粒大饱满、色黑者为佳。

【性味归经】辛、苦，温。归肾、脾经。

【功能主治】温肾助阳，纳气平喘，温脾止泻；外用消风祛斑。用于肾阳不足，阳痿遗精，遗尿尿频，腰膝冷痛，肾虚作喘，五更泄泻；外用治白癜风，斑秃。

【易混品及伪品】

曼陀罗子 本品为茄科植物曼陀罗 *Datura stramonium* Linn. 或毛曼陀罗 *Datu-*

ra innoxia Miller. 的种子。呈肾形或三角形，宽3～4mm，厚1～1.6mm，略有光泽，可见网状纹及密集的针点状凹痕，种子凹侧有明显的黄白色种脐，质硬。破开后可见胚乳中包含两片瘦长弯曲的子叶。气微，味苦。

苍耳子
（药典品种）

【来源】本品为菊科植物苍耳 *Xanthium sibiricum* Patr. 的干燥成熟带总苞的果实。

【产地分布】全国大部分地区均产，以山东、江苏产者质优。

【采收季节】秋季果实成熟时采收。

【规格与加工炮制】

1. 苍耳子　割取地上部分，打下果实，除去梗、叶等杂质，晒干。

2. 炒苍耳子　取苍耳子，置炒制容器内，用中火加热，炒制表面黄色刺焦时取出，晾凉，碾去刺，筛净。用时捣碎。

【性状】

1. 苍耳子　本品呈纺锤形或卵圆形，长1～1.5cm，直径0.4～0.7cm。表面黄棕色或黄绿色，全体有钩刺，顶端有2枚较粗的刺，分离或相连，基部有果梗痕。质硬而韧，横切面中央有纵隔膜，2室，各有1枚瘦果。瘦果略呈纺锤形，一面较平坦，顶端具1突起的花柱基，果皮薄，灰黑色，具纵纹。种皮膜质，浅灰色，子叶2，有油性。气微，味微苦。

2. 炒苍耳子　本品形如苍耳子，表面黄褐色，有刺痕。微有香气。

【外观质量评价】以粒大饱满、色棕黄者为佳。

【性味归经】辛、苦，温；有毒。归肺经。

【功能主治】散风寒，通鼻窍，祛风湿。用于风寒头痛，鼻塞流涕，鼻衄，鼻渊，风疹瘙痒，湿痹拘挛。

【易混品及伪品】

东北苍耳子　本品为同科植物东北苍耳 *Xanthium mongolicum* Kitag. 的果实。与正品相比，其果实较大，长1.5～3cm，直径0.7～1.2cm。表面棕褐色或黑褐色，密生钩刺，长2～3.5cm，顶端有两枚较粗的刺，分离。基部增粗，有果柄痕。

草豆蔻
（药典品种）

【来源】本品为姜科植物草豆蔻 *Alpinia katsumadai* Hayata 的干燥近成熟种子。

【产地分布】主产于广东、海南及广西。

【采收季节】夏、秋二季采收。

【规格与加工炮制】

草豆蔻　采摘果实，晒至九成干，或用水略烫，晒至半干，除去果皮，取出种子团，晒干。

【性状】

草豆蔻　本品为类球形的种子团，直径 1.5～2.7cm。表面灰褐色，中间有黄白色的隔膜，将种子团分成 3 瓣，每瓣有种子多数，黏连紧密，种子团略光滑。种子为卵圆状多面体，长 3～5mm，直径约 3mm，外被淡棕色膜质假种皮，种脊为一条纵沟，一端有种脐；质硬，将种子沿种脊纵剖两瓣，纵断面观呈斜心形，种皮沿种脊向内伸人部分约占整个表面积的 1/2；胚乳灰白色。气香，味辛、微苦。

【外观质量评价】以个大、饱满、气味浓者为佳。

【性味归经】辛，温。归脾、胃经。

【功能主治】燥湿行气，温中止呕。用于寒湿内阻，脘腹胀满冷痛，嗳气呕逆，不思饮食。

【易混品及伪品】

云南草豆蔻　本品为同科属植物云南草蔻 *Alpinia blepharocalyx K. Schum.* 的种子团。种子团呈类圆球形、椭圆形或长椭圆形，较正品小，直径 0.8～1.5cm。表面红棕色或灰棕色，粗糙，每瓣有种子 20～40 粒，连接紧密。种子呈不规则多面体，长 4～6mm，直径 4mm，外被膜质假种皮，种脐部位有膜质胎座残留物，质硬。将种子沿种脊纵破两半，纵断面观呈斜三角形。

车前子

（药典品种）

【来源】本品为车前科植物车前 *Plantago asiatica* L. 或平车前 *Plantagodepressa* Willd. 的干燥成熟种子。前者习称"大粒车前子"，后者为"小粒车前子"。

【产地分布】以上两种车前在全国大部分地区都有分布与出产，车前主产于南方诸省，而平车前主产于华北、东北及西部。

【采收季节】夏、秋二季种子成熟时采收。

【规格与加工炮制】

1. 车前子　采收果穗，晒干，搓出种子，除去杂质。

2. 盐车前子　取净车前子置锅内，用文火炒至略有爆裂声时，喷洒盐水，炒干，取出放凉。每100kg 车前子，用盐2kg。

【性状】

1. 车前子 大粒车前子呈长圆形稍扁，或类三角形，边缘较薄，长 0.1 ~ 0.2cm，宽 0.6 ~ 1.2cm，表面棕黑色至棕色，略粗糙不平，扩大镜下可见背面微隆起，腹面略平坦，中央或一端有灰白色（或黑色）凹陷的点状种脐，习称"凤眼前仁"。切面可见乳白色的胚乳及胚。种子放水中，外皮有黏液释出覆盖表面。气微，嚼之稍有黏性。

小粒车前子呈扁的长椭圆形，少数呈类三角形，长约 1mm，宽约 0.8mm。表面黑棕色或棕色，背面略隆起，腹面较平坦，中央有明显的白色凹点状种脐。

2. 盐车前子 本品形如车前子，表面黑褐色。气微香，味微咸。

【外观质量评价】以颗粒饱满、大小均匀、外表色黑、无杂质者为佳。

【性味归经】甘，寒。归肝、肾、肺、小肠经。

【功能主治】清热利尿通淋，渗湿止泻，明目，祛痰。用于热淋涩痛，水肿胀满，暑湿泄泻，目赤肿痛，痰热咳嗽。

【易混品及伪品】

1. 葶苈子 本品为十字花科植物播娘蒿 *Descurainia sophia*（L.）Webb. ex Prantl. 或独行菜 *Lepidium apetalum* Willd. 的干燥成熟种子。性状特征见葶苈子项下。

2. 党参子 本品为桔梗科党参几种来源品种的种子。本品呈卵状椭圆形，长 1.5 ~ 1.8mm，宽 0.6 ~ 1.2mm，表面褐色，有光泽。在放大镜下可见密被纵向浅纹，顶端钝圆，基部具一凹窝形种脐，质硬。气微，味微苦。

3. 荆芥子 本品为唇形科植物荆芥 *Schizonepeta tenuifolia* Briq. 的种子。种子呈三棱柱状椭圆形，长 2 ~ 3mm，宽约 1mm。表面黄棕色至棕黑色，略光滑，一端有细小的黄白色果柄痕，质松脆，嚼之有薄荷香气，味淡。

【附注】

车前草 本品为车前科植物车前 *Plantago asiatica* L. 或平车前 *Plantago depressa* Willd. 的干燥全草。饮片为不规则的段。根须状或直而长。叶片皱缩，多破碎，表面灰绿色或污绿色，脉明显。可见穗状花序。气微，味微苦。本品甘，寒。归肝、肾、肺、小肠经。清热利尿通淋，祛痰，凉血，解毒。用于热淋涩痛，水肿尿少，暑湿泄泻，痰热咳嗽，吐血衄血，痈肿疮毒。

陈皮

（药典品种）

【来源】本品为芸香科植物橘 *Citrus reticulata* Blanco 及其栽培变种的干燥成熟果皮。药材分为"陈皮"和"广陈皮"。（广陈皮为变种的茶枝柑果皮。）

【产地分布】陈皮主产于四川、福建，分别习称"川陈皮""建陈皮"。广陈皮主产于广东新会、江门、四会等地。

【采收季节】9～11月果实成熟时。

【规格与加工炮制】

1. 陈皮 采摘成熟果实，剥取果皮，晒干或低温干燥。

2. 陈皮丝 取原药材，除去杂质，喷淋水，润透，切丝，干燥。

【性状】

1. 陈皮 陈皮常剥成数瓣，基部相连，有的呈不规则的片状，厚1～4mm。外表面橙红色或红棕色，有细皱纹和凹下的点状油室；内表面浅黄白色，粗糙，附黄白色或黄棕色筋络状维管束。质稍硬而脆。气香，味辛、苦。

广陈皮呈不规则片状，外表面紫红色或深红色，有皱纹，稍粗糙，有密集大而深陷的凹形油室，习称"大棕眼"；内表面白色略呈海绵状。气香浓郁，味微甘，辛而不苦。

2. 陈皮丝 本品为弧形丝片，长4～8cm，宽2～3mm，厚1～1.5mm。切面类白色或淡黄白色。外表面橙红色或红棕色，久贮色较深，有细皱纹及凹下的点状油室；内表面淡黄白色，粗糙，附有黄白色或黄棕色筋络状维管束。质稍硬而脆。气香，味辛苦。

【外观质量评价】广陈皮品质优于陈皮。广陈皮以外表面紫红色或深红色，"大棕眼"明显、对光视之半透明、香气浓郁者为佳；陈皮以外表面深红色鲜艳、气香者为佳。

【性味归经】苦、辛，温。归肺、脾经。

【功能主治】理气健脾，燥湿化痰。用于脘腹胀满，食少吐泻，咳嗽痰多。

【附注】

1. 青皮 本品为芸香科植物橘 *Citrus reticulata* Blanco 及其栽培变种的干燥幼果或未成熟果实的果皮。5～6月收集自落的幼果，晒干，习称"个青皮"；7～8月采收未成熟的果实，在果皮上纵剖成四瓣至基部，除尽瓤瓣，晒干，习称"四花青皮"。个青皮主销北方，四花青皮主销南方。

四花青皮果皮剖成4裂片，裂片长椭圆形，长4～6cm，厚0.1～0.2cm。外表面灰绿色或黑绿色，密生多数油室；内表面类白色或黄白色，粗糙，附黄白色或黄棕色小筋络。质稍硬，易折断，断面外缘有油室1～2列。气香，味苦、辛。

个青皮呈类球形，直径0.5～2cm。表面灰绿色或黑绿色，微粗糙，有细密凹下的油室，顶端有稍突起的柱基，基部有圆形果梗痕。质硬，断面果皮黄白色或淡黄棕色。厚0.1～0.2cm，外缘有油室1～2列，瓤囊8～10瓣，淡棕色。气清香，味酸、苦、辛。

青皮苦、辛，温。归肝、胆、胃经。疏肝破气，消积化滞。用于胸胁胀痛，疝气疼痛，乳癖，乳痈，食积气滞，脘腹胀痛。

2. 橘核　本品为芸香科植物橘 *Citrus reticulata* Blanco 及其栽培变种的干燥成熟种子。本品略呈卵形，长 0.8~1.2cm，直径 0.4~0.6cm。表面淡黄白色或淡灰白色，光滑，一侧有种脊棱线，一端钝圆，另端渐尖成小柄状。外种皮薄而韧，内种皮菲薄，淡棕色，子叶 2，黄绿色，有油性。气微，味苦。常用盐炙法炮制。本品苦，平。归肝、肾经。理气，散结，止痛，用于疝气疼痛，睾丸肿痛，乳痈乳癖。

3. 橘络　橘络系橘的中果皮与内果皮之间的维管束群。具有理气、化痰、通络之功效。

4. 橘叶　橘叶系多种橘类的叶。具有疏肝行气、化痰消肿毒的功效。如《本草疏经》云：“橘叶……治乳岩、乳痈，用之皆效……”。所以古今多用于乳腺疾病。本品叶多卷缩，平展后呈菱状长椭圆形，长 5~8cm，宽 3~4cm。表面灰绿色或黄绿色，光滑，叶缘有浅锯齿，叶有长柄。质厚而硬脆。气微香，味苦。饮片常切成宽丝。

5. 橘红　本品为芸香科植物橘 *Citrus reticulata* Blanco 及其栽培变种的干燥外层果皮。秋末冬初果实成熟后采收，用刀削下外果皮，刮去中果皮，晒干或阴干。本品呈长条形或不规则薄片状，边缘皱缩向内卷曲，波浪状，似云头，又因主产于四川及重庆，故名“川芸红”。外表面黄棕色或橙红色，存放后呈棕褐色，密布黄白色突起或凹下的油室，习称“棕眼”。内表面黄白色，密布凹下透光小圆点。质脆易碎。气芳香，味微苦、麻。由于加工费时费力，产量低，目前市场基本绝迹，当前一律使用柚皮类橘红代替。

川楝子
（药典品种）

【来源】　本品为楝科植物川楝 *MeLia toosendan* Sieb. et Zucc. 的干燥成熟果实。

【产地分布】　主产于四川、重庆、贵州等地。

【采收季节】　冬季果实成熟时采收。

【规格与加工炮制】

1. 川楝子　采摘成熟果实，除去杂质，干燥。用时捣碎。

2. 炒川楝子　取净川楝子，切厚片或碾碎，用中火加热，炒至外表焦黄色或焦褐色，取出，放凉。

【性状】

1. 川楝子　本品呈类球形，直径 2~3.2cm。表面金黄色至棕黄色，微有光泽，少数凹陷或皱缩，具深棕色小点。顶端有花柱残痕，基部凹陷，有果梗痕。外果皮革质，与果肉间常成空隙，果肉松软，淡黄色，遇水润湿显黏性。果核球形或卵圆形，质坚硬，两端平截，有6~8条纵棱，内分6~8室，每室含黑棕色长圆形的种子1粒。气特异，味酸、苦。

2. 炒川楝子　本品呈半球状、厚片或不规则的碎块，表面焦黄色，偶见焦斑。气焦香，味酸、苦。

【外观质量评价】以个大、饱满、外皮金黄色、果肉黄白色而厚实、有弹性者为佳。

【性味归经】苦，寒；有小毒。归肝、小肠、膀胱经。

【功能主治】疏肝泄热，行气止痛，杀虫。用于肝郁化火，胸胁、脘腹胀痛，疝气疼痛，虫积腹痛。

【地方习用品】

苦楝子　为楝科植物楝树 *Melia azedarach* L. 的干燥成熟果实。本品呈椭圆形，似酸枣而稍大。其形、色、臭、味与川楝子基本相同，但果实比川楝子约小1倍。

【附注】

苦楝皮　本品为楝科植物川楝 *Melia toosendan* Sieb. et Zucc. 或楝 *Melia azedarach* L. 的干燥树皮和根皮。春、秋二季剥取，晒干，或除去粗皮，晒干。本品呈不规则板片状、槽状或半卷筒状，长宽不一，厚2~6mm。外表面灰棕色或灰褐色，粗糙，有交织的纵皱纹和点状灰棕色皮孔，除去粗皮者淡黄色；内表面类白色或淡黄色。质韧，不易折断，断面纤维性，呈层片状。取本品一段，用手折叠揉搓，可分为多层薄片，层层黄白相间，每层薄片有极细的网纹。气微，味苦。本品为极少用中药，具有杀虫、疗癣作用。用于蛔虫病，蛲虫病，虫积腹痛；外治疥癣瘙痒。

地肤子
（药典品种）

【来源】本品为藜科植物地肤 *Kochia scoparia*（L.）Schrad. 的干燥成熟果实。

【产地分布】主产江苏、山东、河南、河北等省。

【采收季节】秋季采收。

【规格与加工炮制】

地肤子　果实成熟时采收植株，晒干，打下果实，除去杂质。

【性状】

地肤子　本品呈扁球状五角星形，直径 1～3mm。外被宿存花被，表面灰绿色或浅棕色，周围具膜质小翅 5 枚，背面中心有微突起的点状果梗痕及放射状脉纹 5～10 条；剥离花被，可见膜质果皮，半透明。种子扁卵形，长约 1mm，黑色。气微，味微苦。

【外观质量评价】以身干、果实色灰绿、饱满、不含杂质者佳。

【性味归经】辛、苦，寒。归肾、膀胱经。

【功能主治】清热利湿，祛风止痒。用于小便涩痛，阴痒带下，风疹，湿疹，皮肤瘙痒。

【易混品及伪品】

1. 灰菜子　本品同科植物藜 *Chenopodium album* Linn. 的胞果。在辽宁、江苏等地曾误作地肤子用，俗称"灰菜子"。胞果扁平五角形，直径 1～2mm，宿存花被黄绿色或褐绿色，紧包果实。顶端五裂，裂片近三角形，边缘稍向外反卷，基部中央有果梗痕，可见棱线 5 条，呈放射状排列，无翅，内有果实 1 枚，果皮薄膜状半透明，易剥离。种子半圆球形，黑色，有光泽，具放射形点状纹理；内有环状弯曲的胚，黄白色，包围着胚乳。气微弱，味稍苦。

2. 土荆芥　本品为藜科植物土荆芥 *Chenopodium ambrosioides* L 的果实。果实呈扁球状五角形，表面灰绿色或灰黄色，无二角形小翅；顶面中央无柱头残留，背部具微凸起的果柄痕及 5 条左右放射状棱线。果皮无点状花纹。种子黑褐色，扁椭圆形，表面光滑，搓之有异香气。

佛手
（药典品种）

【来源】本品为芸香科植物佛手 *Citrus medica* L var. sarcodac‑tylis Swingle 的干燥果实。

【产地分布】商品根据主产地分为川佛手与广佛手，川佛手主产于四川、云南等地；广佛手主产于广东、广西。

【采收季节】秋季果实尚未变黄或变黄时采收。

【规格与加工炮制】

佛手　采摘果实，纵切成薄片，晒干或低温干燥。

【性状】

佛手　本品为类椭圆形或卵圆形的薄片，常皱缩或卷曲，长 6～10cm，宽 3～7cm，厚 0.2～0.4cm。顶端稍宽，常有 3～5 个手指状的裂瓣，基部略窄，有的可见果梗痕。果肉浅黄白色，散有凹凸不平的线状或点状维管束。川佛手外皮多呈黄绿色，习称"绿边白肉"；广佛手多呈橙黄色，习称"金边白肉"，表面有皱纹和油点。质硬而脆，受潮后柔韧。气香，味微甜后苦。

【外观质量评价】广佛手品质优于川佛手，以片大而薄、手掌状、金边白肉、气香浓者为佳。

劣品掺增重粉　本品外表面可见白色粉霜，体较重，质硬。

【性味归经】辛、苦、酸，温。归肝、脾、胃、肺经。

【功能主治】疏肝理气，和胃止痛，燥湿化痰。用于肝胃气滞，胸胁胀痛，胃脘痞满，食少呕吐，咳嗽痰多。

【易混品及伪品】

1. **枸橼**　本品完整果实呈长椭圆形或卵圆形，表面黄色或黄绿色，商品多横切成片。切片厚 2~3mm，直径 5~10cm。切面灰黄色，中央有瓤 12~16 室，室内有时残留种子 1~2 枚。质柔软，气芳香，味初甜而后酸苦。

2. **香圆**　本品果实呈球形，直径 5~6.5cm。表面黄棕色或黄绿色，具黄白色斑块，顶端凹入，基部呈环状，横断面果皮呈黄白色，中央有瓤囊。气香，味酸而微苦。

3. **柚**　本品为成熟果实纵切片，呈不规则的长条状。外果皮黄棕色或红棕色，皱缩有许多突起或凹陷的油室，中果皮黄白色。质嫩，有香气，味苦。

4. **佛手瓜**　为葫芦科植物佛手瓜 *Sechiium edule*（Jacq.）Swartz. 的果实（蔬菜）。纵切片晒干，伪充佛手。本品与佛手的区别：顶端浅裂，不呈指状分枝。外表面具不规则纵皱纹，无油点。质硬脆，粉性。气微，味微甘。

覆盆子
（药典品种）

【来源】本品为蔷薇科植物华东覆盆子 *Rubus chingii* Hu 的干燥果实。

【产地分布】主产于浙江、福建等地。

【采收季节】夏初果实由绿变绿黄时采收。

【规格与加工炮制】

覆盆子　采摘绿黄色果实，除去梗、叶，置沸水中略烫或略蒸，取出，干燥。

【性状】

覆盆子　本品为聚合果，由多数小核果聚合而成，呈圆锥形或扁圆锥形，高 0.6~1.3cm，直径 0.5~1.2cm。表面黄绿色或淡棕色，顶端钝圆，基部中心凹入。宿萼棕褐色，下有果梗痕。小果易剥落，每个小果呈半月形，背面密被灰白色茸毛，两侧有明显的网纹，腹部有突起的棱线。体轻，质硬。气微，味微酸涩。

【外观质量评价】　以颗粒完整、饱满、色黄绿、具酸味者为佳。

【性味归经】　甘、酸，温。归肝、肾、膀胱经。

【功能主治】　益肾固精缩尿，养肝明目。用于遗精滑精，遗尿尿频，阳痿早泄，目暗昏花。

枸杞子
（药典品种）

【来源】　本品为茄科植物宁夏枸杞 *Lycium barbarum* L. 的干燥成熟果实。

【产地分布】　主产于宁夏、内蒙古，其中以宁夏的中宁、中卫、灵武等地的枸杞子质量最佳。

【采收季节】　夏、秋二季果实呈红色时采收。

【规格与加工炮制】

枸杞子　将果实摘下，热风烘干，除去果梗，或晾至皮皱后，晒干，除去果梗。

【性状】

枸杞子　本品呈类纺锤形或椭圆形，长 6～20mm，直径 3～10mm。表面红色或暗红色，顶端有小突起状的花柱痕，基部有白色的果梗痕。果皮柔韧，皱缩；果肉肉质，柔润。种子 20～50 粒，类肾形，扁而翘，长 1.5～1.9mm，宽 1.0～1.7mm，表面浅黄色或棕黄色。气微，味甜。

【外观质量评价】　以果实鲜红、个大、油润、皮薄、肉厚、籽少、味甘者为佳。

【性味归经】　甘，平。归肝、肾经。

【功能主治】　滋补肝肾，益精明目。用于虚劳精亏，腰膝酸痛，眩晕耳鸣，阳痿遗精，内热消渴，血虚萎黄，目昏不明。

【易混品及伪品】

1. 土枸杞子　本品为同属植物枸杞 *Lycium chinense* Mill. 的果实。主产于河北。呈椭圆形或圆柱形，二端略尖，长 7～15mm，直径 3～5mm。表面红色至暗红色，具不规则的皱纹，无光泽，质柔软而略滋润。果实内藏种子多粒。种子形状与宁夏枸杞略同。该品种质量较差，不宜作"枸杞子"入药。

2. 大枸杞　本品为同属植物北方枸杞 *Lycium chinense* Mill. Var. potaninii Pojank. 的果实。主产于河北巨鹿县。本品果实个大，肉薄，子多，味微甜而酸苦。

3. 甘枸杞　本品为同属植物毛蕊枸杞（新疆枸杞）*Lycium dasystemum* Pojank. 或黑果枸杞 *Lycium ruthenicum* Murr. 的成熟果实。主产于新疆及甘肃西部地区。其果实粒小，长不足 1cm，直径 2 ~ 4mm，表面暗红色，无光泽，质略柔软。味甘而酸。品质差，为地区用药，全国多数地区不用。

瓜蒌
（药典品种）

【来源】本品为葫芦科植物栝楼 *Trichosanthes kirilowii* Maxim. 或双边栝楼 *Trichosanthes rosthornii* Harms 的干燥成熟果实。前者称"皱皮瓜蒌"，后者称"光皮瓜蒌"。

【产地分布】主产于山东、河南、河北，以山东肥城、长清、淄博产者为道地药材。

【采收季节】秋季果实成熟时采收。

【规格与加工炮制】

1. 瓜蒌　果实成熟时连果梗剪下，置通风处阴干。

2. 瓜蒌丝　取原药材，除去杂质及果柄，洗净，压扁，切丝或切块。

【性状】

1. 瓜蒌　本品呈类球形或宽椭圆形，长 7 ~ 15cm，直径 6 ~ 10cm。表面橙红色或橙黄色，皱缩或较光滑，顶端有圆形的花柱残基，基部略尖，具残存的果梗。轻重不一。质脆，易破开，内表面黄白色，有红黄色丝络，果瓤橙黄色，黏稠，与多数种子黏结成团。具焦糖气，味微酸、甜。

2. 瓜蒌丝　本品呈不规则的丝或块状。外表面橙红色或橙黄色，习称"螃蟹壳"。皱缩或较光滑，内表面黄白色，有红黄色丝络，果瓤橙黄色，与多数种子黏结成团。具焦糖气，味微酸、甜。

【外观质量评价】以个整齐、皮厚柔韧、皱缩、色杏黄或红黄、糖性足、不破碎者为佳。

【性味归经】甘、微苦，寒。归肺、胃、大肠经。

【功能主治】清热涤痰，宽胸散结，润燥滑肠。用于肺热咳嗽，痰浊黄稠，胸痹心痛，结胸痞满，乳痈，肺痈，肠痈，大便秘结。

【附注】

1. 瓜蒌子　本品为葫芦科植物栝楼 *Trichosanthes kirilowii* Maxim. 或双边栝楼 *Trichosanthes rosthornii* Harms 的干燥成熟种子。秋季采摘成熟果实，剖开，取出种子，洗净，晒干。本品甘，寒。归肺、胃、大肠经。润肺化痰，滑肠通便。用于燥咳痰黏，肠燥便秘。

2. 瓜蒌皮　本品为葫芦科植物栝楼 *Trichosanthes kirilowii* Maxim. 或双边栝楼 *Trichosanthes rosthornii* Harms 的干燥成熟果皮。秋季采摘成熟果实，剖开，除去

果瓤及种子，阴干。甘，寒。归肺、胃经。清热化痰，利气宽胸。用于痰热咳嗽，胸闷胁痛。

诃子
（药典品种）

【来源】本品为使君子科植物诃子 *Terminalia chebula* Retz. 或绒毛诃子 *Terminalia chebula* Retz. var. tomentella Kurt. 的干燥成熟果实。

【产地分布】主产云南临沧地区和德宏傣族、景颇族自治州。

【采收季节】秋、冬二季果实成熟时采收。

【规格与加工炮制】

1. 诃子 采收成熟的果实，除去杂质，洗净，干燥。用时打碎。

2. 诃子肉 取净诃子，稍浸，闷润，去核，干燥。

3. 炒诃子肉 取净诃子肉置锅内，用文火加热，炒至深黄色，取出，放凉。

【性状】

1. 诃子 本品为长圆形或卵圆形，长 2～4cm，直径 2～2.5cm。表面黄棕色或暗棕色，略具光泽，有 5～6 条纵棱线和不规则的皱纹，基部有圆形果梗痕。质坚实。果肉厚0.2～0.4cm，黄棕色或黄褐色。果核长 1.5～2.5cm，直径 1～1.5cm，浅黄色，粗糙，坚硬。种子狭长纺锤形，长约1cm，直径 0.2～0.4cm，种皮黄棕色，子叶2，白色，相互重叠卷旋。气微，味酸涩后甜。

2. 诃子肉 本品呈不规则粒块状，肉厚 2～4mm，为深褐色或黄褐色，稍有酸气，味酸涩而后甜。

3. 炒诃子肉 本品形如诃子肉，表面深黄色，质坚脆易碎，断面黄褐色。微有香气，味涩。

【外观质量评价】药材以身干、表面黄棕色、微皱、有光泽、肉厚者为佳。

【性味归经】苦、酸、涩，平。归肺、大肠经。

【功能主治】涩肠止泻，敛肺止咳，降火利咽。用于久泻久痢，便血脱肛，肺虚喘咳，久嗽不止，咽痛音哑。

化橘红
（药典品种）

【来源】本品为芸香科植物化州柚 *Citrus grandis* Tomentosa. 或柚 *Citrus grandis* (L.) Osbeck 的未成熟或近成熟的干燥外层果皮。前者习称"毛橘红"，后者习称"光七爪""光五爪"。

【产地分布】主产于广东、广西、四川等地。

【采收季节】夏季果实未成熟时采收。

【规格与加工炮制】

化橘红　置沸水中略烫后，将果皮割成5或7瓣，除去果瓤和部分中果皮，压制成形，干燥。或除去杂质，洗净，闷润，切丝或块，晒干。

【性状】

化橘红　化州柚呈对折的七角或展平的五角星状，单片呈柳叶形。完整者展平后直径15～28cm，厚0.2～0.5cm。外表面黄绿色，密布茸毛，有皱纹及小油室；内表面黄白色或淡黄棕色，有脉络纹。质脆，易折断，断面不整齐，外缘有1列不整齐的下凹的油室，内侧稍柔而有弹性。气芳香，味苦、微辛。

柚外表面黄绿色至黄棕色，无毛。

【外观质量评价】以产于广东茂名地区化州的产品最为著名，其茸毛细密；光五爪次之。

【性味归经】辛、苦，温。归肺、脾经。

【功能主治】理气宽中，燥湿化痰。用于咳嗽痰多，食积伤酒，呕恶痞闷。

火麻仁
（药典品种）

【来源】本品为桑科植物大麻 *Cannabis sativa* L. 的干燥成熟种子。

【产地分布】主产于山东、浙江、河北等地。

【采收季节】秋季果实成熟时采收。

【规格与加工炮制】

1. 火麻仁　果实成熟后割取果穗或连茎割去，晒干，打下果实，筛去杂质即可。

2. 炒火麻仁　取净火麻仁，用文火加热，炒至有香气，呈微黄色，取出，放凉。用时捣碎。

【性状】

1. 火麻仁　本品呈卵圆形，长4～5.5mm，直径2.5～4mm。表面灰绿色或灰黄色，有微细的白色或棕色网纹，两边有棱，顶端略尖，基部有1圆形果梗痕。果皮薄而脆，易破碎。种皮绿色，子叶2，乳白色，富油性。气微，味淡。

2. 炒火麻仁　本品形如火麻仁，但有碎粒，表面淡黄色。微具焦香气，味淡。

【外观质量评价】药材以色黄、粒大均匀、种子饱满者为佳。

【性味归经】甘，平。归脾、胃、大肠经。

【功能主治】润肠通便。用于血虚津亏，肠燥便秘。

芥子
（药典品种）

【来源】本品为十字花科植物白芥 *Sinapisalba* L. 或芥 *Brassicajuncea*（L.）Czern. et Coss. 的干燥成熟种子。前者习称"白芥子"，后者习称"黄芥子"。

【产地分布】全国各地均产。

【采收季节】夏末秋初采收。

【规格与加工炮制】

1. 芥子　果实成熟时采割植株，晒干，打下种子，除去杂质。

2. 炒芥子　取净芥子，照清炒法炒至淡黄色至深黄色（炒白芥子）或深黄色至棕褐色（炒黄芥子），有香辣气。用时捣碎。

【性状】

1. 芥子　白芥子呈球形，直径 1.5 ~ 2.5mm。表面灰白色至淡黄色，具细微的网纹，有明显的点状种脐。种皮薄而脆，破开后内有白色折叠的子叶，有油性。气微，味辛辣。

黄芥子较小，直径 1 ~ 2mm。表面黄色至棕黄色，少数呈暗红棕色。研碎后加水浸湿，则产生辛烈的特异臭气。

2. 炒芥子　本品形如芥子，表面淡黄色至深黄色（炒白芥子）或深黄色至棕褐色（炒黄芥子），偶有焦斑。有香辣气。

【外观质量评价】药材以籽粒饱满、均匀、色鲜黄者为佳。

【性味归经】辛，温。归肺经。

【功能主治】温肺豁痰利气，散结通络止痛。用于寒痰咳嗽，胸胁胀痛，痰滞经络，关节麻木、疼痛，痰湿流注，阴疽肿毒。

金樱子
（药典品种）

【来源】本品为蔷薇科植物金樱子 *Rosa laevigata* Michx 的干燥成熟果实。

【产地分布】主产于广东、江西、浙江等地。

【采收季节】10 ~ 11 月果实成熟变红时采收。

【规格与加工炮制】

1. 金樱子　采摘果实，撞去毛刺，晒干后纵向剖开，置水中除去瓤子及茸毛，再晒干。

2. 蜜金樱子　取炼蜜，用适量开水稀释后，加入金樱子肉拌匀，闷透，置锅内，用文火加热，炒至表面红棕色，不粘手为度，取出放凉。金樱子肉每

100kg，用炼蜜 20kg。

【性状】

1. 金樱子 本品呈倒卵形纵剖瓣。表面红黄色或红棕色，有突起的棕色小点。顶端有花萼残基，下部渐尖。花托壁厚 1～2mm，内面淡黄色，残存淡黄色绒毛。气微，味甘、微涩。

2. 蜜金樱子 本品表面暗棕色，味甜，有焦香气。

【外观质量评价】药材以个大肉厚、色红黄、有光泽、去净毛刺者为佳。

【性味归经】酸、甘、涩，平。归肾、膀胱、大肠经。

【功能主治】固精缩尿，固崩止带，涩肠止泻。用于遗精滑精，遗尿尿频，崩漏带下，久泻久痢。

决明子
（药典品种）

【来源】本品为豆科植物决明 *Cassia obtusi folia* L 或小决明 *Cassia tora* L 的干燥成熟种子。

【产地分布】分布于江苏、安徽、四川等地。全国各地多有栽培。

【采收季节】秋季果实成熟时采收。

【规格与加工炮制】

1. 决明子 采收晒干后，打下种子，除去杂质，洗净，干燥。用时捣碎。

2. 炒决明子 取净决明子，置炒药锅内，用中火炒加热，炒至颜色加深，断面浅黄色时，爆鸣声减弱并有香气逸出时，取出放凉。用时捣碎。

【性状】

1. 决明子 决明略呈菱方形或短圆柱形，两端平行倾斜，长 3～7mm，宽 2～4mm。表面绿棕色或暗棕色，平滑有光泽。一端较平坦，另端斜尖，背腹面各有 1 条突起的棱线，棱线两侧各有 1 条斜向对称而色较浅的线形凹纹。质坚硬，不易破碎。种皮薄，子叶 2，黄色，呈"S"形折曲并重叠。气微，味微苦。

小决明呈短圆柱形，较小，长 3～5mm，宽 2～3mm。表面棱线两侧各有 1 片宽广的浅黄棕色带。

2. 炒决明子 本品形如决明子，微鼓起，表面绿褐色或暗棕色，偶见焦斑。微有香气。

【外观质量评价】药材以身干、颗粒均匀、饱满、绿棕色者为佳。

【性味归经】甘、苦、咸，微寒。归肝、大肠经。

【功能主治】清热明目，润肠通便。用于目赤涩痛，畏光多泪，头痛眩晕，目暗不明，大便秘结。

苦杏仁

（药典品种）

【来源】本品为蔷薇科植物山杏 *Prunus armemaca* L. var. ansuMaxim.、西伯利亚杏 *Prunus sibirica* L.、东北杏 Prunus mandshurica（Maxim.）Koehne 或杏 *Prunus armeneica* L. 的干燥成熟种子。

【产地分布】主产于我国北方各地。

【采收季节】夏季成熟果实时采收。

【规格与加工炮制】

1. 苦杏仁　采收后除去果肉和核壳，取出种子，晒干。

2. 燀苦杏仁　取净苦杏仁，置沸水中略煮，至种皮微膨时，捞出，用凉水稍浸，取出搓去种皮，晒干后簸净，取仁。用时捣碎。

3. 炒苦杏仁　取苦杏仁置锅内，用文火炒于表面微黄色，略带焦斑，有香气，取出放凉。用时捣碎。

【性状】

1. 苦杏仁　本品呈扁心形，长 1～1.9cm，宽 0.8～1.5cm，厚 0.5～0.8cm。表面黄棕色至深棕色，一端尖，另端钝圆，肥厚，左右不对称，尖端一侧有短线形种脐，圆端合点处向上具多数深棕色的脉纹。种皮薄，子叶 2，乳白色，富油性。气微，味苦。取本品数粒，加水共研，发生苯甲醛的特殊香气。

2. 燀苦杏仁　本品呈扁心形。表面乳白色或黄白色，一端尖，另端钝圆，肥厚，左右不对称，富油性。有特异的香气，味苦。

3. 炒苦杏仁　本品形如燀苦杏仁，表面黄色至棕黄色，微带焦斑。有香气，味苦。

【外观质量评价】药材以身干、颗粒均匀、饱满、整齐、不破碎者为佳。

劣品苦杏仁多为其提取残渣再次流通到市场上伪充燀苦杏仁使用，与正品相比外表色较白，气味淡。

【性味归经】苦，微温；有小毒。归肺、大肠经。

【功能主治】降气止咳平喘，润肠通便。用于咳嗽气喘，胸满痰多，肠燥便秘。

莱菔子

（药典品种）

【来源】本品为十字花科植物萝卜 *Raphanus sativus* L. 的干燥成熟种子。

【产地分布】全国各地均有种植。

【采收季节】夏季采收。

【规格与加工炮制】

1. 莱菔子 果实成熟时采割植株，晒干，搓出种子，除去杂质，再晒干。

2. 炒莱菔子 取净莱菔子，用文火炒至微鼓起，有爆裂声，并有香气逸出时，取出放凉，用时捣碎。

【性状】

1. 莱菔子 本品呈类卵圆形或椭圆形，稍扁，长 2.5~4mm，宽 2~3mm。表面黄棕色、红棕色或灰棕色。一端有深棕色圆形种脐，一侧有数条纵沟。种皮薄而脆，子叶 2，黄白色，有油性。气微，味淡、微苦辛。

2. 炒莱菔子 本品形如莱菔子，表面微鼓起，色泽加深，质酥脆，气微香。

【外观质量评价】以粒大、饱满、坚实、色红棕者为佳。

【性味归经】辛、甘，平。归肺、脾、胃经。

【功能主治】消食除胀，降气化痰。用于饮食停滞，脘腹胀痛，大便秘结，积滞泻痢，痰壅喘咳。

连翘

（药典品种）

【来源】本品为木樨科植物连翘 *Forsythia suspense*（Thunb.） Vahl 的干燥果实。

【产地分布】主产于山西、河南、陕西、湖北等地，以山西产量最大，质量亦好，为道地药材。

【采收季节】青翘于 8~9 月间采收，老翘于 10 月间采收。

【规格与加工炮制】

连翘 采摘青色果实，除去杂质，蒸熟，晒干，习称"青翘"；果实成熟变黄并裂开时打落，收集果实，过筛，除去杂质，习称"老翘"。

【性状】

连翘 本品呈长卵形至卵形，稍扁，长 1.5~2.5cm. 直径 0.5~1.3cm。表面有不规则的纵皱纹和多数突起的小斑点，两面各有 1 条明显的纵沟。顶端锐尖，基部有小果梗或已脱落。青翘多不开裂，表面绿褐色，突起的灰白色小斑点较少；质硬；种子多数，黄绿色，细长，一侧有翅。老翘自顶端开裂或裂成两瓣，表面黄棕色或红棕色，内表面多为浅黄棕色，平滑，具一纵隔；质脆；种子棕色，多已脱落。气微香，味苦。

【外观质量评价】青翘以色绿、不开壳者为佳；老翘以色较黄、瓣大、壳厚者为佳。

劣品提取残渣本品提取后呈黑褐色，用双氧水处理后，颜色类似老翘。质脆易碎，手握有刺手感，口尝气微淡。

【性味归经】苦，微寒。归肺、心、小肠经。

【功能主治】清热解毒，消肿散结，疏散风热。用于痈疽，瘰疬，乳痈，丹毒，风热感冒，温病初起，温热入营，高热烦渴，神昏发斑，热淋涩痛。

【易混品及伪品】

1. 秦连翘　本品为木樨科植物秦连翘 *Forsythia giraldiana* Lingelsh. 的干燥成熟果实。本品呈卵圆形，较小，长 0.5~1.8cm，直径 0.3~1cm。外表面浅棕色至浅褐色，从底部到顶端逐渐加深，有凸起纵皱纹。种子黄色，长约 0.3cm。味微苦。

2. 紫丁香　本品为木樨科植物紫丁香 *Siringa oblate* Lindl. 的干燥成熟果实。本品较连翘瘦小，为长卵形，稍扁，长 1.0~1.5cm，直径 0.5cm。顶端锐尖，开裂，略向外反曲呈鸟嘴状。外表面黄棕色，有不规则纵皱纹，部分可见疣状突起。种子长线形，棕褐色，多已脱落。气微，味淡。

蔓荆子
（药典品种）

【来源】本品为马鞭草科植物单叶蔓荆 *Vitex trifolia* L. var, simplicifolia Cham. 或蔓荆 *Vitex trifolia* L. 的干燥成熟果实。

【产地分布】主产于山东、浙江、江西、福建、江苏等地。

【采收季节】秋季果实成熟时采收。

【规格与加工炮制】

1. 蔓荆子　采下果实，晒干，除去杂质。

2. 炒蔓荆子　取净蔓荆子，置热锅中，用文火微炒，取出，放凉。用时捣碎。

【性状】

1. 蔓荆子　本品呈球形，直径 4~6mm。表面灰黑色或黑褐色，被灰白色粉霜状茸毛，有纵向浅沟 4 条，顶端微凹，基部有灰白色宿萼及短果梗。萼长为果实的 1/3~2/3，5 齿裂，其中 2 裂较深，密被茸毛。体轻，质坚韧，不易破碎。横切面可见 4 室，每室有种子 1 枚。气特异而芳香，味淡、微辛。

2. 炒蔓荆子　本品形如蔓荆子，表面黑色或黑褐色，基部有的可见残留宿萼和短果梗。气特异而芳香，味淡、微辛。

【外观质量评价】以粒大饱满、气香者为佳。

【性味归经】辛、苦，微寒。归膀胱、肝、胃经。

【功能主治】疏散风热，清利头目。用于风热感冒头痛，齿龈肿痛，目赤多泪，目暗不明，头晕目眩。

木瓜
（药典品种）

【来源】本品为蔷薇科植物贴梗海棠 *Chaenomeles speciosa*（Sweet）Nakai 的干燥近成熟果实。

【产地分布】主产于安徽、湖南、浙江等地。

【采收季节】夏、秋二季果实绿黄时采收。

【规格与加工炮制】

1. 木瓜 采收成熟果实，新鲜时纵剖为二或四块，内表面向上晒干，至颜色变红。或摘下果实后放沸水中烫至外皮灰白色，对半纵剖，晒干。

2. 木瓜片 取原药材，除去杂质，洗净，润透或蒸透后切薄片，晒干。

【性状】

1. 木瓜 本品长圆形，多纵剖成两半，长 4～9cm，宽 2～5cm，厚 1～2.5cm。外表面紫红色或红棕色，有不规则的深皱纹；剖面边缘向内卷曲，果肉红棕色，中心部分凹陷，棕黄色；种子扁长三角形，多脱落。质坚硬。气微清香，味酸。

2. 木瓜片 本品呈类月牙形薄片。外表紫红色或棕红色，有不规则的深皱纹，切面棕红色。气微清香，味酸。

【外观质量评价】药材以质坚实、味酸者为佳；饮片以类月牙形薄片、外皮紫红色或棕红色、切面棕红色、味酸者为佳。

【性味归经】酸，温。归肝、脾经。

【功能主治】舒筋活络，和胃化湿。用于湿痹拘挛，腰膝关节酸重疼痛，暑湿吐泻，转筋挛痛，脚气水肿。

【易混品及伪品】

光皮木瓜 本品为蔷薇科植物榠楂 *Chaenomeles sinensis*（Thouin.）Koehne. 的干燥果实。分布于江苏、山东、江西、湖南、湖北、广西、福建、四川、安徽、浙江等地。多呈瓣状或条状，厚 2～3.5cm。外表面红棕色，平滑不皱。剖面平坦，果肉呈颗粒性，种子多数。

南五味子

（药典品种）

【来源】本品为木兰科植物华中五味子 *Schisandra sphenanthera* Rehd. et Wils. 的干燥成熟果实。

【产地分布】主产于湖北、河南、陕西等地。

【采收季节】秋季采收。

【规格与加工炮制】

1. 南五味子　果实成熟时采摘，晒干，除去果梗和杂质。

2. 醋南五味子　取净五味子用米醋拌匀，蒸至醋被吸尽，表面显紫黑色时，取出，干燥。每100kg 五味子，用黄酒20kg。

【性状】

1. 南五味子　本品呈球形或扁球形，直径 4～6mm。表面棕红色至暗棕色，干瘪，皱缩，果肉常紧贴于种子上。种子 1～2，肾形，表面棕黄色，有光泽，种皮薄而脆。果肉气微，味微酸。

2. 醋南五味子　本品形如南五味子，表面棕黑色，油润，稍有光泽。微有醋香气。

【外观质量评价】以表面光而亮，棕黄色者为佳。

劣品为南五味子的提取残渣。本品形如南五味子，表面棕褐色，果肉硬，干枯，较酥，易搓碎。气微，味淡。

【性味归经】酸、甘，温。归肺、心、肾经。

【功能主治】收敛固涩，益气生津，补肾宁心。用于久嗽虚喘，梦遗滑精，遗尿尿频，久泻不止，自汗盗汗，津伤口渴，内热消渴，心悸失眠。

牛蒡子

（药典品种）

【来源】本品为菊科植物牛蒡 *Arctium lappa* L. 的干燥成熟果实。

【产地分布】主产于东北、浙江等地，以东北产量大，称作"关力子"；以浙江桐乡质量佳，称作"杜大力"。

【采收季节】秋季果实成熟时采收。

【规格与加工炮制】

1. 牛蒡子　采收果序，晒干，打下果实，除去杂质，再晒干。用时捣碎。

2. 炒牛蒡子　取净牛蒡子，用文火炒至微鼓起，有暴裂声，有香气时，断面浅黄色时取出，放凉，用时捣碎。

【性状】

1. 牛蒡子 本品呈长倒卵形，略扁，微弯曲，长 5 ~ 7mm，宽 2 ~ 3mm。表面灰褐色，带紫黑色斑点，有数条纵棱，通常中间 1 ~ 2 条较明显。顶端钝圆，稍宽，顶面有圆环，中间具点状花柱残迹；基部略窄，着生面色较淡。果皮较硬，子叶 2，淡黄白色，富油性。气微，味苦后微辛而稍麻舌。

2. 炒牛蒡子 本品形如牛蒡子，色泽加深，略鼓起。微有香气。

【外观质量评价】 以粒大、饱满、色灰褐者为佳。

【性味归经】 辛、苦，寒。归肺、胃经。

【功能主治】 疏散风热，宣肺透疹，解毒利咽。用于风热感冒，咳嗽痰多，麻疹，风疹，咽喉肿痛，痄腮，丹毒，痈肿疮毒。

【易混品及伪品】

大鳍蓟 为同科植物大鳍蓟 *Onopordon acanthium* L. 的种子。大鳍蓟的种子形态、颜色及气味与牛蒡子相似，唯表面纵纹间有明显细密的横皱纹，为主要不同点，注意区别。

女贞子
（药典品种）

【来源】 本品为木犀科植物女贞 *Ligustrum lucidum* Ait. 的干燥成熟果实。

【产地分布】 主产于浙江、江苏等地。

【采收季节】 冬季果实成熟时采收。

【规格与加工炮制】

1. 女贞子 将果实摘下，除去枝叶，稍蒸或置沸水中略烫后，干燥；或直接干燥。商品一般按形状分为猪腰女贞（瘦型女贞）和豆豉女贞（胖型女贞），猪腰女贞呈肾形或椭圆形，果皮紧贴不浮离；豆豉女贞呈椭圆形，果较松泡，果皮常浮离。

2. 酒女贞子 取净女贞子，用黄酒拌匀，稍闷，密闭，隔水炖或蒸，于酒被吸尽，色泽黑润时，取出干燥，用时捣碎。女贞子每 100kg 女贞子，用黄酒 20kg。

【性状】

1. 女贞子 本品呈卵形、椭圆形或肾形，长 6 ~ 8.5mm，直径 3.5 ~ 5.5mm。表面黑紫色或灰黑色，皱缩不平，基部有果梗痕或具宿萼及短梗。体轻。外果皮薄，中果皮较松软，易剥离，内果皮木质，黄棕色，具纵棱，破开后种子通常为 1 粒，肾形，紫黑色，油性。气微，味甘、微苦涩。

2. 酒女贞子 本品形如女贞子，表面黑褐色或灰黑色，常附有白色粉霜。

微有酒香气。

【外观质量评价】 以粒大饱满、色黑紫者为佳。

【性味归经】 甘、苦，凉。归肝、肾经。

【功能主治】 滋补肝肾，明目乌发。用于肝肾阴虚，眩晕耳鸣，腰膝酸软，须发早白，目暗不明，内热消渴，骨蒸潮热。

【易混品及伪品】

1. 小叶女贞子 本品为木犀科植物小叶女贞子 *Ligustrum guihoui* carr. 的果实。性状类圆形，长 8 ~ 9mm，直径 5mm。表面灰黑色，较平滑；基部常具宿萼及果柄。体轻。外果皮薄，中果皮松软，易剥离，果肉膜质，浅紫褐色或黄棕色；种子 2 粒或 1 粒，扁椭圆形，有皱纹，种子腹面有凹陷，1 粒者，两面有细纵沟纹，油性。无臭，味甘微苦涩。

2. 冬青子 本品为冬青科植物冬青 *Ilex chinensis* Simes. 的干燥成熟果实。在湖南、浙江等地区误作女贞子使用，本品果实椭圆形，籽粒较女贞子大，表面棕褐色，上部有凹窝，种子 4 ~ 5 粒，外壳坚硬，背面有 1 条深沟，味苦涩。

3. 鸦胆子 本品为苦木科植物鸦胆子 *Brucea javanica*（L.）Merr. 的干燥成熟果实。本品外形与女贞子相似，鉴别使用。本品呈长圆形，两头尖，有网状皱纹，种子 1 粒，味极苦。

肉豆蔻
（药典品种）

【来源】 本品为肉豆蔻科植物肉豆蔻 *Myristica fragrans* Houtt. 的干燥种仁。

【产地分布】 主产于马来西亚、印度尼西亚、斯里兰卡及西印度洋群岛。

【采收季节】 每年采收 2 次，一次在 11 ~ 12 月，一次在 4 ~ 6 月。

【规格与加工炮制】

1. 肉豆蔻 早晨采收成熟果实，将肉质果实纵剖开，内有红色网状的假种皮包围着种子，将假种皮剥下，再敲脱壳状的种皮，取出种仁用石灰乳浸一天后，缓火焙干。

2. 麸煨肉豆蔻 取净肉豆蔻，加入麸皮，麸煨温度 150 ~ 160℃，约 15 分钟，至麸皮呈焦黄色，肉豆蔻呈棕褐色，里面有裂隙时取出，筛去麸皮，放凉。用时捣碎。

【性状】

1. 肉豆蔻 本品呈卵圆形或椭圆形，长 2 ~ 3cm，直径 1.5 ~ 2.5cm。表面灰棕色或灰黄色，有时外被白粉（石灰粉末）。全体有浅色纵行沟纹和不规则网状沟纹。种脐位于宽端，呈浅色圆形突起，合点呈暗凹陷。种脊呈纵沟状，连接两端。质坚，断面显棕黄色相杂的大理石花纹，宽端可见干燥皱缩的胚，富油性。气香浓烈，味辛。

2. 麸煨肉豆蔻 本品形如肉豆蔻，表面为棕褐色，有裂隙。气香，味辛。

【外观质量评价】药材以个大、体重、坚实、无虫蛀、破开后油性大、香气浓郁者为佳。

【性味归经】辛，温。归脾、胃、大肠经。

【功能主治】温中行气，涩肠止泻。用于脾胃虚寒，久泻不止，脘腹胀痛，食少呕吐。

沙苑子
（药典品种）

【来源】本品为豆科植物扁茎黄芪 *Astragalus complanatus* R. Br. 的干燥成熟种子。

【产地分布】主产于陕西、内蒙古西部。

【采收季节】秋末冬初果实成熟尚未开裂时采收。

【规格与加工炮制】

1. 沙苑子 采割植株，晒干，打下种子，除去杂质，晒干。

2. 盐沙苑子 取净沙苑子，用盐水拌匀，稍闷，待盐水被吸尽后，置锅内用文火炒干，取出晾凉。沙苑子每100kg，用食盐2kg。

【性状】

1. 沙苑子 本品略呈肾形而稍扁，长2～2.5mm，宽1.5～2mm，厚约1mm。表面光滑，褐绿色或灰褐色，边缘一侧微凹处具圆形种脐。质坚硬，不易破碎。子叶2，淡黄色，胚根弯曲，长约1mm。气微，味淡，嚼之有豆腥味。

2. 盐沙苑子 本品形如沙苑子，表面鼓起，深褐绿色或深灰褐色。气微，味微咸，嚼之有豆腥味。

【外观质量评价】药材以粒大饱满、绿褐色者为佳。

【性味归经】甘，温。归肝、肾经。

【功能主治】补肾助阳，固精缩尿，养肝明目。用于肾虚腰痛，遗精早泄，遗尿尿频，白浊带下，眩晕，目暗昏花。

【易混品及伪品】

1. 猪屎豆 本品为豆科植物猪屎豆 *Crotalaria mucronata* Desv. 的干燥种子。呈三角状肾形，略扁。表面浅褐色或黄棕色，光滑，一侧中央凹陷呈沟状，有的残存种脐带。质坚硬，不易破碎。

2. 紫云英 本品为豆科植物紫云英 *Astragalus sinicus* L. 的干燥种子。呈扁平肾形，一端较长略呈钩状，长 3 ~ 4mm。表面黄绿色或棕色，光滑。

3. 蓝花棘豆　本品为豆科植物蓝花棘豆 Oxytropis coerulea（Pall.）DC. 干燥成熟种子。本品较沙苑子略细长，呈椭圆状肾形，稍扁。表面绿棕色或黑褐色。扩大镜下观察可见散在黑色斑点。嚼之有麻舌感。

4. 直立黄芪种子　本品为豆科植物直立黄芪 Astragalus adsurgens Pall. 的干燥成熟种子。本品较沙苑子小，呈不规则肾形，稍扁。表面绿棕色或褐绿色。扩大镜下观察可见散在黑褐色斑点。嚼之有麻舌感。

5. 蒙古黄芪的种子　本品为豆科植物蒙古黄芪 Astragalus membranaceus（Fisch.）Bge. var. mongholicus（Bge.）Hsiao. 的干燥成熟种子。本品较沙苑子大，呈扁圆肾形，表面棕褐色或浅棕黑色。扩大镜下观察可见散在黑色斑点。

6. 膜荚黄芪的种子　本品为豆科植物膜荚黄芪 Astragalus membranaceus（Fisch.）Bge. 的干燥成熟种子。本品较沙苑子大，呈扁圆肾形，表面棕褐色或绿褐色。扩大镜下观察可见散在黑色斑点。

砂仁
（药典品种）

【来源】本品为姜科植物阳春砂 Amomum villosum Lour.、绿壳砂 Amomum villosum Lour. var. xanthioides T. L. Wu et Senjen 或海南砂 Amomum longiligulare T. L. Wu 的干燥成熟果实。

【产地分布】阳春砂主产于广东、广西、云南等地，绿壳砂主产于云南南部，海南砂主产于海南及雷州半岛。

【采收季节】夏、秋二季果实成熟时采收。

【规格与加工炮制】

砂仁　剪下果穗，置于竹帘或草席上用微火烘干至半干，趁热喷以冷水，使果皮骤然收缩与种子紧贴，以便保存时不易生霉，再用微火烘干。

【性状】

砂仁　阳春砂、绿壳砂呈椭圆形或卵圆形，有不明显的三棱，长 1.5 ~ 2cm，直径 1 ~ 1.5cm。表面棕褐色，密生刺状突起，顶端有花被残基，基部常有果梗。果皮薄而软。种子集结成团，具三钝棱，中有白色隔膜，将种子团分成 3 瓣，每瓣有种子 5 ~ 26 粒。种子为不规则多面体，直径 2 ~ 3mm；表面棕红色或暗褐色，有细皱纹，外被淡棕色膜质假种皮；质硬，胚乳灰白色。气芳香而浓烈，味辛凉、微苦。

海南砂呈长椭圆形或卵圆形，有明显的三棱，长 1.5 ~ 2cm，直径 0.8 ~ 1.2cm。表面被片状、分枝的软刺，基部具果梗痕。果皮厚而硬。种子团较小，每瓣有种子 3 ~ 24 粒，种子直径 1.5 ~ 2mm。气味稍淡。

【外观质量评价】以种仁饱满、红棕色、香气浓者为佳。

【性味归经】辛，温。归脾、胃、肾经。

【功能主治】化湿开胃，温脾止泻，理气安胎。用于湿浊中阻，脘痞不饥，脾胃虚寒，呕吐泄泻，妊娠恶阻，胎动不安。

【易混品及伪品】近年来，砂仁货源一度紧缺，故药材市场上先后出现很多伪品，可大致分为两大类：

1. 砂仁属

（1）红壳砂仁 *Amomum aurantiacum* H. T. Tsaiet S. W. Zhao. 的干燥果实。主产云南。果实近球形，长 1～1.7cm，直径 0.8～1.5cm，果皮具稀疏而较长的刺状突起，被黄色柔毛，果柄长 1～1.4cm。每室种子 11～15 粒，种子表面具细纵条纹。气香，味微苦。

（2）印度砂仁（尼泊尔豆蔻）*Amomum subulatum* Roxb. 的干燥果实。果实长卵圆形，微弯曲，上端饱满粗圆，下端干瘪扁平，无明显三棱，长 1.5～4cm，直径 1.5～2.5cm，顶端宿存细管状花萼，基部有果梗痕。果皮硬而厚，表面浅灰色，有断续隆起的纵线。每室种子 8～22 粒。气微，味淡、无清凉感。

（3）海南假砂仁 *A. chinensis* Chen. T. L. Wu. 的干燥果实。产海南崖县、儋县等地。果实卵形或长倒卵形，长 1.5～2cm，直径 1～1.5cm，钝三棱明显。表面被疏而长的扁形分支软刺。种子团每室 8～12～19 粒。种子扁球形，红棕色，皱缩。气无，味微苦、辛、涩。

（4）长序砂仁 *A. thyroideum* Gagnep. 的干燥果实。产广西及云南南部。果实长圆形，长 1.2～2.7cm，直径 0.8～1.2cm，柔刺细而弯曲，刺长达 0.2cm 以上，基部增厚，果皮韧，不易纵向撕裂。表面灰棕色，有 3 条纵沟和明显纵棱。种子团每室 5～15 粒。气无，味微辛，无凉感。

（5）细砂仁 *A. microcarpum* C. F. Liang et D. Fang. 的干燥果实。产广西东兴等地。果实卵状球形，长 1.5～2cm，直径 0.8～1.2cm。表面暗紫色，被疏而较长的软刺，顶端略弯。种子团每室 10～30 粒，种子黑色。气微香，味凉、辣。

2. 山姜属

（1）山姜 *A. japonica*（Thunb）. Miq. 的干燥果实，称建砂仁或土砂仁。产福建、江西、浙江等省。果实球形或椭圆形，长 1～1.8cm，直径 0.5～0.7cm。表面橙黄色，被短柔毛。种子团卵圆形，每室 5～7 粒。种子直径约 0.3cm，表面深褐色，纹理不规则，常具透明边棱，外常被淡灰绿色假种皮。气微香，味微苦而辛、涩。

（2）华山姜 *A. chinensis* Rose. 的干燥果实，又称湘砂仁。产湖南零陵、郴州等地。果实类圆形。外表土黄色，平滑，无棱线。种子团球形，表面灰棕色，每室 2～4 粒，排列紧密，种子表面可见纵细条纹。气微香，味微辛、凉。

（3）艳山姜 *A. zerumbet*（Pers.）Burtt. et Smith. 的干燥果实。产四川。果实卵圆形，长 1.5~3cm，直径 0.5~0.7cm，果顶有较大的宿存萼。果皮较厚，黄棕色，被黄色长毛，具明显纵棱线。种子多散落，直径 0.2~4cm，表面棕褐色，被灰白色假种皮。气微香，味微辛涩，无清凉感。

山楂
（药典品种）

【来源】本品为蔷薇科植物山里红 *Crataegus pinnatiida* Bge. var. majorN. E. Br. 或山楂 *Crataegus pinnatifida* Bge. 的干燥成熟果实。

【产地分布】主产山东、河北、河南等省。以山东临朐、沂水及河北安国等地产品质优，行销全国并出口。

【采收季节】秋季果实成熟时采收。

【规格与加工炮制】

1. 山楂 采收成熟果实，切成楂片，除去杂质及脱落的核，晒干。

2. 炒山楂 取净山楂，置锅内，用文火炒至色变深时，取出，放凉。

3. 焦山楂 取净山楂，置锅内用武火炒至表面焦褐色，内部黄褐色，取出，放凉。

【性状】

1. 山楂 本品为圆形片，皱缩不平，直径 1~2.5cm，厚0.2~0.4cm。外皮红色，具皱纹，有灰白色小斑点。果肉深黄色至浅棕色。中部横切片具 5 粒浅黄色果核，但核多脱落而中空。有的片上可见短而细的果梗或花萼残迹。气微清香，味酸、微甜。

2. 炒山楂 本品形如山楂片，果肉黄褐色，偶见焦斑。气清香，味酸、微甜。

3. 焦山楂 本品形如山楂片，表面焦褐色，内部黄褐色。有焦香气。

【外观质量评价】以片大、肉厚、皮红、核少者为佳，一般种子不得超过20%。

【性味归经】酸、甘，微温。归脾、胃、肝经。

【功能主治】消食健胃，行气散瘀，化浊降脂。用于肉食积滞，胃脘胀满，泻痢腹痛，瘀血经闭，产后瘀阻，心腹刺痛，胸痹心痛，疝气疼痛，高脂血症。焦山楂消食导滞作用增强，用于肉食积滞，泻痢不爽。

【地方习用品】

南山楂 又名野山楂、山楂子，为蔷薇科植物野山楂 *Crataegus cuneata* S. et Zucc. 的干燥果实。主产浙江、江苏、湖南、河南、四川、贵州、湖北、江西等地。果实呈类圆球形或扁球形，个体较北山楂小。直径 0.8～1.2cm。表面黄色或棕红色，有细皱纹及小斑点。

商品作为山楂入药的还有辽宁山楂 *Crataegus sanguinea* Pal、湖北山楂 *Crataegus hupehensis* Sarg、云南山楂 *Crataegus scabrifolia* 的干燥成熟果实。

【易混品及伪品】

槟依 本品为蔷薇科植物槟依 *Docynia delavayi*（Franch.）Schneid 的果实。呈椭圆形，比山楂大，多为横切片。外表紫红色或红棕色，中央 5 室，心皮在成熟时为纸质，每室种子 4～10 枚，种子较扁小而窄，多已脱落。质坚硬。味酸、涩、微甜。

山茱萸
（药典品种）

【来源】本品为山茱萸科植物山茱萸 *Cornus officinalis* Sieb. et Zucc. 的干燥成熟果肉。

【产地分布】主产浙江、河南、安徽、陕西、山西、四川等省，习惯认为浙江淳安所产者质量最佳。

【采收季节】秋末冬初果皮变红时采收。

【规格与加工炮制】

1. 山茱萸 采摘果实，用文火烘或置沸水中略烫后，及时除去果核，干燥。

2. 酒山茱萸 取净山萸肉，用黄酒拌匀，密闭，隔水炖或笼屉蒸，至色变黑润，取出干燥。每 100kg 山萸肉，用黄酒 20kg。

【性状】

1. 山茱萸 本品呈不规则的片状或囊状，长 1～1.5cm，宽 0.5～1cm。表面紫红色至紫黑色，皱缩，有光泽。顶端有的有圆形宿萼痕，基部有果梗痕。质柔软。气微，味酸、涩、微苦。

2. 酒山茱萸 本品形如山茱萸，表面紫黑色或黑色，质滋润柔软。微有酒香气。本品放置时间长久，表面会有起白霜现象。

【外观质量评价】生品以块大、肉厚质柔软、色紫红、无核者为佳，酒萸肉以色黑发亮、具酒香气者为佳。

【性味归经】酸、涩，微温。归肝、肾经。

【功能主治】补益肝肾，收涩固脱。用于眩晕耳鸣，腰膝酸痛，阳痿遗精，遗尿尿频，崩漏带下，大汗虚脱，内热消渴。

【易混品及伪品】

1. 无刺枣皮　鼠李科植物无刺枣 *Ziziphus jujuba* Mill. 的干燥成熟的果肉。本品呈不规则扁筒状或片状，果皮破裂皱缩。暗红棕色，果肉薄，质硬易碎，内面色较浅而粗糙。

2. 滇枣皮　鼠李科植物滇刺枣 *Ziziphus mauritiana* Lam. 的干燥成熟果肉。本品呈不规则片状或囊状，长约 1.5~2.5cm，宽 1~2cm，棕红色，光滑或有细皱纹。内表面平滑或具疏松果肉。质坚而脆，革质。味酸。

3. 葡萄果皮　葡萄科植物葡萄 *Vitis vinifera* L. 的干燥果皮。本品呈不规则卷曲囊状，碎裂皱缩，长 0.8~2cm。表面红褐色，无光泽，微革质。果核似梨形，棕红色，光滑，种脊明显。气微，味酸。

蛇床子
（药典品种）

【来源】　本品为伞形科植物蛇床 *Cnidium monnieri*（L）cuss. 的干燥成熟果实。

【产地分布】　主产于河北、山东、江苏、浙江、四川等地。

【采收季节】　夏、秋二季果实成熟时采收。

【规格与加工炮制】

蛇床子　割取全草或果穗，晒干，打落种子，除去杂质。

【性状】

蛇床子　本品为双悬果，呈椭圆形，长 2~4mm，直径约 2mm。表面灰黄色或灰褐色，顶端有 2 枚向外弯曲的柱基，基部偶有细梗。分果的背面有薄而突起的纵棱 5 条，接合面平坦，有 2 条棕色略突起的纵棱线。果皮松脆，揉搓易脱落。种子细小，灰棕色，显油性。气香，味辛凉，有麻舌感。

【外观质量评价】　药材以颗粒饱满、色灰黄、香气浓者为佳。

【性味归经】　辛、苦，温；有小毒。归肾经。

【功能主治】　燥湿祛风，杀虫止痒，温肾壮阳。用于阴痒带下，湿疹瘙痒，湿痹腰痛，肾虚阳痿，宫冷不孕。

丝瓜络
（药典品种）

【来源】　本品为葫芦科植物丝瓜 *Luffa cylindrica*（L.）Roem. 的干燥成熟果实的维管束。

【产地分布】　丝瓜在全国大部分地区均有栽培，尤以浙江、江苏产量大、品质佳。

【采收季节】 夏、秋二季果实成熟、果皮变黄、内部干枯时采收。

【规格与加工炮制】

丝瓜络 采摘果实，除去外皮和果肉，洗净，晒干，除去种子。

【性状】

丝瓜络 本品为丝状维管束交织而成，多呈长棱形或长圆筒形，略弯曲，长30～70cm，直径7～10cm。表面淡黄白色。体轻，质韧，有弹性，不能折断。横切面可见子房3室，呈空洞状。气微，味淡。

【外观质量评价】 以身干、色黄白、无残留果皮、果肉及种子，质柔韧者为佳。

劣品常为漂白边角料，将丝瓜络用双氧水漂白后加工鞋垫剩余的边角料。本品为致密不规则片状，可见加工裁剪痕迹。表面白色。质较硬，无弹性，手握有刺手感。

【性味归经】 甘，平。归肺、胃、肝经。

【功能主治】 祛风，通络，活血，下乳。用于痹痛拘挛，胸胁胀痛，乳汁不通，乳痈肿痛。

【地方习用品】

粤丝瓜络 本品为葫芦科植物粤丝瓜络 *Luffa acutangula* (Linnaeus) Roxburgh. 的干燥成熟果实的维管束。本品呈棒槌形，表面淡黄色。全体具10条纵向突出的棱线。丝状维管束交织成网状，内部维管束较粗。气微，味苦。主产于广东、广西，在当地作丝瓜络使用。

酸枣仁
（药典品种）

【来源】本品为鼠李科植物酸枣 *Ziziphus jujuba* Mill. var. spinosa (Bunge) Hu ex H. F. Chou 的干燥成熟种子。

【产地分布】 主产河北邢台、内丘、邯郸、承德及陕西、辽宁、河南等地。此外，内蒙古、甘肃、山西、山东、安徽亦有分布。

【采收季节】秋末冬初果实成熟时采收。

【规格与加工炮制】

1. 酸枣仁 采摘成熟果实，除去果肉和核壳，收集种子，晒干，除去残留核壳。用时捣碎。

2. 炒酸枣仁 取净酸枣仁，用文火炒至鼓起，有爆鸣声，色微变深，断面浅黄色时取出。用时捣碎。

【性状】

1. 酸枣仁　本品呈扁圆形或扁椭圆形，长 5 ~ 9mm，宽 5 ~ 7mm，厚约 3mm。表面紫红色或紫褐色，平滑有光泽，有的有裂纹。有的两面均呈圆隆状突起；有的一面较平坦，中间或有 1 条隆起的纵线纹，另一面稍突起。一端凹陷，可见线形种脐；另端有细小突起的合点。种皮较脆，胚乳白色，子叶 2，浅黄色，富油性。气微，味淡。

2. 炒酸枣仁　本品形如酸枣仁。表面微鼓起，微具焦斑。略有焦香气，味淡。

【外观质量评价】以粒大、饱满、外皮紫红色、无杂质者为佳。

【性味归经】甘、酸，平。归肝、胆、心经。

【功能主治】养心补肝，宁心安神，敛汗，生津。用于虚烦不眠，惊悸多梦，体虚多汗，津伤口渴。

【易混品及伪品】

1. 理枣仁　为同科属植物滇刺枣 *Ziziphus mauritiana* Lam. 的种子。本品呈扁圆形或近桃形，表面黄棕色至红棕色。扩大镜下观察表面可见散在棕色花斑。一面平坦，无纵线纹。气微，味微酸。

2. 枳椇子　为同科植物枳椇 *Hovenia dulcis* Thunb. 的干燥成熟种子。本品呈扁圆形，较酸枣仁小。表面棕黑色、棕红色或绿棕色，有光泽。扩大镜下观察可见散在凹点。

3. 兵豆加工品　为豆科植物兵豆 *Lens culinaria* Medik. 的干燥成熟种子用水煮数分钟后干燥而成。本品外表面红棕色至棕色。边缘多鼓起，可见皱起的网纹。嚼之有豆腥味。

桃仁
（药典品种）

【来源】本品为蔷薇科植物桃 *Prunus persica*（L.）Batsch 或山桃 *Prunus davidiana*（Carr.）Franch. 的干燥成熟种子。

【产地分布】桃仁主产于四川、陕西、山西、河北、山东等地，以山东产质量最佳。山桃仁主产于河北、河南、山东、山西等地。

【采收季节】

【规格与加工炮制】夏秋果实成熟时采摘。

1. 桃仁　果实成熟后采收，除去果肉和核壳，取出种子，晒干。

2. 燀桃仁　取净桃仁置沸水锅中，煮至外皮由皱缩至微膨，能搓去种皮时，捞出，放在凉水中稍浸，搓去种皮，晒干，簸净。用时捣碎。

3. 炒桃仁 取桃仁，用文火炒至微黄色，取出放凉。用时捣碎。

【性状】

1. 桃仁 桃仁呈扁长卵形，长1.2~1.8cm，宽0.8~1.2cm，厚0.2~0.4cm。表面黄棕色至红棕色，密布颗粒状突起。一端尖，中部膨大，另端钝圆稍偏斜，边缘较薄。尖端一侧有短线形种脐，圆端有颜色略深不甚明显的合点，自合点处散出多数纵向维管束。种皮薄，子叶2，类白色，富油性。气微，味微苦。

山桃仁呈类卵圆形，较小而肥厚，长约0.9cm，宽约0.7cm，厚约0.5cm。

2. 燀桃仁 燀桃仁呈扁长卵形，长1.2~1.8cm，宽0.8~1.2cm，厚0.2~0.4cm。表面浅黄白色，一端尖，中部膨大，另端钝圈稍偏斜，边缘较薄。子叶2，富油性。气微香，味微苦。

燀山桃仁呈类卵圆形，较小而肥厚，长约1cm，宽约0.7cm，厚约0.5cm。

3. 炒桃仁 炒桃仁呈扁长卵形，长1.2~1.8cm，宽0.8~1.2cm，厚0.2~0.4cm。表面黄色至棕黄色，可见焦斑。一端尖，中部膨大，另端钝圆稍偏斜，边缘较薄。子叶2，富油性。气微香，味微苦。

炒山桃仁2枚子叶多分离，完整者呈类卵圆形，较小而肥厚。长约1cm，宽约0.7cm，厚约0.5cm。

【外观质量评价】两种桃仁均以颗粒饱满、外皮色棕红、种仁白者为佳。

【性味归经】苦、甘，平。归心、肝、大肠经。

【功能主治】活血祛瘀，润肠通便，止咳平喘。用于经闭痛经，癥瘕痞块，肺痈肠痈，跌扑损伤，肠燥便秘，咳嗽气喘。

【易混品及伪品】

1. 杏仁伪充 注意桃仁与苦杏仁鉴别，因苦杏仁市场价格低于桃仁，可见用苦杏仁混充桃仁使用。

2. 桃仁的提取残渣 伪充燀桃仁使用，与正品相比外表色较白，易碎，气味淡。

葶苈子
（药典品种）

【来源】本品为十字花科植物播娘蒿 *Descurainia Sophia* （L.） Webb. ex Prantl. 或独行菜 *Lepidium apetalum* Willd. 的干燥成熟种子。前者习称"南葶苈子"，后者习称"北葶苈子"。

【产地分布】南葶苈子又称"甜葶苈"，主产于华东地区；北葶苈子又称"苦葶苈"，主产于华北、西北及东北地区。

【采收季节】 夏季采收。

【规格与加工炮制】

葶苈子　果实成熟时采割植株，晒干，搓出种子，除去杂质。

【性状】

葶苈子　南葶苈子呈长圆形略扁，长约 0.8~1.2mm，宽约 0.5mm。表面棕色或红棕色，微有光泽，具纵沟 2 条，其中 1 条较明显。一端钝圆，另端微凹或较平截，种脐类白色，位于凹入端或平截处。气微，味微辛、苦，略带黏性。

北葶苈子呈扁卵形，长 1~1.5mm，宽 0.5~1mm。一端钝圆，另端尖而微凹，种脐位于凹入端。味微辛辣，黏性较强。

【外观质量评价】 两种葶苈子药材均以颗粒充实、大小均匀、浅棕色、无杂质泥土者为佳。

【性味归经】 辛、苦，大寒。归肺、膀胱经。

【功能主治】 泻肺平喘，行水消肿。用于痰涎壅肺，喘咳痰多，胸胁胀满，不得平卧，胸腹水肿，小便不利。

【易混品及伪品】

1. 桂竹糖芥子　本品为十字花科植物桂竹糖芥 *Erysimum cheiranthoides* L. 的干燥成熟种子。产于山东。椭圆形，略呈三棱，顶端圆或平截，基部略尖或具微凹，有白色短小的种柄。表面黄褐色，具微细的网状瘤点样纹理及 1 条纵浅槽。种皮薄、无胚乳，2 片子叶拱叠。嚼之味苦。浸水后无黏液层。

2. 蔊菜子　本品为十字花科植物蔊菜 *Rorippa montana*（Wall.）Small 的干燥成熟种子。上海少数地区有用其作葶苈子使用。种子圆形而扁，基部具小凹。表面暗褐色，有细微网状瘤点样纹理及纵槽 1 条。种皮薄，无胚乳，2 片子叶直叠。浸水后无黏液层。

3. 宽叶独行菜子　本品为十字花科植物宽叶独行菜 *Lepidium latifolium* L. 的干燥成熟种子。种子呈椭圆形或倒卵形。顶端圆，基部略尖，具不明显的小凹。表面黄褐色，有微细的网点状纹理及纵行浅槽 1 条。种皮薄，无胚乳，2 片子叶横叠，遇水后无黏液层。

4. 芝麻菜子　本品为十字花科植物芝麻菜 *Eruca sativa* Mill. 的干燥成熟种子。产于四川，主要应用于四川地区，又称"金堂葶苈"。种子扁圆形，一端稍凹缺。表面具不明显颗粒状突起，子叶折叠。味微辛。

5. 菥蓂子　本品为十字花科植物菥蓂 *Thlaspi arvense* L. 的干燥成熟种子。产于云南，主要应用于云南，又称"苦葶苈"。种子卵圆形而扁，表面紫墨色或黑色，具明显 U 形纹。

菟丝子
（药典品种）

【来源】 本品为旋花科植物南方菟丝子 *Cuscutaaustralis* R. Br. 或菟丝子 *Cuscuta chinensis* Lam. 的干燥成熟种子。

【产地分布】 主产山东、河北、山西、河南、江苏、黑龙江、内蒙古等地。菟丝子为一年生寄生植物，多寄生在豆科、菊科、藜科等草本植物上。

【采收季节】 秋季果实成熟后采收。

【规格与加工炮制】

1. 菟丝子 连寄主一同割下，打下种子，除去杂质，洗净，晒干即可。

2. 盐菟丝子 取净菟丝子，用盐水拌匀，待盐水被吸尽后，置锅内用文火加热炒至鼓起，微有爆裂声，并有香气逸出时，取出，放凉。菟丝子每 100kg，用食盐 2kg。

【性状】

1. 菟丝子 本品呈类球形，直径 1～2mm。表面灰棕色至棕褐色，粗糙，种脐线形或扁圆形。放大镜下观察可见表面有细密的小点。质坚实，不易以指甲压碎。气微，味淡。水试：取本品少量，加沸水浸泡后，表面有黏性；加热煮至种皮破裂时，可露出黄白色卷旋状的胚，形如吐丝。

2. 盐菟丝子 本品形如菟丝子，表面棕黄色，裂开，略有香气。

【外观质量评价】 以颗粒饱满、无尘土及杂质者为佳。

【性味归经】 辛、甘，平。归肝、肾、脾经。

【功能主治】 补益肝肾，固精缩尿，安胎，明目，止泻；外用消风祛斑。用于肝肾不足，腰膝酸软，阳痿遗精，遗尿尿频，肾虚胎漏，胎动不安，目昏耳鸣，脾肾虚泻；外治白癜风。

【地方习用品】

大菟丝子（日本菟丝子） 本品为同科植物金灯藤 *Cuscuta japonica* Choisy. 的干燥成熟种子。本品南北方均有野生，在湖北、四川、贵州等部分地区作菟丝子使用。较正品大，直径约 2～3mm。表面黄棕色，在放大镜下观察可见不整齐的短线状斑纹。味淡，在沸水中煮之不易破裂。

【易混品及伪品】

1. 欧菟丝子 本品为同科植物南菟丝子 C. europaea. 的种子。形状为两粒黏结在一起，呈类半球形，表面绿褐色。单粒种子呈三角状卵圆形，直径约 1mm。水浸液为草绿色，沸水煮之不易破裂，味微苦，与正品菟丝子显然不同。

2. 他种植物种子裹泥 近年来发现用其他植物种子如油菜子、紫苏子、粟米、芜青子等裹上泥土，伪充菟丝子。可用水试法甄别。

王不留行
（药典品种）

【来源】 本品为石竹科植物麦蓝菜 *Vaccaria segetalis* （Neck.） Garcke 的干燥成熟种子。

【产地分布】 主产于河北、辽宁、山东等地。

【采收季节】 夏季采收。

【规格与加工炮制】

1. 王不留行 果实成热、果皮尚未开裂时采割植株，晒干，打下种子，除去杂质，再晒干。

2. 炒王不留行 取净王不留行，用中火炒至大多数爆裂成白花时，取出放凉。

【性状】

1. 王不留行 本品呈球形，直径约 2mm。表面黑色，少数红棕色，略有光泽，有细密颗粒状突起，一侧有 1 凹陷的纵沟。质硬。胚乳白色，胚弯曲成环，子叶 2。气微，味微涩、苦。

2. 炒王不留行 本品呈类球形爆花状，表面白色，质松脆。

【外观质量评价】 药材以干燥、籽粒均匀、充实饱满、色乌黑、无杂质者为佳；饮片以类球形爆花状，爆花率达 80% 以上者为佳。

【性味归经】 苦，平。归肝、胃经。

【功能主治】 活血通经，下乳消肿，利尿通淋。用于经闭，痛经，乳汁不下，乳痈肿痛，淋证涩痛。

【地方习用品】

广东王不留行 本品为桑科植物薜荔 *Ficus pumila* L. 的干燥花托（果壳），在广东、广西等省区作王不留行使用，药材称"奶母"。

【易混品及伪品】

1. 芸苔子 本品为十字花科植物油菜 *Brassica campestris* L. 的干燥成熟种子，习称"芸苔子"。形状与王不留行近似，略小，表面灰黑或暗棕红色，具网状细纹和点状种脐一侧有浅沟，中央有一条状突起，嚼之有油样感。

2. 豆科蚕豆属的四种野豌豆的种子

（1） 野豌豆 *Vicia sativa* L.

（2） 四籽野豌豆 *Vicia tetrasperma* （l.） Monech.

（3） 窄叶野豌豆 *Vicia angustifolia* L.

（4）硬毛果野豌豆 *Vicia hirsuta*（L.）S. F. Gray.

王不留行与四种野豌豆的主要区别为前者种脐生于极端，内陷，种子表面有明显的细密颗粒状突起，而后者种脐侧生，突起，种子表面无明显突起。

乌梅
（药典品种）

【来源】本品为蔷薇科植物梅 *Prunus mume* Sieb. et Zuce. 的干燥近成熟果实。

【产地分布】主产于浙江、福建、四川、湖南、广东等地，以浙江长兴及福建产质量最佳。

【采收季节】夏季果实近成熟时采收。

【规格与加工炮制】

1. 乌梅 摘取成熟的绿色果实，按大小分开，分别炕焙，火力不宜太大，焙灶温度保持在 40℃ 左右，焙好后再闷 2~3 天，使其颜色变黑即得。

2. 乌梅肉 取净乌梅，用清水润软或蒸软后，去核，干燥，筛去碎屑。

3. 乌梅炭 取净乌梅或乌梅肉，用武火加热，炒至皮肉鼓起，取出，晾凉，筛去碎屑。

【性状】

1. 乌梅 本品呈类球形或扁球形，直径 1.0~3cm，表面乌黑色或棕黑色，皱缩不平，基部有圆形果梗痕。果核坚硬，椭圆形，棕黄色，表面有凹点及网状花纹；种子扁卵形，淡黄色。气微，味极酸。

2. 乌梅肉 本品为不规则扁卵形块状，呈乌黑色或棕黑色，质柔软。气特异，味极酸。

3. 乌梅炭 本品形如乌梅，皮肉鼓起，表面焦黑色。味酸略有苦味。

【外观质量评价】药材以肉厚、乌黑、味极酸者为佳。

【性味归经】酸、涩，平。归肝、脾、肺、大肠经。

【功能主治】敛肺，涩肠，生津，安蛔。用于肺虚久咳，久泻久痢，虚热消渴，蛔厥呕吐腹痛。

【易混品及伪品】本品同科属植物的果实如杏、山杏、桃及李在许多地区混淆使用情况比较普遍，将它们果实经染色加工后很难与乌梅区别，但除去果肉后，它们与乌梅在果核形态方面差别明显，可资区别。乌梅果核为近圆形，表面有众多凹点及网状纹里，凹点里边有毛。杏及山杏果核表面光滑，边缘锋利。李子果核表面具网状文理，但无凹点。桃果核个较乌梅大，表面呈麻点，边缘沟状。

吴茱萸

（药典品种）

【来源】　本品为芸香科植物吴茱萸 *Euodia rutaecarpa*（Juss.）Benth.、石虎 *Euodia rutaecarpa*（Juss.）Benth. var. officinalis（Dode）Huang 或疏毛吴茱萸 *Euodia rutaecarpa*（Juss.）Benth. var. bodinieri（Dode）Huang 的干燥近成熟果实。

【产地分布】　主产湖南新晃，贵州铜仁，四川涪陵、宜宾等地。此外，陕西、云南、江西、湖北、安徽、福建等省亦有分布。按产地分常吴萸与川吴萸类。分大粒、小粒两种。

【采收季节】　8～11 月果实尚未开裂时采收。

【规格与加工炮制】

1. 吴茱萸　剪下果枝，晒干或低温干燥，除去枝、叶、果梗等杂质。

2. 制吴茱萸　取甘草捣碎，加适量水，煎汤，去渣，加入净吴茱萸，闷润吸尽后，炒至微干，取出，干燥。

【性状】

1. 吴茱萸　本品呈球形或略呈五角状扁球形，直径 2～5mm。表面暗黄绿色至褐色，粗糙，有多数点状突起或凹下的油点。顶端有五角星状的裂隙，基部残留被有黄色茸毛的果梗。质硬而脆，横切面可见子房 5 室，每室有淡黄色种子 1 粒。气芳香浓郁，味辛辣而苦。

2. 制吴茱萸　本品形如吴茱萸，表面棕褐色至暗褐色。

【外观质量评价】　均以饱满、色绿、香气浓郁者为佳。

劣品为掺蚕砂吴茱萸。蚕砂为蚕蛾科昆虫家蚕 *Bombxy mori* Linnaeus 的干燥粪便。本品为短圆柱状的小颗粒，表面灰黑色或灰绿色，有六条纵棱及横向环纹，两端钝，呈六棱形。有青草气，味淡。

【性味归经】　辛、苦，热；有小毒。归肝、脾、胃、肾经。

【功能主治】　散寒止痛，降逆止呕，助阳止泻。用于厥阴头痛，寒疝腹痛，寒湿脚气，经行腹痛，脘腹胀痛，呕吐吞酸，五更泄泻。

【易混品及伪品】

1. 臭辣子　本品为芸香科植物臭辣树 *Evodia fargesii* Dode. 的果实。蓇葖果 4～5 个上部离生，常单个脱落。直径 4～7mm，外表面红棕色至暗棕色，具众多突起的油点，内表面类白色，密被细毛。内果皮常与果皮分离脱出，呈翼状，黄白色。种子卵形，直径 1～2mm，黑色有光泽。具不适臭气，味辛而麻。

2. 马桑子　本品为马桑科植物马桑 *Coriaria sinica* Maxim. 的近成熟果实。果实略呈球形或扁球形，棱角较明显，微皱缩，直径3～6mm。表面暗棕色、黄色或黑褐色，粗糙，有多数不规则条状突起或凹陷的纵沟。顶端有五角形星状的裂隙。基部残留黄绿色至黑褐色花萼和被有黄绿色细茸毛的果梗。质硬而脆，搓之种子易脱落，果肉较薄。子房5室，剖开后有椭圆形种子5枚，浅棕色，有2~3条向脐弯曲的纵棱线和密布多数不规则纵纹。种仁黄色，富油性。气微或微有香气，味微甘辛。本品有毒，应注意鉴别。

五味子
（药典品种）

【来源】本品为木兰科植物五味子 *Schisandra chinensis*（Turcz.）Baill. 的干燥成熟果实。

【产地分布】主产于辽宁、吉林、黑龙江、河北等地，习称"北五味子"。

【采收季节】秋季采收。

【规格与加工炮制】

1. 五味子　果实成熟时采摘，晒干或蒸后晒干，除去果梗和杂质。

2. 醋五味子　取净五味子用米醋拌匀，蒸至醋被吸尽，表面显紫黑色时，取出，干燥。每100kg 五味子，用黄酒20kg。

【性状】

1. 五味子　本品呈不规则的球形或扁球形，直径5~8mm。表面红色、紫红色或暗红色，皱缩，显油润；有的表面呈黑红色或出现"白霜"。果肉柔软，种子1~2，肾形，表面棕黄色，有光泽，种皮薄而脆。果肉气微，味酸；种子破碎后，有香气，味辛、微苦。

2. 醋五味子　本品形如五味子，表面乌黑色，油润，稍有光泽。有醋香气。

【外观质量评价】药材以紫红色、粒大肉厚、有油性及光泽者为佳。

【性味归经】酸、甘，温。归肺、心、肾经。

【功能主治】收敛固涩，益气生津，补肾宁心。用于久嗽虚喘，梦遗滑精，遗尿尿频，久泻不止，自汗盗汗，津伤口渴，内热消渴，心悸失眠。

香橼
（药典品种）

【来源】本品为芸香科植物枸橼 *Citrus medic* L. 或香圆 *Citrus wilsonii* Tanaka 的干燥成熟果实。

【产地分布】枸橼主产于云南、四川、福建、广东、广西等地；香圆主产于江苏、浙江、安徽、湖北等地。

【采收季节】秋季果实成熟时采收。

【规格与加工炮制】

香橼　采摘后趁鲜切片，晒干或低温干燥。香圆亦可整个或对剖两半后，晒干或低温干燥。未切片者，打成小块；切片者润透，切丝，晾干。

【性状】

香橼　枸橼呈圆形或长圆形片，直径4～10cm，厚0.2～0.5cm。横切片外果皮黄色或黄绿色，边缘呈波状，散有凹入的油点；中果皮厚1～3cm，黄白色，有不规则的网状突起的维管束；瓤囊10～17室。纵切片中心柱较粗壮。质柔韧。气清香，味微甜而苦辛。

香圆呈类球形，半球形或圆片，直径4～7cm。表面黑绿色或黄棕色，密被凹陷的小油点及网状隆起的粗皱纹，顶端有花柱残痕及隆起的环圈，基部有果梗残基。质坚硬。剖面或横切薄片，边缘油点明显；中果皮厚约0.5cm；瓤囊9～11室，棕色或淡红棕色，间或有黄白色种子。气香，味酸而苦。

【外观质量评价】枸橼以片色黄白、香气浓者为佳；香圆以个大、皮粗、色黑绿、香气浓者为佳。

【性味归经】辛、苦、酸，温。归肝、脾、肺经。

【功能主治】疏肝理气，宽中，化痰。用于肝胃气滞，胸胁胀痛，脘腹痞满，呕吐噫气，痰多咳嗽。

小茴香
（药典品种）

【来源】本品为伞形科植物茴香 *Foeniculum vuLgare* Mill. 的干燥成熟果实。

【产地分布】主产山西、内蒙古、东北三省。此外，四川、甘肃、陕西、河北、河南、安徽、广西、贵州等省亦产。

【采收季节】秋季果实初熟时采收。

【规格与加工炮制】

1. 小茴香　采割植株，晒干，打下果实，除去杂质。

2. 盐小茴香　取净小茴香，用盐水拌匀，焖透，待盐水被吸尽后，置锅内用文火炒至微黄色，有香气逸出时，取出晾凉。小茴香每100kg，用食盐2kg。

【性状】

1. 小茴香　本品为双悬果，呈圆柱形，有的稍弯曲，长4～8mm，直径1.5～2.5mm。表面黄绿色或淡黄色，两端略尖，顶端残留有黄棕色突起的柱基，基部有时有细小的果梗。分果呈长椭圆形，背面有纵棱5条，接合面平坦而较宽。横切面略呈五边形，背面的四边约等长。有特异香气，味微甜、辛。

2. 盐小茴香　本品形如小茴香，微鼓起，色泽加深，偶有焦斑。味微咸。

【外观质量评价】以个大、枝梗杂质少、香气浓郁者为佳。

劣品常见掺增重粉，在日光下观察可见有金属样光泽。

【性味归经】辛，温。归肝、肾、脾、胃经。

【功能主治】散寒止痛，理气和胃，用于寒疝腹痛，睾丸偏坠，痛经，少腹冷痛，脘腹胀痛，食少吐泻。盐小茴香暖肾散寒止痛，用于寒疝腹痛，睾丸偏坠，经寒腹痛。

【易混品及伪品】

1. 莳萝子 本品为伞形科植物莳萝 *Anethum gaveolens* L. 的干燥成熟果实。本品曾在甘肃、内蒙古等省区误作小茴香使用。果实较小而圆，分果呈广椭圆形，扁平，长 3～4mm，直径 2～3mm。背棱稍突起，侧棱延展成翅，合生面中央有一条棱线。气微香，味辛、麻舌。

2. 葛缕子 在山西、贵州等省曾有用伞形科植物葛缕子（野茴香）*Carum carvi* L. 的干燥成熟果实充作小茴香。双悬果多分离成分果，呈小圆柱形，稍弯曲，两端略尖，长 3～4mm，直径约 1mm。表面棕褐色，有明显纵肋线 5 条，肋线色较浅。用手揉搓有特异而浓烈的香气，味凉而麻舌。

此外曾发现有将同科植物孜然芹 *Cuminum cyminum* L. 、防风 *Saposhnikovia divaricata*（Turcz.）Schischk. 和毒芹 *Cicuta virosa* Linn. 的干燥成熟果实误作小茴香药用，应注意区别。

益智
（药典品种）

【来源】本品为姜科植物益智 *Alpiniae oxyphylla* Miq. 的干燥成熟果实。

【产地分布】主产于海南、广东、广西、福建等地。

【采收季节】夏、秋间果实由绿变红时采收。

【规格与加工炮制】

1. 益智 剪下果穗，铺于水泥地或竹帘上晒干，或用微火烘干。

2. 益智仁 取益智仁置锅内，炒至外壳焦黑，取出冷透，除去果壳，取仁捣碎用；或取原药材，投入热砂中，用武火加热，炒至外壳鼓起并焦黄时取出，筛去砂子，乘热碾破外壳，筛取子仁。

3. 盐益智仁 取净益智仁，用盐水拌匀或喷洒均匀，稍焖，待盐水被吸尽后，置锅内用文火炒干，取出，放凉。用时捣碎。益智仁每 100kg，用食盐 2kg。

【性状】

1. 益智 本品呈椭圆形，两端略尖，长 1.2～2cm，直径 1～1.3cm。表面棕色或灰棕色，有纵向凹凸不平的突起棱线 13～20 条，顶端有花被残基，基部常残存果梗。果皮薄而稍韧，与种子紧贴，种子集结成团，中有隔膜将种子团分为3瓣，每瓣有种子6～11粒。有特异香气，味辛、微苦。

2. 益智仁 本品为集结成团的种子，呈椭圆形，为3瓣，中有隔膜。去壳碾压后多数散成不规则的碎块或单数粒种子，种子呈不规则的扁圆形，略有钝棱，直径约3mm，表面灰褐色或灰黄色，外被淡棕色膜质的假种皮；质硬，破开面呈胚乳白色。有特异香气，味辛、微苦。

3. 盐益智仁 本品表面褐色或棕褐色，略有咸味。

【外观质量评价】药材以身干、粒大、饱满、气味浓者为佳。

【性味归经】辛，温。归脾、肾经。

【功能主治】暖肾固精缩尿，温脾止泻摄唾。用于肾虚遗尿，小便频数，遗精白浊，脾寒泄泻，腹中冷痛，口多唾涎。

【易混品及伪品】

姜科山姜 属植物山姜、华山姜的成熟果实。鉴别特征见"砂仁"项下。

薏苡仁
（药典品种）

【来源】本品为禾本科植物薏苡 *Coix lacryma - jobi* L. var. mayuen（Roman.）Stapf 的干燥成熟种仁。

【产地分布】主产于福建、河北、辽宁、江苏，四川、江西、湖南、广西、云南、陕西、浙江等地亦产。

【采收季节】秋季果实成熟时采收。

【规格与加工炮制】

1. 薏苡仁 采割植株，晒干，打下果实，再晒干，除去外壳、黄褐色种皮和杂质，收集种仁。

2. 麸炒薏苡仁 先将锅烧热，撒入麦麸即刻烟起，再投入薏苡仁，用中火炒至微黄色，略鼓起，取出，筛去麦麸即得。每100kg薏苡仁，用麦麸15kg。

【性状】

1. 薏苡仁 本品呈宽卵形或长椭圆形，长4～8mm，宽3～6mm。表面乳白色，光滑，偶有残存的黄褐色种皮；一端钝圆，另端较宽而微凹，有1淡棕色点状种脐；背面圆凸，腹面有1条较宽而深的纵沟。质坚实，断面白色，粉性。气微，味微甜。

2. 麸炒薏苡仁 本品形如薏苡仁，微鼓起，表面微黄色。

【外观质量评价】以颗粒充实、色青白、未走油、无破碎者为佳。

【性味归经】甘、淡，凉。归脾、胃、肺经。

【功能主治】利水渗湿，健脾止泻，除痹，排脓，解毒散结。用于水肿，脚气，小便不利，脾虚泄泻，湿痹拘挛，肺痈，肠痈，赘疣，癌肿。

【易混品及伪品】

1. 草珠子 本品为禾本科植物 *Corix lachrymajobi* L. 的干燥种仁。本品呈宽卵形，长 0.4～0.5cm，宽 0.4～0.6cm。表面乳白色，略透明，光滑，偶有残存的红棕色种皮，两端平截，一端有棕黑色点状种脐，背面圆凸，腹面有一条宽而深的纵沟，质坚实，断面白色或半透明角质样。气微，味微甜。

2. 禾本科它种植物的种仁 市场曾发现混入同科植物小麦、大麦及高粱的种仁伪充薏苡仁。小麦及大麦呈扁长椭圆形或长卵形；高粱呈扁心形或球形。三者腹面沟窄而浅，可与薏苡仁区别。

郁李仁
（药典品种）

【来源】本品为蔷薇科植物欧李 *Prunus humilis* Bge. 、郁李 *Prunus japonica* Thunb. 或长柄扁桃 *Prunus pedunculata* Maxim. 的干燥成熟种子。前二种习称"小李仁"，后一种习称"大李仁"。

【产地分布】欧李仁主产于河北、内蒙古东部、辽宁、山东等地；郁李仁主产于山东、辽宁、河北；长柄扁桃主产于内蒙古、宁夏等地。

【采收季节】夏、秋二季成熟果实时采收。

【规格与加工炮制】

郁李仁 采收成熟果实，除去果肉和核壳，取出种子，干燥。

【性状】

郁李仁 小李仁呈卵形，长 5～8mm，直径 3～5mm。表面黄白色或浅棕色，一端尖，另端钝圆。尖端一侧有线形种脐，圆端中央有深色合点，自合点处向上具多条纵向维管束脉纹。种皮薄，子叶 2，乳白色，富油性。气微，味微苦。

大李仁长 6～10 mm，直径 5～7mm。表面黄棕色。

【外观质量评价】药材均以淡黄白色、饱满充实、整齐不碎、不泛油者为佳。

【性味归经】辛、苦、甘，平。归脾、大肠、小肠经。

【功能主治】润肠通便，下气利水。用于津枯肠燥，食积气滞，腹胀便秘，水肿，脚气，小便不利。

栀子
（药典品种）

【来源】本品为茜草科植物栀子 *Gardenia jasminoides* Ellis 的干燥成熟果实。

【产地分布】 主产湖南、湖北、江西、浙江等地。

【采收季节】 9~11月果实成熟呈红黄色时采收。

【规格与加工炮制】

1. 栀子 采收果实，除去果梗和杂质，蒸至上气或置沸水中略烫，取出，干燥。

2. 栀子片 取原药材，除去杂质，碾碎。

3. 炒栀子 取栀子碎块，用文火加热，炒至黄褐色，取出，放凉。

4. 焦栀子 取栀子碎块，用中火加热，炒至表面焦褐色或焦黑色，果皮内面为黄棕色或棕褐色，取出，放凉。

【性状】

1. 栀子 本品呈长卵圆形或椭圆形，长1.5~3.5cm，直径1~1.5cm。表面红黄色或棕红色，具6条翅状纵棱，棱间常有1条明显的纵脉纹，并有分枝。顶端残存萼片，基部稍尖，有残留果梗。果皮薄而脆，略有光泽；内表面色较浅，有光泽，具2~3条隆起的假隔膜。种子多数，扁卵圆形，集结成团，深红色或红黄色，表面密具细小疣状突起。气微，味微酸而苦。

2. 栀子片 本品呈不规则的碎块。果皮表面红黄色或棕红色，有的可见翅状纵横。种子多数，扁卵圆形，深红色或红黄色。气微，味微酸而苦。

3. 炒栀子 本品形如栀子碎块，黄褐色。

4. 焦栀子 本品形状同栀子或为不规则的碎块，表面焦褐色或焦黑色。果皮内表面棕色，种子表面为黄棕色或棕褐色。气微，味微酸而苦。

【外观质量评价】 药材以皮薄、饱满、色红黄者为佳。

【性味归经】 苦，寒。归心、肺、三焦经。

【功能主治】 泻火除烦，清热利湿，凉血解毒；外用消肿止痛。用于热病心烦，湿热黄疸，淋证涩痛，血热吐衄，目赤肿痛，火毒疮疡；外治扭挫伤痛。焦栀子凉血止血，用于血热吐血，衄血，尿血，崩漏。

【易混品及伪品】

水栀子 本品为同属植物大花栀子 Gardenia jasminoides Ellis var. grandiflora Nakai. 的果实，主产于浙江、福建、广西及湖北等省区。果实与栀子相似，唯个较长大，长3~6cm，直径1.5~2cm。翅状纵棱较高，且多卷褶，顶端宿萼较大，果皮较厚，内仁深黄带红色。

枳壳
（药典品种）

【来源】 本品为芸香科植物酸橙 *Citrus aurantium* L. 及其栽培变种的干燥未成

熟果实。

【产地分布】商品常以产地或品质差异进行划分，如产于四川的"川枳壳"，皮细、青绿色、个大、肉厚、质坚而细腻；江西产者皮略粗、黑绿色、肉质亦厚，习称"江枳壳"；湖南产者皮棕褐色而粗，习称"湘枳壳"；产于江苏、浙江者品质与湘枳壳相似，习称"苏枳壳"。

【采收季节】7月果皮尚绿时采收。

【规格与加工炮制】

1. 枳壳 采摘近成熟的绿衣果实，自中部横切为两半，晒干或低温干燥。

2. 枳壳片 取原药材，除去杂质，洗净，润透，切薄片，干燥后筛去碎落的瓤核。

3. 麸炒枳壳 取麸皮，撒在热锅内，加热至冒烟时，加入枳壳片，迅速翻动，炒至表面黄色时，取出，筛去麸皮，放凉。枳壳片每100kg，用麸皮10kg。

【性状】

1. 枳壳 本品呈半球形，直径3~5cm。外果皮棕褐色至褐色，有颗粒状突起，突起的顶端有凹点状油室；有明显的花柱残迹或果梗痕。切面中果皮黄白色，光滑而稍隆起，厚0.4~1.3cm，边缘散有1~2列油室，瓤囊7~12瓣，少数至15瓣，汁囊干缩呈棕色至棕褐色，内藏种子。质坚硬，不易折断。气清香，味苦、微酸。

2. 枳壳片 本品呈不规则弧状条形薄片。切面外果皮棕褐色至褐色，中果皮黄白色至黄棕色，近外缘有1~2列点状油室，内侧有的有少量紫褐色瓤囊。

3. 麸炒枳壳 本品形如枳壳片，色较深，偶有焦斑。

【外观质量评价】药材以外果皮色绿褐、果肉厚、质坚色白、香气浓者为佳，饮片以果瓤少者为佳。

【性味归经】苦、辛、酸，微寒。归脾、胃经。

【功能主治】理气宽中，行滞消胀。用于胸胁气滞，胀满疼痛，食积不化，痰饮内停，脏器下垂。

【地方习用品】

1. 香圆 本品与枳壳为同属植物，香圆的未成熟果实，在江西、浙江、湖北个别地区作枳壳使用。其果实亦切成半球形，直径3.5~7cm，外果皮黄棕色或棕褐色，略粗糙，散有多数小油点。果顶花柱基痕周围有1个圆圈式环纹，俗称"金钱环"，某部有果柄痕。切面果肉黄白色，厚7~13mm，瓤囊10~12瓣，中心柱坚实。气香，味酸而后苦。

2. 枸橘 本品系同科同属植物，又名"绿衣枳壳"，主产于福建，主销华南、台湾及出口。其果实较小，直径2.5~3.5cm，外果皮淡黄色或绿黄色，被有白色茸毛，切面果肉薄，黄白色。瓤6~8瓣，棕褐色。气香，味淡微酸苦。

枳实

（药典品种）

【来源】 本品为芸香科植物酸橙 *Citrus aurantium* L. 及其栽培变种或甜橙 *Citrus sinensis Osbeck* 的干燥幼果。

【产地分布】 主产于四川、江西、湖南、湖北、广西、浙江等地，产于四川者为"川枳实"，产于江西为"江枳实"。

【采收季节】 5~6月收集自落的果实。

【规格与加工炮制】

1. 枳实 采摘幼果，除去杂质，自中部横切为两半，晒干或低温干燥，较小者直接晒干或低温干燥，习称"鹅眼枳实"。

2. 枳实片 取原药材，除去杂质，洗净，润透，切薄片，干燥。

3. 麸炒枳实 先将锅烧热，均匀撒入麦麸，中火加热，待冒烟时投入枳实片，急速翻炒至色深时取出，筛去麦麸，放凉。每100kg枳实片，用麦麸10kg。

【性状】

1. 枳实 本品呈半球形，少数为球形，直径0.5~2.5cm。外果皮黑绿色或暗棕绿色，具颗粒状突起和皱纹，有明显的花柱残迹或果梗痕。切面中果皮略隆起，厚0.3~1.2cm，黄白色或黄褐色，边缘有1~2列油室，瓤囊棕褐色。质坚硬。气清香，味苦、微酸。

2. 枳实片 本品呈半圆形薄片，直径约0.5~2.5cm。外果皮灰绿色、黑绿色或棕绿色，较粗糙，散有众多小油点。切面黄白色或黄褐色，中果皮略隆起，边缘有1~2列油室，瓤囊棕褐色。质坚硬。气清香，味苦微酸。

3. 麸炒枳实 本品形如枳实片，色较深，有的有焦斑。气焦香，味微苦，微酸。

【外观质量评价】 以外果皮绿褐色、果肉厚、色白、瓤小、质坚实、香气浓者为佳。

【性味归经】 苦、辛、酸，微寒。归脾、胃经。

【功能主治】 破气消积，化痰散痞。用于积滞内停，痞满胀痛，泻痢后重，大便不通，痰滞气阻，胸痹，结胸，脏器下垂。

【地方习用品】 以下品种的幼果在有些地区亦作枳实入药，其与正品枳实的不同点如下：

1. 香圆枳实 本品半球形而扁或扁平状，果顶可见"金钱环"。切面果肉浅棕色，稍皱缩，厚6~9mm，瓤囊向外隆起。

2. 罗汉橙枳实 外表面棕褐色，用扩大镜观察，果柄外密被白色茸毛。切面果肉厚3~6mm。

3. 绿衣枳实（枸橘） 半球形而扁或皿形。果皮外密被白色茸毛。

4. 橘的幼小落果 本品实为青皮，但在一些地区混作枳实入药，与枳实相似不易区分，唯果肉较枳实薄。

5. 柚的幼果 亦常切为二瓣晒干后混入枳实中，但其形状较正品长，肉（中果皮）较厚，瓢囊甚小，易于区分。

紫苏子
（药典品种）

【来源】本品为唇形科植物紫苏 *Perilla frutescens*（L.）Britt. 的干燥成熟果实。

【产地分布】主产湖北、河南、河北、江苏、浙江等地。

【采收季节】秋季采收。

【规格与加工炮制】

1. 紫苏子 果实成熟时采收，除去杂质，洗净，干燥。

2. 炒紫苏子 取净紫苏子，用文火加热，炒至有爆裂声，表面颜色加深，并逸出香气时，取出晾凉。用时捣碎。

【性状】

1. 紫苏子 本品呈卵圆形或类球形，直径约1.5mm。表面灰棕色或灰褐色，有微隆起的暗紫色网纹，基部稍尖，有灰白色点状果梗痕。果皮薄而脆，易压碎。种子黄白色，种皮膜质，子叶2，类白色，有油性。压碎有香气，味微辛。

2. 炒紫苏子 本品形如紫苏子，表面灰褐色，有细裂口，有焦香气。

【外观质量评价】以颗粒饱满、表面颜色灰棕、油性足者为佳。

【性味归经】辛，温。归肺经。

【功能主治】降气化痰，止咳平喘，润肠通便。用于痰壅气逆，咳嗽气喘，肠燥便秘。

【易混品及伪品】

1. 石荠苧 本品为唇形科植物石荠苧 *Mosla scabra*（Thunb.）C. Y. Wu et H. W. Li 的干燥成熟果实。呈卵圆形或类球形，较小，直径约1mm。表面灰褐色，具细网纹，无深穴状雕纹，网间隙浅凹，果皮薄。果柄脐扇形，褐色，其上有白色晶状物（解剖镜下）。

2. 小花荠苧 本品为唇形科植物小花荠苧 *Mosla cavaleriei* Levi. 干燥果实。果实直径0.5~0.7mm。表面黄褐色或褐色。果皮薄，外覆波状角质层纹。

3. 华荠苧（石香薷） 本品为唇形科植物华荠苧 *Mosla chinensis* Maxim. 的干燥果实。近球形，直径 1.2～1.25mm。表面棕色，有粗网纹和深穴状雕纹，果皮厚。果柄痕明显，略呈扇形，顶端有 5 齿，每齿中央有凹穴，果柄痕上有白色晶状物。

4. 疏花荠苧（小鱼仙草子） 本品为唇形科植物疏花荠苧 *Mosla dianthera* （Buch. Ham） Maxim. 的干燥果实。呈类圆形，较紫苏子小，直径 0.85～1.05mm。表面黄褐色或褐色，具细网纹。果皮薄，角质层纹隐现。果柄脐扇形，其上有少量白色晶状物（解剖镜下）。

5. 菟丝子 本品为旋花科植物南方菟丝子 *Cuscuta australis.* 或菟丝子 *Cuscuta chinensis* Lam. 的干燥成熟种子。鉴别特征见"菟丝子"项下。

第七章　全　草　类

白花蛇舌草

【来源】　为茜草科植物白花蛇舌草 *Hedyotis diffusa* Willd. 的干燥全草。

【产地分布】　主产广东、广西、湖南、安徽、福建等省区。

【采收季节】　夏、秋季采收。

【规格与加工炮制】

1. 白花蛇舌草　采集全草，除去泥土、杂草，扎成小把，晒干即得。

2. 白花蛇舌草段　取原药材，除去杂质，洗净，润透，切段，干燥。

【性状】

1. 白花蛇舌草　本品全草缠绕交错成团状，有分支，长10～20cm。主根单一，直径0.2～0.4cm；须根纤细。茎圆柱形而略扁，具纵棱，基部多分支，表面灰绿色、灰褐色或灰棕色，粗糙。质脆，易折断，断面中央有白色髓或中空。叶对生，多破碎。完整叶片展平后呈条状或条状披针形，长1～3.5cm，宽0.2～0.4cm；顶端渐尖。无柄。花白色，单生或双生于叶腋，具短柄，长约2mm。叶腋常见蒴果留存，果柄长0.2～1.2cm；蒴果扁球形，直径0.2～0.3cm，两侧各有一条纵沟，顶端可见1～4枚齿状突起。气微，味微苦。

2. 白花蛇舌草段　本品为不规则的小段，根、茎、叶、花混合；茎枝纤细，有分枝，圆柱形微扁，直径约1mm，质碎，易折断，中央有白色髓部。叶多破碎，极皱缩，易脱落；有托叶，叶腋间生有1～2朵小花或扁球形蒴果，蒴果似石榴状。气微，味淡。

【外观质量评价】　药材以质柔软、叶片多、绿褐色者为佳。

【性味归经】　微苦、甘，寒。归胃、大肠、小肠经。

【功能主治】　清热解毒，利湿通淋。用于痈肿疮毒，咽喉肿痛，毒蛇咬伤，热淋涩痛。

【易混品及伪品】

水线草　又名伞房花耳草，为茜草科植物水线草 *Hedyotis orymbosa*（L.）Lam. 的全草。在广西、福建地区使用。本品与白花蛇舌草基本相似，主要区别点为：茎枝较粗长，略呈四棱形；腋间花和果为2～5个。两者功效基本相同，一般认为防治肿瘤以白花蛇舌草为好。

败酱草

【来源】败酱草在全国应用的品种甚为复杂，从目前各地应用情况来看至少有三科十多种植物在不同地区作败酱草使用。

1. 败酱 败酱科植物黄花败酱 *Patrinia scabiosaefolia* Fisch. 或白花败酱 *Pateinia villosa* Juss. 的干燥全草。

2. 苏败酱（南败酱） 十字花科植物菥蓂 *Thlaspi arvetse* L. 的干燥地上部分。

3. 北败酱 为菊科植物全叶苦苣菜 *Sonchus transcaspicus* Nevski. 或苦苣菜 *Sonchus oleroceus* L. 的干燥幼苗或全草。

根据古代本草记载，古人对败酱形态之描述并不相同，唯在解释败酱之名称"根作陈败豆酱气，故以为名"这一点认识是共同的。按气味特征来讲，只有败酱科植物黄花败酱和白花败酱的根部具有这种特殊臭气，其他如十字花科植物菥蓂及菊科植物苣荬菜的带根全草均无此气味。应以败酱科植物黄花败酱和白花败酱为正品败酱草。

【产地分布】黄花败酱和白花败酱主产于四川、江西、福建等地；苏败酱主产于江苏、浙江、安徽、湖北等地；北败酱主产于河北、山西、山东、东北及西北部分省区。

【采收季节】夏季果实成熟时采割。

【规格与加工炮制】

1. 败酱 夏季开花前采收，除去杂质，晒至半干，扎成束，阴干。

2. 苏败酱 夏季果实成熟时采割，除去杂质，干燥。

3. 北败酱 花开前采挖，除去杂质，洗净泥土，晒干。

【性状】

1. 败酱 黄花败酱长 50～100cm。根茎圆柱形，多向一侧弯曲，有节，节间不超过2cm，节上有细根。茎圆柱形，直径0.2～0.8cm，黄绿色至黄棕色，节明显，常有倒生粗毛，质脆，断面中部有髓，或呈小空洞。叶对生，叶片薄，多卷缩或破碎，完整者展平后呈羽状深裂至全裂，裂片边缘有粗锯齿，绿色或黄棕色，叶柄短或近无柄，茎上部叶较小，常3裂，裂片狭长。有的枝端带有伞房聚伞圆锥花序。气特异，味微苦。

白花败酱根茎节间长 3～6cm，着生数条粗壮的根。茎不分枝，有倒生的白色长毛及纵沟纹，断面中空。茎生叶多不分裂，叶柄长 1～4cm，有翼。

2. 苏败酱 本品茎呈圆柱形，长 20～40cm，直径 0.2～0.5cm；表面黄绿色或灰黄色，有细纵棱线；质脆，易折断，断面髓部白色。叶互生，披针形，基部

221

叶多为倒披针形，多脱落。总状果序生于茎枝顶端和叶腋，果实卵圆形而扁平，直径 0.5~1.3cm；表面灰黄色或灰绿色，中心略隆起，边缘有翅，宽约 0.2cm，两面中间各有 1 条纵棱线，先端凹陷，基部有细果梗，长约 1cm；果实内分 2 室，中间有纵隔膜，每室种子 5~7 粒。种子扁卵圆形。气微，味淡。

3. 北败酱草　本品根茎呈圆柱形，下有细小的不定根或突起的叶痕、根痕。叶卷曲或破碎，完整者叶缘具稀疏的缺刻或不整齐的羽状分裂，边缘有小尖齿，上面灰绿色，幼叶表面有毛。茎生叶基部耳形抱茎。气微，味微苦。

【外观质量评价】黄花败酱和白花败酱均以根长、叶多而色绿、气浓者为佳；北败酱以色绿、叶多者为佳。

【性味归经】辛、苦，微寒。归胃、大肠、肝经。

【功能主治】三者都有清热解毒、散瘀排脓的功效，均可治疗肠痈之症。但又各有其特殊疗效，如败酱科之"败酱"，又可治血滞胸腹疼痛，血瘀痛经等；十字花科"苏败酱"又可治疗消化不良、脘腹胀痛、肝炎等；菊科"北败酱"又可治疗肠炎、痢疾、疮疡等。在应用中应根据不同品种区别使用。

半边莲
（药典品种）

【来源】本品为桔梗科植物半边莲 *Lobelia chinensis* Lour. 的干燥全草。

【产地分布】主产于江苏、浙江、安徽等地。

【采收季节】多于夏季采收。

【规格与加工炮制】

1. 半边莲　带根拔起，除去泥沙，洗净，晒干。

2. 半边莲段　取原药材，除去杂质，洗净，切段，干燥。

【性状】

1. 半边莲　本品常缠结成团。根茎极短，直径 1~2mm。表面淡棕黄色，平滑或有细纵纹。根细小，黄色，侧生纤细须根。茎细长，有分枝，灰绿色，节明显，有的可见附生的细根。叶互生，无柄，叶片多皱缩，绿褐色，展平后叶片呈狭披针形，长 1~2.5cm，宽 0.2~0.5cm，边缘具疏而浅的齿或全缘。花梗细长，花小，单生于叶腋，花冠基部筒状，上部 5 裂，偏向一边，浅紫红色，花冠筒内有白色茸毛。气微特异，味微甘而辛。

2. 半边莲段　本品呈不规则的段。根及根茎细小，表面淡棕黄色或黄色，茎细，灰绿色，节明显。叶无柄，叶片多皱缩，绿褐色，狭披针形，边缘具疏而浅的齿或全缘。气微特异，味微甘而辛。

【外观质量评价】药材以茎叶色绿、根黄者为佳。

【性味归经】辛，平。归心、小肠、肺经。

【功能主治】清热解毒，利尿消肿。用于痈肿疔疮，蛇虫咬伤，鼓胀水肿，湿热黄疸，湿疹湿疮。

半枝莲
（药典品种）

【来源】本品为唇形科植物半枝莲 *Scutellaria barbata* D. Don 的干燥全草。

【产地分布】主产河南、河北、山西、陕西、安徽、江苏、浙江、江西、湖南、湖北、四川、云南、贵州等省。

【采收季节】夏、秋二季茎叶茂盛时采收。

【规格与加工炮制】

1. 半枝莲 采挖地上部分，洗净，晒干。

2. 半枝莲段 取原药材，除去杂质，洗净，切段，干燥。

【性状】

1. 半枝莲 本品长 15～35cm，无毛或花轴上疏被毛。根纤细。茎丛生，较细，方柱形；表面暗紫色或棕绿色。叶对生，有短柄；叶片多皱缩，展平后呈三角状卵形或披针形，长 1.5～3cm，宽 0.5～1cm；先端钝，基部宽楔形，全缘或有少数不明显的钝齿；上表面暗绿色，下表面灰绿色。花单生于茎枝上部叶腋，花萼裂片钝或较圆；花冠二唇形，棕黄色或浅蓝紫色，长约 1.2cm，被毛。果实扁球形，浅棕色。气微，味微苦。

2. 半枝莲段 本品呈不规则的段。茎方柱形，中空，表面暗紫色或棕绿色。叶对生，多破碎，上表面暗绿色，下表面灰绿色。花萼下唇裂片钝或较圆；花冠唇形，棕黄色或浅蓝紫色，被毛。果实扁球形，浅棕色。气微，味微苦。

【性味归经】辛、苦，寒。归肺、肝、肾经。

【功能主治】清热解毒，化瘀利尿。用于疔疮肿毒，咽喉肿痛，跌扑伤痛，水肿，黄疸，蛇虫咬伤。

薄荷
（药典品种）

【来源】本品为唇形科植物薄荷 *Mentha haplocalyx* Briq 的干燥地上部分。

【产地分布】主产于江苏、湖南、江西等地。

【采收季节】夏、秋二季茎叶茂盛或花开至三轮时，选晴天，分次采割。

【规格与加工炮制】

1. 薄荷 用刀割取地上部分，晒干或阴干，捆成小把，即得。

2. 薄荷段 取原药材，除去老茎及杂质，略喷清水，稍润，切短段，及时低温干燥。

【性状】

1. 薄荷 本品茎呈方柱形，有对生分枝，长 15～40cm，直径 0.2～0.4cm；表面紫棕色或淡绿色，棱角处具茸毛，节间长 2～5cm；质脆，断面白色，髓部中空。叶对生，有短柄；叶片皱缩卷曲，完整者展平后呈宽披针形、长椭圆形或卵形，长 2～7cm，宽 1～3cm；上表面深绿色，下表面灰绿色，稀被茸毛，有凹点状腺鳞。轮伞花序腋生，花萼钟状，先端 5 齿裂，花冠淡紫色。揉搓后有特殊清凉香气，味辛凉。

2. 薄荷段 本品呈不规则的段。茎方柱形，表面紫棕色或淡绿色，具纵棱线，棱角处具茸毛。切面白色，中空。叶多破碎，上表面深绿色，下表面灰绿色，稀被茸毛。轮伞花腋生，花萼钟状，先端 5 齿裂，花冠淡紫色。揉搓后有特殊清凉香气，味辛凉。

【外观质量评价】药材以叶多、色深绿、气浓者为佳。2010 版药典规定叶不得少于 30%。

【性味归经】辛，凉。归肺、肝经。

【功能主治】疏散风热，清利头目，利咽，透疹，疏肝理气。用于风热感冒，风温初起，头痛，目赤，喉痹，口疮，风疹，麻疹，胸胁胀闷。

大蓟
（药典品种）

【来源】本品为菊科植物蓟 *Cirsium japonicum* Fisch. ex DC. 的干燥地上部分。

【产地分布】主产于安徽、山东、河北、江苏等地。

【采收季节】夏、秋二季花开时采收。

【规格与加工炮制】

1. 大蓟 采割地上部分，除去杂质，晒干。

2. 大蓟段 取原药材，除去杂质，抢水洗或润软后，切段，干燥。

3. 大蓟炭 取大蓟段，置炒制容器内，用武火加热，炒至表面黑褐色，内部棕褐色喷淋少许清水，熄灭火星，取出，晾干。

【性状】

1. 大蓟 本品茎呈圆柱形，基部直径可达 1.2cm；表面绿褐色或棕褐色，有数条纵棱，被丝状毛；断面灰白色，髓部疏松或中空。叶皱缩，多破碎，完整叶片展平后呈倒披针形或倒卵状椭圆形，羽状深裂，边缘具不等长的针刺；上表面灰绿色或黄棕色，下表面色较浅，两面均具灰白色丝状毛。头状花序顶生，球形或椭圆形，总苞黄褐色，羽状冠毛灰白色。气微，味淡。

2. 大蓟段 本品呈不规则的段。茎短圆柱形，表面绿褐色，有数条纵棱，被丝状毛；切面灰白色，髓部疏松或中空。叶皱缩，多破碎，边缘具不等长的针刺；两面均具灰白色丝状毛。头状花序多破碎。气微，味淡。

3. 大蓟炭 本品呈不规则的段。表面黑褐色。质地疏脆，断面棕黑色。气焦香。

【外观质量评价】全草以色绿、叶完整者为佳。

【性味归经】甘、苦，凉。归心、肝经。

【功能主治】炒炭凉血止血，生用散瘀解毒消痈。用于衄血，吐血，尿血，便血，崩漏，外伤出血，痈肿疮毒。

淡竹叶
（药典品种）

【来源】本品为禾本科植物淡竹叶 *Lophatherum gracile* Brongn. 的干燥茎叶。

【产地分布】主产于浙江、安徽、湖南、四川、湖北等地，以浙江产量大、质量优，称杭竹叶。

【采收季节】夏季未抽花穗前采收。

【规格与加工炮制】

淡竹叶 割取全株，晒干，扎成小把即可。

【性状】

淡竹叶 本品长 25～75cm。茎呈圆柱形，有节，表面淡黄绿色，断面中空。叶鞘开裂。叶片披针形，有的皱缩卷曲，长 5～20cm，宽 1～3.5cm；表面浅绿色或黄绿色。叶脉平行，具横行小脉，形成长方形的网格状，下表面尤为明显。体轻，质柔韧。气微，味淡。

【外观质量评价】药材以叶多、色绿、不带根及花穗者为佳。

【性味归经】甘、淡，寒。归心、胃、小肠经。

【功能主治】清热泻火，除烦止渴，利尿通淋。用于热病烦渴，小便短赤涩痛，口舌生疮。

【附注】

苦竹 本品为禾本科植物苦竹 *Pleioblastus amarus*（Keng）Keng f. 的干燥嫩叶。叶片展开为披针形，长 6～12cm，宽 1～1.5cm，先端尖锐，基部圆形，叶柄长 6～10mm，上面灰绿色，光滑，下面粗糙有毛，主脉较粗，两侧脉 8～16 条。边缘一侧有细锯齿。质脆而有弹性。气微，味微苦。

广藿香
（药典品种）

【来源】本品为唇形科植物广藿香 *Pogostemon cablin*（Blanco）Benth. 的干燥地上部分。

【产地分布】主产于广东、海南。

【采收季节】枝叶茂盛时采收。

【规格与加工炮制】

1. 广藿香　采割地上部分，日晒夜闷，反复至干。

2. 广藿香段　取原药材，除去残根和杂质，先抖下叶，筛净另放；茎洗净，润透，切段，晒干，再与叶混匀。

【性状】

1. 广藿香　本品茎略呈方柱形，多分枝，枝条稍曲折，长 30～60cm，直径 0.2～0.7cm；表面被柔毛；质脆，易折断，断面中部有髓；老茎类圆柱形，直径 1～1.2cm，被灰褐色栓皮。叶对生，皱缩成团，展平后叶片呈卵形或椭圆形，长 4～9cm，宽3～7cm；两面均被灰白色茸毛；先端短尖或钝圆，基部楔形或钝圆，边缘具大小不规则的钝齿；叶柄细，长 2～5cm，被柔毛。气香特异，味微苦。

2. 广藿香段　本品呈不规则的段。茎略呈方柱形，表面灰褐色、灰黄色或带红棕色，被柔毛。切面有白色髓。叶破碎或皱缩成团，完整者展平后呈卵形或椭圆形.两面均被灰白色茸毛；基部楔形或钝圆，边缘具大小不规则的钝齿；叶柄细，被柔毛。气香特异，味微苦。

【外观质量评价】以叶多、香气浓者为佳。2010 版药典规定叶不得少于20%。

【性味归经】辛，微温。归脾、胃、肺经。

【功能主治】芳香化浊，和中止呕，发表解暑。用于湿浊中阻，脘痞呕吐，暑湿表证，湿温初起，发热倦怠，胸闷不舒，寒湿闭暑，腹痛吐泻，鼻渊头痛。

【地区习用品】

土藿香　本品为唇形科植物藿香 *Agastache rugosus*（Fisch. et Mey.）Q. Ktze 的干燥地上部分。主产于四川、甘肃等地。5～8 月枝叶茂盛时或花初开时采割地上部分，阴干。茎呈方柱形，分枝常对生，长 30～90cm，直径 0.2～1cm；表面黄绿色；质脆，易折断，断面白色，中空。叶对生，叶片较薄，多皱缩破碎，完整者呈卵形或长卵形，长 2～8cm，宽 1～5cm，边缘有钝锯齿，叶柄长 1～4cm。穗状轮伞花序顶生。气香而特异，味淡，微凉。

金钱草

（药典品种）

【来源】 本品为报春花科植物过路黄 *Lysimachia christinae* Hance 的干燥全草。

【产地分布】 主产四川。长江流域诸省多有分布。

【采收季节】 夏、秋二季采收。

【规格与加工炮制】

1. 金钱草 挖取全草，除去杂质，晒干。

2. 金钱草段 取原药材，除去杂质，抢水洗，切段，干燥。

【性状】

1. 金钱草 本品常缠结成团，无毛或被疏柔毛。茎扭曲，表面棕色或暗棕红色，有纵纹，下部茎节上有时具须根，断面实心。叶对生，多皱缩，展平后呈宽卵形或心形，长1~4cm，宽1~5cm，基部微凹，全缘；上表面灰绿色或棕褐色，下表面色较浅，主脉明显突起，用水浸后，对光透视可见黑色或褐色条纹；叶柄长1~4cm。有的带花，花黄色，单生叶腋，具长梗。蒴果球形。气微，味淡。

2. 金钱草段 本品为不规则的段。茎棕色或暗棕红色，有纵纹，实心。叶对生，展平后呈宽卵形或心形，上表面灰绿色或棕褐色，下表面色较浅，主脉明显突出，用水浸后，对光透视可见黑色或褐色的条纹。偶见黄色花，单生叶腋。气微，味淡。

【外观质量评价】 药材以叶多、色棕红者为佳。

【性味归经】 甘、咸，微寒。归肝、胆、肾、膀胱经。

【功能主治】 利湿退黄，利尿通淋，解毒消肿。用于湿热黄疸，胆胀胁痛，石淋，热淋，小便涩痛，痈肿疔疮，蛇虫咬伤。

【易混品及伪品】

聚花过路黄 本品为同科植物聚花过路黄 *Lysimachia congestifolora* Hemsl. 的全草。与正品金钱草的区别：花生于茎端的叶腋，叶片卵形至宽卵形，叶背主脉及侧脉均明显突出，用水浸后，对光照无黑色或褐色条纹，具红色或黑色颗粒状的腺点。茎细小，断面中空。

【附注】

广金钱草（药典品种） 本品为豆科植物广金钱草 *Desmodium styracifolium*（Osb.）Merr. 的干燥地上部分。夏、秋二季采割，除去杂质，晒干。茎呈圆柱形，长可达1m；密被黄色伸展的短柔毛；质稍脆，断面中部有髓。叶互生，小叶1或3，圆形或矩圆形，直径2~4cm；先端微凹，基部心形或钝圆，全缘；上表面黄绿色或灰绿色，无毛，下表面具灰白色紧贴的绒毛，侧脉羽状；叶柄长 1~2cm，托叶 1 对，披针形，长约 0.8cm。气微香，味微甘。

荆芥
（药典品种）

【来源】 本品为唇形科植物荆芥 *Schizonepeta tenuifolia* Briq. 的干燥地上部分。

【产地分布】 主产于江苏、浙江、河南、河北、山东等地，多为栽培。

【采收季节】 夏、秋二季花开到顶、穗绿时采收。

【规格与加工炮制】

1. 荆芥 采割地上部分，除去杂质，晒干。

2. 荆芥段 取原药材，除去杂质，洗净，润透，切段，干燥。

3. 荆芥炭 取荆芥段，用武火加热，炒至表面焦黑色，内部焦黄色，喷淋清水少许，熄灭火星，取出，晾干。

【性状】

1. 荆芥 本品茎呈方柱形，上部有分枝，长 50~80cm，直径 0.2~0.4cm，表面淡黄绿色或淡紫红色，被短柔毛；体轻，质脆，断面类白色。叶对生，多已脱落，叶片 3~5 羽状分裂，裂片细长。穗状轮伞花序顶生，长 2~9cm，直径约 0.7cm。花冠多脱落，宿萼钟状，先端 5 齿裂，淡棕色或黄绿色，被短柔毛；小坚果棕黑色。气芳香，味微涩而辛凉。

2. 荆芥段 本品为长约 1cm 的茎枝小段，方柱形，直径 2~4mm，表面淡黄绿色或淡紫红色，叶对生，多脱落；穗状轮伞花序，宿萼钟状，先端 5 齿裂，小坚果棕黑色。气芳香，味微涩而辛凉。

3. 荆芥炭 本品为不规则的小段，长约 5mm，表面黑褐色。茎方柱形，体轻，质脆，断面焦褐色。叶对生，花冠多已脱落，宿萼钟状。略具香气，味苦而辛。

【外观质量评价】 药材以茎细、色紫、穗多而密、香气浓者为佳。

【性味归经】 辛，微温。归肺、肝经。

【功能主治】 收涩止血。用于便血，崩漏，产后血晕。

麻黄
（药典品种）

【来源】 为麻黄科草本状小灌木草麻黄 *Ephedra sinica* Stapf.、木贼麻黄 *Ephe-*

dra equisetina Bge. 、中麻黄 *Ephedra intermedia* Schrenk et C. A. Mey 的干燥草质茎。

【产地分布】 主产于河北、山西、内蒙古、甘肃等地。

【采收季节】 9～10月间采收。

【规格与加工炮制】

1. 麻黄 采割绿色草质茎，晒干，除去木质茎、残根及杂质，阴干或晾至7～8成干时再晒干。

2. 麻黄段 取原药材，除去杂质、木质茎及残根，洗净，微润后切段，干燥。

3. 蜜麻黄 取炼蜜用适量开水稀释后，加入净麻黄段中拌匀，闷润，待蜜水被吸尽置锅内，用文火加热，炒至不粘手为度，取出，放凉。

【性状】

1. 麻黄 草麻黄呈细长圆柱形，少分枝，直径1～2mm。有的带少量棕色木质茎。表面淡绿色至黄绿色，有细纵脊线，触之微有粗糙感。节明显，节间长2～6cm。节上有膜质鳞叶，长3～4mm；裂片2（稀3），锐三角形，先端灰白色，反曲，基部联合成筒状，红棕色。体轻，质脆，易折断，断面略呈纤维性，周边绿黄色，髓部红棕色，近圆形。气微香，味涩、微苦。

中麻黄多分枝，直径1.5～3mm，有粗糙感。节上膜质鳞叶长2～3mm，裂片3（稀2），先端锐尖。断面髓部呈三角状圆形。

木贼麻黄较多分枝，直径1～1.5mm，无粗糙感。节间长1.5～3cm。膜质鳞叶长1～2cm；裂片2（稀3），上部为短三角形，灰白色，先端多不反曲，基部棕红色至棕黑色。

2. 麻黄段 本品长约10～15mm，直径1～3mm。表面淡绿色至黄绿色，有细纵脊线。节明显，节上有膜质鳞叶。断面略呈纤维性，周边绿黄色，髓部红棕色。气微香，味涩、微苦。

3. 蜜麻黄 本品与麻黄段相似，不同点是该品表面色深黄色微显黏性，味微甜。

【外观质量评价】 以表面黄绿色，断面髓部红棕色者为佳。

【性味归经】 辛、微苦，温。归肺、膀胱经。

【功能主治】 发汗散寒，宣肺平喘，利水消肿。用于风寒感冒，胸闷咳喘，风水浮肿，支气管哮喘。蜜麻黄润肺止咳，多用于表证已解，气喘咳嗽。

佩兰
（药典品种）

【来源】本品为菊科植物佩兰 *Eupatorium fortunei* Turcz. 的干燥地上部分。

【产地分布】主产于江苏、河北、浙江、安徽、山东等地。

【采收季节】夏、秋二季分两次采收。

【规格与加工炮制】

1. 佩兰　割取地上部分，除去杂质，晒干。

2. 佩兰段　除去杂质，洗净，稍润，切段，干燥。

【性状】

1. 佩兰　本品茎呈圆柱形，长 30～100cm，直径 0.2～0.5cm；表面黄棕色或黄绿色，有的带紫色，有明显的节和纵棱线；质脆，断面髓部白色或中空。叶对生，有柄，叶片多皱缩、破碎，绿褐色；完整叶片 3 裂或不分裂，分裂者中间裂片较大，展平后呈披针形或长圆状披针形，基部狭窄，边缘有锯齿；不分裂者展平后呈卵圆形、卵状披针形或椭圆形。气芳香，味微苦。

2. 佩兰段　本品呈不规则的段。茎圆柱形，表面黄棕色或黄绿色，有的带紫色，有明显的节和纵棱线。切面髓部白色或中空。叶对生，叶片多皱缩、破碎，绿褐色。气芳香，味微苦。揉之香气明显。

【外观质量评价】药材以质嫩、叶多、色绿、未开花、香气浓者为佳。

【性味归经】辛，平。归脾、胃、肺经。

【功能主治】芳香化湿，醒脾开胃，发表解暑。用于湿浊中阻，脘痞呕恶，口中甜腻，口臭，多涎，暑湿表证，湿温初起，发热倦怠，胸闷不舒。

蒲公英
（药典品种）

【来源】本品为菊科植物蒲公英 *Taraxacum mongolicum* Hand. － Mazz.、碱地蒲公英 *Taraxacum borealisinense* Kitam. 或同属种植物的干燥全草。

【产地分布】全国大部分地区均产。

【采收季节】春至秋季花初开时采挖。

【规格与加工炮制】

1. 蒲公英　挖取全草，除去杂质，洗净，晒干。

2. 蒲公英段　取原药材，除去杂质，洗净，切段，干燥。

【性状】

1. 蒲公英　本品呈皱缩卷曲的团块。根呈圆锥状，多弯曲，长 3 ~ 7cm；表面棕褐色，抽皱；根头部有棕褐色或黄白色的茸毛，有的已脱落。叶基生，多皱缩破碎，完整叶片呈倒披针形，绿褐色或暗灰绿色，先端尖或钝，边缘浅裂或羽状分裂，基部渐狭，下延呈柄状，下表面主脉明显。花茎 1 至数条，每条顶生头状花序，总苞片多层，内面一层较长，花冠黄褐色或淡黄白色。有的可见多数具白色冠毛的长椭圆形瘦果。气微，味微苦。

2. 蒲公英段　本品为不规则的段。根表面棕褐色，抽皱；根头部有棕褐色或黄白色的茸毛，有的已脱落。叶多皱缩破碎，绿褐色或暗灰绿色，完整者展平后呈倒披针形，先端尖或钝，边缘浅裂或羽状分裂，基部渐狭，下延呈柄状。头状花序，总苞片多层，花冠黄褐色或淡黄白色。有时可见具白色冠毛的长椭圆形瘦果。气微，味微苦。

【外观质量评价】　药材以叶多、色灰绿、根完整、无杂质者为佳。

【性味归经】　苦、辛，寒。归肝、胃经。

【功能主治】　清热解毒，消肿散结，利尿通淋。用于疔疮肿毒，乳痈，瘰疬，目赤，咽痛，肺痈，肠痈，湿热黄疸，热淋涩痛。

【易混品及伪品】

苣荬叶　近年来发现有不法药商将此物混入蒲公英中，其原植物为菊科植物茎用莴苣的干燥地上部分。本品与蒲公英的主要区别是：完整叶呈披针形，长 5 ~ 18cm。表面淡黄绿色或黄绿色。先端急尖，全缘。基部心形，似耳状。

青蒿
（药典品种）

【来源】　本品为菊科植物黄花蒿 *Artemisia annua* L. 的干燥地上部分。

【产地分布】　全国大部分地区均生产，但南方生长的青蒿普遍比北方出产者青蒿素含量要高；海南、四川、广西等地所产者，其青蒿素的含量均较高。

【采收季节】　秋季花盛开时采收。

【规格与加工炮制】

1. 青蒿　割取地上部分，除去老茎，阴干。

2. 青蒿段　取原药材，除去杂质，喷淋清水，稍润，切段，干燥。

【性状】

1. 青蒿　本品茎呈圆柱形，上部多分枝，长 30 ~ 80cm，直径 0.2 ~ 0.6cm；表面黄绿色或棕黄色，具纵棱线；质略硬，易折断，断面中部有白色髓。叶互生，暗绿色或棕绿色，卷缩易碎，完整者展平后为三回羽状深裂，裂片和小裂片矩圆形或长椭圆形，两面被短毛。气香特异，味微苦。

2. 青蒿段 本品为不规则的小段，茎、叶、花蕾混合。茎呈圆柱形，直径 1~5mm，表面黄绿色或棕黄色，具纵棱线。质硬，切面黄白色，中央有髓，叶多皱缩、破碎，暗绿色至褐绿色，叶缘深裂，两面无毛。

【外观质量评价】 以色绿、叶多、香气浓者为佳。

【性味归经】 苦、辛，寒。归肝、胆经。

【功能主治】 清虚热，除骨蒸，解暑热，截疟，退黄。用于温邪伤阴，夜热早凉，阴虚发热，骨蒸劳热，暑邪发热，疟疾寒热，湿热黄疸。

【易混品及伪品】

1. 香蒿 本品为菊科植物香蒿 *Artemisia apiacea* Hance 的干燥全草。药材为铡成1cm的短段，茎圆柱形，棕色或深棕色，有纵凸纹，断面中心有白色髓部，叶为羽状深裂，裂片顶端有浅裂，也有的叶是线形的，大多已破碎。有穗状花序，花苞球形，黄绿色。气微香。分布于云南、四川、贵州、陕西南部等地。

2. 茵陈蒿 本品为菊科植物茵陈蒿 *Artemisia capillaris* Thunb. 的干燥全草。性状特征见茵陈蒿相关条目。

3. 牡蒿 为菊科植物牡蒿 *Artemisia japonica* Thunb. 的干燥全草。茎圆柱形，直径1~3mm，表面黑棕色或棕色；质坚硬，断面呈纤维性，中心有白色髓部。残留的叶片黄绿色至棕黑色，多破碎不全。花序黄绿色，苞片内可见长椭圆形褐色种子数枚。气香，味微苦。

4. 褐沙蒿 本品为菊科植物褐沙蒿 *Artemisia intramongolica* H. C. Fu. 的干燥地上部分。茎枝呈圆柱形，下部多分枝，表面褐色或暗褐色，具纵棱，坚硬不易折断，断面皮部棕褐色，易剥成条状，木部坚硬，中央髓部小而中空，多偏向一侧。无香气，味微辛。

肉苁蓉
（药典品种）

【来源】 本品为列当科植物肉苁蓉 *Cistanche deserticola* Y. C. Ma 或管花肉苁蓉 *Cistan. che tubulosa* (Schrenk) Wight 的干燥带鳞叶的肉质茎。前者习称"软大芸"，后者习称"硬大芸"。

【产地分布】 肉苁蓉主产于内蒙古巴彦淖尔市、阿拉善盟以及甘肃、宁夏等地。管花肉苁蓉主产于新疆。

【采收季节】 春季苗刚出土时或秋季冻土之前采收。

【规格与加工炮制】

1. 肉苁蓉 采挖其寄生的肉质茎，除去茎尖，切段，晒干。按不同的加工方法又分为"甜大芸"与"咸大芸"。

2. 肉苁蓉片 取原药材，除去杂质，大小分开，稍浸泡，润透，切厚片，干燥。盐苁蓉需用清水漂净盐后，晒至七八成干，闷润，再切厚片，干燥。

3. 酒苁蓉 取肉苁蓉片，加入黄酒拌匀，密闭，隔水加热炖至酒被吸尽，表面显黑色，或蒸透，表面黑色时取出，干燥。每100kg 肉苁蓉，用黄酒20kg。

【性状】

1. 肉苁蓉 肉苁蓉呈扁圆柱形，稍弯曲，长 3～15cm，直径 2～8cm。表面棕褐色或灰棕色，密被覆瓦状排列的肉质鳞叶，通常鳞叶先端已断。体重，质硬，微有柔性，不易折断，断面棕褐色，有淡棕色点状维管束，排列成波状环纹。气微，味甜，微苦。

管花肉苁蓉呈类纺锤形、扁纺锤形或扁柱形，稍弯曲，长5～25cm，直径2.5～9cm。表面棕褐色至黑褐色。断面颗粒状，灰棕色至灰褐色，散生点状维管束。

2. 肉苁蓉片 肉苁蓉片呈不规则形的厚片。表面棕褐色或灰棕色。有的可见密被覆瓦状排列的肉质鳞叶。切面有淡棕色或棕黄色点状维管束，排列成波状环纹。气微，味甜，微苦。

管花肉苁蓉片呈不规则形的厚片。表面棕褐色至黑褐色。断面颗粒状，灰棕色至灰褐色，散生点状维管束。

3. 酒苁蓉 酒苁蓉形如肉苁蓉片。表面黑棕色，切面点状维管束，排列成波状环纹。质柔润。略有酒香气，味甜，微苦。

酒管花苁蓉切面散生点状维管束。

【外观质量评价】药材均以条粗壮、密被鳞片、色棕褐、质地柔韧者为佳。

【性味归经】甘、咸，温。归肾、大肠经。

【功能主治】补肾阳，益精血，润肠通便。用于肾阳不足，精血亏虚，阳痿不孕，腰膝酸软，筋骨无力，肠燥便秘。

【地区习用品】

盐生肉苁蓉 本品为列当科植物盐生肉苁蓉 *Cistanche salsa*（C. A. Mey.）G. Beck 带鳞叶的干燥肉质茎。外表面灰棕色、暗棕色或棕褐色，具纵皱纹，可见残留已断裂的覆瓦状排列的肉质鳞叶，切面暗棕色或黑棕色，有多数黄白色点状维管束，呈齿轮状排列。体重，质硬而坚，微有韧性。气微，味微甜而后微苦，或微咸。

【易混品及伪品】

1. 沙苁蓉 本品为列当科植物沙苁蓉 *Cistanche sinensis* G. Beck 带鳞叶的干燥肉质茎。性状特征：本品圆柱形或扁圆柱形，长 15～70cm，直径6～13cm。表面密生鳞叶，鳞叶窄短，每环鳞叶 4 ~ 6 片，有明显光泽。断面维管束呈星状圆环。

2. 草苁蓉 本品为列当科植物列当 *Orobache coerulescens* Sfeph. 的干燥全草。性状特征：本品茎呈圆柱形，直径 1 ~ 3.5cm。表面棕褐色或褐色，具纵向沟纹，疏被白色绒毛，肥壮，肉质。鳞叶互生，卵状披针形，呈黄棕色。花序黄褐色，花淡紫色或蓝紫色。质硬而脆或柔韧。气微，味微苦。

3. 锁阳 为锁阳科植物锁阳 *Cynomorium songaricum* Rupr. 的干燥肉质茎。本品经酒蒸后用来冒充酒苁蓉片。性状特征见锁阳条目。

伸筋草
（药典品种）

【来源】 本品为石松科植物石松 *Lycopodium japonicum* Thunb. 的干燥全草。

【产地分布】 主产于浙江、福建、湖北、江苏等省。

【采收季节】 夏、秋二季茎叶茂盛时采收。

【规格与加工炮制】

1. 伸筋草 割取全草，除去杂质，晒干。

2. 伸筋草段 取原药材，除去杂质，洗净，切段，干燥。

【性状】

1. 伸筋草 本品匍匐茎呈细圆柱形，略弯曲，长可达 2m，直径 1 ~ 3mm，其下有黄白色细根，直立茎作二叉状分枝。叶密生茎上，螺旋状排列，皱缩弯曲，线形或针形，长 3 ~ 5mm，黄绿色至淡黄棕色，无毛，先端芒状，全缘，易碎断。质柔软，断面皮部浅黄色，木部类白色。气微，味淡。

2. 伸筋草段 本品呈不规则的段，茎呈圆柱形，略弯曲。叶密生茎上，螺旋状排列，皱缩弯曲，线形或针形，黄绿色至淡黄棕色，先端芒状，全缘。切面皮部浅黄色，木部类白色。气微，味淡。

【外观质量评价】 药材以身干、茎长、黄绿色、无杂质者为佳。

【性味归经】 微苦、辛，温。归肝、脾、肾经。

【功能主治】 祛风除湿，舒筋活络。用于关节酸痛，屈伸不利。

【地方习用品】

1. 垂穗石松（铺地蜈蚣） 本品为垂穗石松 *Lycopodium cernnum* 的全草。在浙江、四川、江西、广东、广西、云南等地亦作伸筋草药用。与石松的主要区别点为：茎高 30 ~ 50cm，叶稀疏，通常向下弯曲，侧枝叶密生，条状钻形，长 0.2 ~ 0.3cm 向上弯曲。孢子囊穗小，长 0.8 ~ 2cm 无柄，单生于小枝顶端，常下垂。

2. 小伸筋草 本品为杉蔓石松 *Lycopodium annotinum* L. 的干燥全草。主产于甘肃、陕西、四川等地。性状特征：根茎呈圆柱形，弯曲，表面黄色或黄绿色，质柔韧，断面近白色，内有一木心。茎细长弯曲，有分枝。鳞叶皱而弯曲，螺旋状排列，紧密，无柄。展开后呈线状披针形，长 6～8cm，宽 1～1.2cm，黄绿色或黄色，叶基部略变狭，顶部渐尖，有芒刺，边缘有疏细齿。孢子囊有时可见，横生，孢子球圆四面体，表面有网纹。气微，味淡。

石斛
（药典品种）

【来源】本品为兰科植物金钗石斛 *Dendrobium nobile* Lindl. 、鼓槌石斛 *Dendrobium chrysotorum* Lindl. 或流苏石斛 *Dendrobium imbriatum* Hook. 的栽培品及其同属植物近似种的新鲜或干燥茎。

【产地分布】主产于安徽霍山、广西靖西以及四川、贵州、云南等地。

【采收季节】全年均可采收。

【规格与加工炮制】

1. 鲜石斛 鲜用者除去根和泥沙，洗净，切段。

2. 石斛 采收后，除去杂质，用开水略烫或烘软，再边搓边烘晒，至叶鞘搓净，干燥。

3. 石斛段 取原药材，除去残根，洗净，切段，干燥。

【性状】

1. 鲜石斛 本品呈圆柱形或扁圆柱形，长约30cm，直径0.4～1.2cm。表面黄绿色，光滑或有纵纹，节明显，色较深，节上有膜质叶鞘。肉质多汁，易折断。气微，味微苦而回甜，嚼之有黏性。

2. 石斛 金钗石斛呈扁圆柱形，长 20～40cm，直径 0.4～0.6cm，节间长 2.5～3cm。表面金黄色或黄中带绿色，有深纵沟。质硬而脆，断面较平坦而疏松。气微，味苦。

鼓槌石斛呈粗纺锤形，中部直径 1～3cm，具 3～7 节。表面光滑，金黄色，有明显凸起的棱。质轻而松脆，断面海绵状。气微，味淡，嚼之有黏性。

流苏石斛呈长圆柱形，长 20～150cm，直径 0.4～1.2cm，节明显，节间长 2～6cm。表面黄色至暗黄色，有深纵槽。质疏松，断面平坦或呈纤维性。味淡或微苦，嚼之有黏性。

3. 石斛段 本品呈扁圆柱形或圆柱形的段。表面金黄色、绿黄色或棕黄色，有光泽，有深纵沟或纵棱，有的可见棕褐色的节。切面黄白色至黄褐色，有多数散在的筋脉点。气微，味淡或微苦，嚼之有黏性。

【外观质量评价】鲜石斛以青绿色、肥满多叶、嚼之发黏者为佳；干石斛以色金黄、有光泽、质柔者为佳。

【性味归经】甘，微寒。归胃、肾经。

【功能主治】益胃生津，滋阴清热。用于热病津伤，口干烦渴，胃阴不足，食少干呕，病后虚热不退，阴虚火旺，骨蒸劳热，目暗不明，筋骨痿软。

【易混品及伪品】

石仙桃　本品为兰科植物石仙桃属植物石仙桃 Pholidota chinensis Lindl. 的干燥幼嫩根茎。根茎粗壮，披鳞叶，节上生假鳞茎，纺锤形。表面黄绿色或金黄色，长 2~4cm，肉质而干瘪，具纵沟。

【附注】

铁皮石斛（药典品种）　本品为兰科植物铁皮石斛 Dendrobium officinale Kimura et M1go 的干燥茎。11 月至翌年 3 月采收，除去杂质，剪去部分须根，边加热边扭成螺旋形或弹簧状，烘干；或切成段，干燥或低温烘干。前者习称"铁皮枫斗"（耳环石斛），后者习称"铁皮石斛"。本品呈螺旋形或弹簧状，通常为 2~6 个旋纹，茎拉直后长 3.5~8cm，直径 0.2~0.4cm。表面黄绿色或略带金黄色，有细纵皱纹，微带根，习称"龙头"；一端可见茎基部留下的短须根习称"凤尾"。质坚实，易折断，断面平坦，灰白色至灰绿色，略角质状。气微，味淡，嚼之有黏性。

锁阳
（药典品种）

【来源】为锁阳科植物锁阳 Cynomorium songaricum Rupr. 的干燥肉质茎。

【产地分布】主产于甘肃、内蒙古、新疆、青海等地。

【采收季节】春季采收。

【规格与加工炮制】

1. 锁阳　采挖肉质茎，除去花序，切段，晒干。

2. 锁阳片　取原药材，除去杂质，洗净，润透，切薄片，干燥。

【性状】

1. 锁阳　本品呈扁圆柱形，微弯曲，长 5~15cm，直径1.5~5cm。表面棕色或棕褐色，粗糙，具明显纵沟及不规则凹陷，有的残存三角形的黑棕色鳞片。体重，质硬，难折断，断面浅棕色或棕褐色，有黄色三角状维管束。气微，味甘而涩。

2. 锁阳片　本品为不规则或类圆形薄片，表面浅棕色或棕褐色，较平坦，略显油润，散有黄色三角形筋脉点。周边棕色或棕褐色，粗糙，具明显纵沟，质坚实。气微，味甘而涩。

【外观质量评价】药材以个肥大、色红、质坚实、断面粉性、不显筋脉者为佳。

【性味归经】甘，温。归脾、肾、大肠经。

【功能主治】补肾阳，益精血，润肠通便。用于肾阳不足，精血亏虚，腰膝痿软，阳痿滑精，肠燥便秘。

透骨草

【来源】商品透骨草的品种比较复杂，据统计全国各地使用的透骨草来源约20科40余种植物，使用较广的有以下两种。

1. 珍珠透骨草 为大戟科植物地构叶 *Speranskia tuberculata*（Bunge）Bail. 的干燥地上部分。

2. 凤仙透骨草 为凤仙花科植物凤仙花 *Impatiens balsamina* L. 的干燥茎枝。

【产地分布】

1. 珍珠透骨草 主产山东、河南、江苏等省。此外，甘肃、陕西、山西亦有分布。销河南、山西、内蒙古、陕西、山东、甘肃、宁夏、青海及江苏徐州地区。

2. 凤仙透骨草 主产江苏、浙江、安徽等省。销北京、天津、上海、浙江、安徽、湖北、湖南、四川等省。

【采收季节】夏秋季采收。

【规格与加工炮制】

1. 珍珠透骨草 割取地上部分，除去杂质，晒干。

2. 凤仙透骨草 生长茂盛时割取地上部分，除去叶及花果，晒干。

【性状】

1. 珍珠透骨草 本品茎呈圆柱形或微有棱，直径 0.1~0.5cm，被细茸毛；表面淡绿色至灰绿色，质脆，易折断，切面外侧有紫色环。叶片灰绿色，皱缩，破碎不全，展开后完整者呈披针形、椭圆状披针形，叶上部全缘，下部具缺刻状钝齿，两面被茸毛。花小形，白色。蒴果三棱状扁圆形被疏毛及疣状突起，形如珍珠。气微，味淡。以色绿、枝嫩、带"珍珠"（果实）者佳。

2. 凤仙透骨草 本品茎呈干瘪皱缩长圆柱形，长 30~60cm，直径 1~3cm.。表面黄棕色或红棕色，多皱缩，具明显纵沟，有分枝，节部膨大，可见互生的深棕色叶痕及芽痕。质轻脆，易折断，断面中空或有白色膜质状髓。气微弱，味微酸。以色红棕、不带叶者为佳。

【性味归经】

1. 珍珠透骨草 辛，温。归肝、肾经。

2. 凤仙透骨草 苦、辛，平；有小毒。归肝、肾经。

【功能主治】

1. 珍珠透骨草 祛风除湿，消肿，舒筋通络，活血止痛。用于风湿痹痛，筋骨挛缩，寒湿脚气，疥癣，肿毒，跌打损伤。

2. 凤仙透骨草 祛风止痛，活血调经。用于风湿痹痛，关节屈伸不利。

豨莶草
（药典品种）

【来源】 本品为菊科植物豨莶 *Siegesbeckia orientalis* L. 腺梗豨莶 *Siegesbeckia pubescens* Makino 或毛梗豨莶 *Siegesbeckiaglabrescens* Makino 的干燥地上部分。

【产地分布】 豨莶草主产于秦岭及长江以南各地，腺梗豨莶、毛梗豨莶全国大部分地区均产。

【采收季节】 夏、秋二季花开前及花期均可采收。

【规格与加工炮制】

1. 豨莶草 割取地上部分，除去杂质，晒干。

2. 豨莶草段 取原药材，除去杂质、根及老茎，先抖下叶，另放，将茎洗净，润透后连叶一起切段，干燥，筛去灰屑。

3. 酒豨莶草 取净豨莶草段，加黄酒拌匀，闷润至透，置适宜容器内，加热蒸透至黑色，取出，干燥。豨莶草每100kg，用黄酒20kg。

【性状】

1. 豨莶草 本品茎略呈方柱形，多分枝，长 30～110cm，直径 0.3～1cm；表面灰绿色、黄棕色或紫棕色，有纵沟和细纵纹，被灰色柔毛；节明显，略膨大；质脆，易折断，断面黄白色或带绿色，髓部宽广，类白色，中空。叶对生，叶片多皱缩、卷曲，展平后呈卵圆形，灰绿色，边缘有钝锯齿，两面皆有白色柔毛，主脉3出。有的可见黄色头状花序，总苞片匙形。气微，味微苦。

2. 豨莶草段 本品呈不规则的段。茎略呈方柱形，表面灰绿色、黄棕色或紫棕色，有纵沟和细纵纹，被灰色柔毛。切面髓部类白色。叶多破碎。灰绿色，边缘有钝锯齿，两面皆具白色柔毛。有时可见黄色头状花序。气微，味微苦。

3. 酒豨莶草 本品形如豨莶草段，表面褐绿色或黑绿色。微具酒香气。

【外观质量评价】 均以叶多、枝嫩、色深绿者为佳。

【性味归经】 辛、苦，寒。归肝、肾经。

【功能主治】 祛风湿，利关节，解毒。用于风湿痹痛，筋骨无力，腰膝酸软，四肢麻痹，半身不遂，风疹湿疮。

仙鹤草
（药典品种）

【来源】本品为蔷薇科植物龙芽草 *Agrimonia pilosa* Ledeb. 的干燥地上部分。

【产地分布】主产于浙江、江苏、湖北。

【采收季节】夏、秋二季茎叶茂盛时采收。

【规格与加工炮制】

1. 仙鹤草 采割地上部分，除去杂质，干燥。

2. 仙鹤草段 取原药材，除去残根和杂质，洗净，稍润，切段，干燥。

【性状】

1. 仙鹤草 本品长 50～100cm，全体被白色柔毛。茎下部圆柱形，直径 4～6mm，红棕色，上部方柱形，四面略凹陷，绿褐色，有纵沟和棱线，有节；体轻，质硬，易折断，断面中空。单数羽状复叶互生，暗绿色，皱缩卷曲；质脆，易碎；叶片有大小 2 种，相间生于叶轴上，顶端小叶较大，完整小叶片展平后呈卵形或长椭圆形，先端尖，基部楔形，边缘有锯齿；托叶 2，抱茎，斜卵形。总状花序细长，花萼下部呈筒状，萼筒上部有钩刺，先端 5 裂，花瓣黄色。气微，味微苦。

2. 仙鹤草段 本品为不规则的段，茎多数方柱形，有纵沟和棱线，有节。切面中空。叶多破碎，暗绿色，边缘有锯齿；托叶抱茎。有时可见黄色花或带钩刺的果实。气微，味微苦。

【外观质量评价】药材以身干、茎红棕色、质嫩、叶多者为佳。

【性味归经】苦、涩，平。归心、肝经。

【功能主治】收敛止血，截疟，止痢，解毒，补虚。用于咯血，吐血，崩漏下血，疟疾，血痢，痈肿疮毒，阴痒带下，脱力劳伤。

香薷
（药典品种）

【来源】本品为唇形科植物石香薷 *Citrus medica* L. 或江香薷 *Mosla chinensis* 'Jiangxiangru' 的干燥地上部分。前者习称"青香薷"，后者习称"江香薷"。

【产地分布】石香薷主产湖南、湖北、广西、广东等省。江香薷主产于广东、广西、湖南等地。

【采收季节】夏季茎叶茂盛、花盛时择晴天采收。

【规格与加工炮制】

1. 香薷 采收全草，除去根部，阴干，捆把。

2. 香薷段 取原药材，除去残根和杂质，抢水洗净，切段，晾干。

【性状】

1. 香薷 青香薷长 30～50cm，基部紫红色，上部黄绿色或淡黄色，全体密被白色茸毛。茎方柱形，基部类圆形，直径 1～2mm，节明显，节间长 4～7cm；质脆，易折断。叶对生，多皱缩或脱落，叶片展平后呈长卵形或披针形，暗绿色或黄绿色，边缘有 3～5 疏浅锯齿。穗状花序顶生及腋生，苞片圆卵形或倒圆卵形，脱落或残存；花萼宿存，钟状，淡紫红色或灰绿色，先端 5 裂，密被茸毛。小坚果 4，直径 0.7～1.1mm，近圆球形，具网纹。气清香而浓，味微辛而凉。

江香薷长 55～66cm，表面黄绿色，质较柔软。边缘有 5～9 疏浅锯齿。果实直径 0.9～1.4mm，表面具疏网纹。

2. 香薷段 本品为不规则段状，茎、叶、花、穗混合。茎方柱型，直径 1～2mm，黄绿色或紫红色，有节；叶少见，多皱缩，暗绿色，全体密被白色茸毛，花絮穗状。气香，味辛而微凉。

【外观质量评价】均以质嫩、穗多、香气浓者为佳。

【性味归经】辛，微温。归肺、胃经。

【功能主治】发汗解表，化湿和中。用于暑湿感冒，恶寒发热，头痛无汗，腹痛吐泻，水肿，小便不利。

【地区习用品】

1. 海州香薷 本品为唇形科植物海州香薷 *Elsholtzia calycocarpa* Diels 的干燥地上部分，主产于江西、河北、河南等省。以江西产量大，质量好，又称"西香薷"。在全国大部分地区作香薷药用。与石香薷的主要区别点为：植株较粗长，多在 40cm 以上；白色茸毛较密，节间长 4～7cm，叶片较大，呈长卵形或披针形，穗状花序顶生或腋生，偏向一侧。

2. 牛至 本品为同科植物牛至 *Origanum vulgare* L. 干燥全草。曾在四川、云南、贵州、甘肃等省部分地区作香薷药用。

3. 土香薷 本品为同科植物香薷 *Elsholtzia ciliate*（Thunb.）Hyland. 的干燥全草。曾在四川、陕西、山东等省个别地区作香薷药用，又称德昌香薷。主要区别点为：叶较大，卵状椭圆形或披针状椭圆形，长 3.5～10cm，宽 1.5～3cm，穗状花序较大，花偏向一侧。

小蓟
（药典品种）

【来源】本品为菊科植物刺儿菜 *Cirsium setosum*（Willd.） MB. 的干燥地上

部分。

【产地分布】 主产于山东、江苏、四川、甘肃等地。

【采收季节】 夏、秋二季花开时采收。

【规格与加工炮制】

1. 小蓟 采割地上部分，除去杂质，晒干。

2. 小蓟段 取原药材，除去杂质，洗净，稍润，切段，干燥。

3. 小蓟炭 取净小蓟段，置炒制容器内，用武火加热，炒至表面黑褐色，内部棕褐色喷淋少许清水，熄灭火星，取出，晾干。

【性状】

1. 小蓟 本品茎呈圆柱形，有的上部分枝，长5～30cm，直径0.2～0.5cm；表面灰绿色或带紫色，具纵棱及白色柔毛；质脆，易折断，断面中空。叶互生，无柄或有短柄；叶片皱缩或破碎，完整者展平后呈长椭圆形或长圆状披针形，长3～12cm，宽0.5～3cm；全缘或微齿裂至羽状深裂，齿尖具针刺；上表面绿褐色，下表面灰绿色，两面均具白色柔毛。头状花序单个或数个顶生；总苞钟状，苞片5～8层，黄绿色；花紫红色。气微，味微苦。

2. 小蓟段 本品呈不规则的段。茎呈圆柱形，表面灰绿色或带紫色，具纵棱和白色柔毛。切面中空。叶片多皱缩或破碎，叶齿尖具针刺；两面均具白色柔毛。头状花序，总苞钟状；花紫红色。气微，味苦。

3. 小蓟炭 本品形如小蓟段。表面黑褐色，内部焦褐色。

【外观质量评价】 药材以叶片肥厚、茎粗壮者为佳。

【性味归经】 甘、苦，凉。归心、肝经。

【功能主治】 凉血止血，散瘀解毒消痈。用于衄血，吐血，尿血，血淋，便血，崩漏，外伤出血，痈肿疮毒。

益母草
（药典品种）

【来源】 本品为唇形科植物益母草 *Leonurus japonicus* Houtt. 的新鲜或干燥地上部分。

【产地分布】 主产于东北、华北等地。

【采收季节】 鲜品春季幼苗期至初夏花前期采割；干品夏季茎叶茂盛、花未开或初开时采割。

【规格与加工炮制】

1. 益母草 用刀割取地上部分，晒干，捆把。

2. 益母草段 取原药材，除去杂质，迅速洗净，略润，切段，干燥。

【性状】

1. 益母草 鲜益母草幼苗期无茎，基生叶圆心形，边缘 5~9 浅裂，每裂片有 2~3 钝齿。花前期茎呈方柱形，上部多分枝，四面凹下成纵沟，长 30~60cm，直径 0.2~0.5cm；表面青绿色；质鲜嫩，断面中部有髓。叶交互对生，有柄；叶片青绿色，质鲜嫩，揉之有汁；下部茎生叶掌状 3 裂，上部叶羽状深裂或浅裂成 3 片，裂片全缘或具少数锯齿。气微，味微苦。

干益母草茎表面灰绿色或黄绿色；体轻，质韧，断面中部有髓。叶片灰绿色，多皱缩、破碎，易脱落。轮伞花序腋生，小花淡紫色，花萼筒状，花冠二唇形。切段者长约 2cm。

2. 益母草段 本品呈不规则的段。茎方形，四面凹下成纵沟，灰绿色或黄绿色。切面中部有白髓。叶片灰绿色，多皱缩、破碎。轮伞花序腋生，花黄棕色，花萼筒状，花冠二唇形。气微，味微苦。

【外观质量评价】药材以质嫩、叶多、颜色灰绿者为佳。

【性味归经】苦、辛，微寒。归肝、心包、膀胱经。

【功能主治】活血调经，利尿消肿，清热解毒。用于月经不调，痛经经闭，恶露不尽，水肿尿少，疮疡肿毒。

茵陈
（药典品种）

【来源】本品为菊科植物滨蒿 *Artemisia scoparza* Waldst. et Kit. 或茵陈蒿 *Artemisia capillaris* Thunb. 的干燥地上部分。

【产地分布】滨蒿主产于陕西、河北、山西等地，故又称"北茵陈"，陕西产者质量最佳。茵陈蒿主产于东部与南部沿海省区。

【采收季节】春季幼苗高 6~10cm 时采收或秋季花蕾长成至花初开时采割。

【规格与加工炮制】

1. 茵陈 挖取全株后，除去杂质和老茎，晒干。春季采收的幼苗习称"绵茵陈"，秋季采割带花蕾者的称"花茵陈"或"茵陈蒿"。

2. 茵陈片 取原药材，除去残根、老茎和杂质，搓碎或切碎。绵茵陈筛去灰屑。

【性状】

1. 茵陈 绵茵陈多卷曲成团状，灰白色或灰绿色，全体密被白色茸毛，绵软如绒。茎细小，长 1.5~2.5cm，直径 0.1~0.2cm，除去表面白色茸毛后可见明显纵纹；质脆，易折断。叶具柄；展平后叶片呈一至三回羽状分裂，叶片长

1～3cm，宽约1cm；小裂片卵形或稍呈倒披针形、条形，先端锐尖。气清香，味微苦。

花茵陈（茵陈蒿）茎呈圆柱形，多分枝，长30～100cm，直径2～8mm；表面淡紫色或紫色，有纵条纹，被短柔毛；体轻，质脆，断面类白色。叶密集，或多脱落；下部叶二至三回羽状深裂，裂片条形或细条形，两面密被白色柔毛；茎生叶一至二回羽状全裂，基部抱茎，裂片细丝状。头状花序卵形，多数集成圆锥状，长1.2～1.5mm，直径1～1.2mm，有短梗；总苞片3～4层，卵形，苞片3裂，雌花6～10个，可多达15个，内层两性花2～10个。瘦果长圆形，黄棕色。气芳香，味微苦。

2. 茵陈片　绵茵陈呈松散之团状，灰绿色至黄绿色，全体密披白色茸毛，质绵软如绒。茵陈蒿为类圆形片或块，茎、叶、花序、果实混杂。断面类白色，周边淡紫色或紫色，体轻，质脆，气芳香，味微苦。

【外观质量评价】药材均以质嫩、绵软如绒、色灰白或灰绿、无杂草、香气浓者为佳。

【性味归经】苦、辛，微寒。归脾、胃、肝、胆经。

【功能主治】清利湿热，利胆退黄。用于黄疸尿少，湿温暑湿，湿疮瘙痒。

【地区习用品】

1. 白蒿　本品为菊科植物大籽蒿 *Artemisia sieversiana* Ehrhart ex Willd. 的全草。卷曲成团或松散，灰白色，全株密被灰白色短茸毛。叶互生，有柄，展开叶片呈2～3回羽状或掌状全裂，小裂片线形3～5裂，两面均被灰白色棉毛。气微，味微苦。

2. 冷蒿　本品为菊科植物冷蒿 *Artemisia frigida* Willd. 的干燥全草。茎基部木质化，基部以上少分支，全株密被灰白色柔毛。叶互生，有柄，叶片呈2～3回羽状全裂，小裂片又常3～5裂，最终裂片线形，长约5mm，宽约0.5mm，两面均被灰白色棉毛。总苞直径3～4mm，花序托被长柔毛。河北张家口、内蒙古、吉林、新疆部分地区以其幼苗作为茵陈入药。

3. 短叶蒿　本品为菊科植物短叶蒿 *Artemisia stricta* Edqew. 的幼苗。茎生叶较少，分裂较少，茎生叶较短，被灰白色茸毛。在西藏部分地区作茵陈入药。

【易混品及伪品】

1. 白莲蒿　本品为菊科草本或半灌木植物白莲蒿 *Artemisia sacrorum* Ledeb. 的干燥幼苗。分布于我国北部地区。黑龙江和青海部分地区以其幼苗作茵陈入药。

2. 莳萝蒿　本品为菊科植物莳萝蒿 *Artemisia anethoides* Mattf. 的干燥幼苗。其幼苗在西北、山东、天津曾作茵陈药用。

3. 海州蒿　本品为菊科植物海州蒿 *Artemisia fauriei* Nakai. 的干燥幼苗。山东滨海地区和浙江宁波及天津等地以其幼苗作茵陈入药。

4. 阴行草　本品为玄参科植物阴行草 *Siphonostegia chinensis* Benth. 的干燥全草。本品在江西、广西部分地区作土茵陈使用，在云南、贵州称金钟茵陈。在北方地区作刘寄奴入药。

淫羊藿
（药典品种）

【来源】本品为小檗科植物淫羊藿 *Epimedium brevicornu* Maxim.、箭叶淫羊藿 *Epimedium sagittatum*（Sieb. et Zucc.）Maxim.、柔毛淫羊藿 *Epimedium pubescens* Maxim. 或朝鲜淫羊藿 *Epimedium koreanum* Nakai 的干燥叶。

【产地分布】淫羊藿主产山西、广西，湖南、安徽、甘肃等省亦产。箭叶淫羊藿主产湖北、湖南、四川、浙江等省。朝鲜淫羊藿主产陕西、辽宁、吉林、黑龙江等省。

【采收季节】夏、秋季茎叶茂盛时采收。

【规格与加工炮制】

1. 淫羊藿　采割地上部分，除去粗梗及杂质，晒干或阴干。

2. 淫羊藿丝　取原药材，除去杂质，喷淋清水，稍润，切丝，干燥。

3. 炙淫羊藿　取羊脂油置锅内加热熔化，去渣，再加入淫羊藿丝，用文火加热，炒至羊脂油基本吸尽，表面显均匀的油亮光泽，呈微黄色时，取出放凉。淫羊藿每 100kg，用炼羊脂油 20kg。

【性状】

1. 淫羊藿　淫羊藿三出复叶；小叶片卵圆形，长 3~8cm，宽 2~6cm；先端微尖，顶生小叶基部心形，两侧小叶较小，偏心形，外侧较大，呈耳状，边缘具黄色刺毛状细锯齿；上表面黄绿色，下表面灰绿色，主脉 7~9 条，基部有稀疏细长毛，细脉两面突起，网脉明显；小叶柄长 1~5cm。叶片近革质。气微，味微苦。

箭叶淫羊藿三出复叶，小叶片长卵形至卵状披针形，长 4~12cm，宽 2.5~5cm；先端渐尖，两侧小叶基部明显偏斜，外侧呈箭形。下表面疏被粗短伏毛或近无毛。叶片革质。

柔毛淫羊藿叶下表面及叶柄密被绒毛状柔毛。

朝鲜淫羊藿小叶较大，长 4~10cm，宽 3.5~7cm，先端长尖。叶片较薄。

2. 淫羊藿丝　本品呈丝片状。上表面绿色、黄绿色或浅黄色，下表面灰绿色，网脉明显，中脉及细脉凸出，边缘具黄色刺毛状细锯齿。近革质。气微，味微苦。

3. 炙淫羊藿　本品形如淫羊藿丝。表面浅黄色显油亮光泽。微有羊脂油气。

【外观质量评价】以叶多、色黄绿者为佳。

【性味归经】辛、甘，温。归肝、肾经。

【功能主治】补肾阳，强筋骨，祛风湿。用于肾阳虚衰，阳痿遗精，筋骨痿软，风湿痹痛，麻木拘挛。

鱼腥草
（药典品种）

【来源】本品为三白草科植物蕺菜 *Houttuynia cordata* Thunb. 的新鲜全草或干燥地上部分。

【产地分布】分布长江以南各地。

【采收季节】鲜品全年均可采割；干品夏季茎叶茂盛花穗多时采收。

【规格与加工炮制】

1. 鱼腥草　采割鲜鱼腥草，除去杂质，晒干；干品鱼腥草在夏季茎叶茂盛花穗多时采割，除去杂质，晒干。

2. 鱼腥草段　取原药材，除去杂质，抢水洗净，切断，干燥，筛去碎屑。

【性状】

1. 鱼腥草　鲜鱼腥草茎呈圆柱形，长 20～45cm，直径0.25～0.45cm；上部绿色或紫红色，下部白色，节明显，下部节上生有须根，无毛或被疏毛。叶互生，叶片心形，长 3～10cm，宽 3～11cm；先端渐尖，全缘；上表面绿色，密生腺点，下表面常紫红色；叶柄细长，基部与托叶合生成鞘状。穗状花序顶生。具鱼腥气，味涩。

干鱼腥草茎呈扁圆柱形，扭曲，表面黄棕色，具纵棱数条；质脆，易折断。叶片卷折皱缩，展平后呈心形，上表面暗黄绿色至暗棕色，下表面灰绿色或灰棕色。穗状花序黄棕色。

2. 鱼腥草段　本品为不规则的段。茎呈扁圆柱形，表面淡红棕色至黄棕色，有纵棱。叶片多破碎，黄棕色至暗棕色。穗状花序黄棕色。鲜鱼腥草搓碎具鱼腥气，味涩。

【外观质量评价】药材以叶多、色绿、有花穗、鱼腥气浓者为佳。

【性味归经】辛，微寒。归肺经。

【功能主治】清热解毒，消痈排脓，利尿通淋。用于肺痈吐脓，痰热喘咳，热痢，热淋，痈肿疮毒。

紫花地丁
（药典品种）

【来源】 本品为堇菜科植物紫花地丁 *Viola yedoensis* Makino 的干燥全草。

【产地分布】 主产江苏、浙江、河南、福建、安徽等省。

【采收季节】 春、秋二季采收。

【规格与加工炮制】

1. 紫花地丁 挖取全草，除去杂质，晒干。

2. 紫花地丁段 取原药材，除去杂质，洗净，切碎，干燥。

【性状】

1. 紫花地丁 本品多皱缩成团。主根长圆锥形，直径 1～3mm；淡黄棕色，有细纵皱纹。叶基生，灰绿色，展平后叶片呈披针形或卵状披针形，长 1.5～6cm，宽 1～2cm；先端钝，基部截形或稍心形，边缘具钝锯齿，两面有毛；叶柄细，长 2～6cm，上部具明显狭翅。花茎纤细；花瓣 5，紫堇色或淡棕色；花距细管状。蒴果椭圆形或 3 裂，种子多数，淡棕色。气微，味微苦而稍黏。

2. 紫花地丁段 本品为根、茎、叶混合的不规则碎段。全体多皱缩成团。主根淡黄棕色，有细纵纹。叶灰绿色，展平后披针形或卵状披针形。花茎纤细，花淡紫色。蒴果椭圆形或裂为三果片，种子多数。气微，味微苦而稍黏。

【外观质量评价】 药材以色绿、根黄者为佳。

【性味归经】 苦、辛，寒。归心、肝经。

【功能主治】 清热解毒，凉血消肿。用于疔疮肿毒，痈疽发背，丹毒，毒蛇咬伤。

【地方习用品】

1. 甜地丁 本品为豆科植物米口袋 Gueldenstaedtia verna（Georgi）Boriss. 的干燥全草。主产于黑龙江、吉林、辽宁、内蒙古、山西、河南、山东、安徽、江苏、湖北等地。性状特征：根茎簇生或单一，圆柱形。根长圆锥形，有的略扭曲，长 9～18cm，直径0.3～0.8cm；表面红棕色或灰黄色，有纵皱纹、横向皮孔及细长的侧根；质硬，断面黄白色，边缘绵毛状。茎短而细，灰绿色，有茸毛。单数羽状复叶，丛生，具托叶，叶多皱缩、破碎，完整小叶片展平后呈椭圆形或长椭圆形，灰绿色，有茸毛。蝶形花冠紫色。荚果圆柱形，长 1.5～2.5cm，棕色，有茸毛；种子黑色，细小。味微甜，嚼之有豆腥味。以根粗长、叶色灰绿者为佳。

2. 苦地丁 本品为罂粟科植物紫堇 Corydalis bungean. a Turcz. 的干燥全草。主产于内蒙古、河北、辽宁、山东、山西等地。性状特征：本品皱缩成团，长

10～30cm。主根圆锥形，表面棕黄色。茎细，多分枝，表面灰绿色或黄绿色，具5纵棱，质软，断面中空。叶多皱缩破碎，暗绿色或灰绿色，完整叶片二至三回羽状全裂。花少见，花冠唇形，有距，淡紫色。蒴果扁长椭圆形，呈荚果状。种子扁心形，黑色，有光泽。气微，味苦。

泽兰
（药典品种）

【来源】 本品为唇形科植物毛叶地瓜儿苗 *Lycopus lucidus* Turcz. vat. hirtus Regel 的干燥地上部分。

【产地分布】 全国大部分地区均有。

【采收季节】 夏、秋二季茎叶茂盛时采割。

【规格与加工炮制】

1. 泽兰 割取地上部分，除去杂质，晒干。

2. 泽兰段 取原药材，除去杂质，略洗，润透，切段，干燥。

【性状】

1. 泽兰 本品茎呈方柱形，少分枝，四面均有浅纵沟，长 50～100cm，直径 0.2～0.6cm；表面黄绿色或带紫色，节处紫色明显，有白色茸毛；质脆，断面黄白色，髓部中空。叶对生，有短柄或近无柄；叶片多皱缩，展平后呈披针形或长圆形，长 5～10cm；上表面黑绿色或暗绿色，下表面灰绿色，密具腺点，两面均有短毛；先端尖，基部渐狭，边缘有锯齿。轮伞花序腋生，花冠多脱落，苞片和花萼宿存，小包片披针形，有缘毛，花萼钟形，5 齿。气微，味淡。

2. 泽兰段 本品呈不规则的段。茎方柱形，四面均有浅纵沟，表面黄绿色或带紫色，节处紫色明显，有白色茸毛。切面黄白色，中空。叶多破碎，展平后呈披针形或长圆形，边缘有锯齿。有时可见轮伞花序。气微，味淡。

【外观质量评价】 药材以身干、茎短、叶多、色灰绿、质嫩、完整不碎者为佳。

【性味归经】 苦、辛，微温。归肝、脾经。

【功能主治】 活血调经，祛瘀消痈，利水消肿。用于月经不调，经闭，痛经，产后瘀血腹痛，疮痈肿毒，水肿腹水。

第八章 藻 菌 类

冬虫夏草
（药典品种）

【来源】本品为麦角菌科真菌冬虫夏草菌 *Cordyceps sinensis*（BerK.）Sacc. 寄生在蝙蝠蛾科昆虫幼虫上的子座和幼虫尸体的干燥复合体。

【产地分布】主要分布在西藏、青海、四川、甘肃、云南海拔 3000～5000 米的高海拔地区。

【采收季节】夏初子座出土、孢子未发散时采收。

【规格与加工炮制】

冬虫夏草　挖取后晒至六七成干，除去似纤维状的附着物及杂质，晒干或低温干燥。

【性状】

冬虫夏草　本品由虫体与从虫头部长出的真菌子座相连而成。虫体似蚕，长 3～5cm，直径 0.3～0.8cm；表面深黄色至黄棕色，有环纹 20～30 个，近头部的环纹较细；头部红棕色；足 8 对，中部 4 对较明显；质脆，易折断，断面略平坦，淡黄白色。子座细长圆柱形，长 4～7cm，直径约 0.3cm；表面深棕色至棕褐色，有细纵皱纹，上部稍膨大；质柔韧，断面类白色，可见"V"字形结构；气微腥，味微苦。

【外观质量评价】以虫体色泽黄亮，丰满肥大，断面黄白色，子座短小者为佳。

【性味归经】甘，平。归肺、肾经。

【功能主治】补肾益肺，止血化痰。用于肾虚精亏，阳痿遗精，腰膝酸痛，久咳虚喘，劳嗽咯血。

【易混品及伪品】冬虫夏草伪品甚多，已经发现的有：

1. 蛹草　蛹草 *Cordyceps militaris*（Fr.）Link. 寄生在多种昆虫蛹及幼虫体上的子座及幼虫尸体的复合体。产于吉林、河北、陕西、安徽、广西、云南，习称"北虫草"。其子座头部椭圆形，顶端钝圆，色橙黄或橙红，柄细长，圆柱形。寄主为夜蛾科幼虫，常能发育成蛹后才死亡，所以虫体为椭圆形的蛹。

2. 凉山虫草　凉山虫草 *Cordyceps Liangshanensis* Zang, Liu et Hu 寄生在鳞翅目夜蛾科昆虫幼虫上的子座及幼虫尸体的复合体。产于四川。与正品冬虫夏草较相似，但虫体较粗，表面环纹较少，足不明显。

3. 亚香棒虫草 亚香棒虫草 *Cordyceps hawkesii* Gray. 寄生在蝙蝠蛾科湖南棒蝠蛾等昆虫幼虫上的子座及幼虫尸体的复合体。曾在湖南、安徽、福建、广西等省区混充。性状鉴别特征：正品为深黄色至黄棕色，色泽较单一，而亚香棒虫草颜色偏灰，在虫体上可见一些白斑，亚香棒虫草中部 4 对足没有冬虫夏草明显；断面亦无"V"字形结构。

4. 新疆虫草 新疆虫草 *Cordyceps* sp. 寄生在鳞翅目昆虫阿尔泰蝠蛾幼虫上的子座及幼虫尸体的复合体。产于新疆。其子座细长，圆柱形，稍弯曲，长约 1cm，直径约 0.1cm，表面棕褐色，有细皱纹。子座上部膨大呈圆珠状，深棕色。虫体似蚕，长 2~4cm，直径约 0.2~0.4cm，表面土黄色，棕褐色至深棕色，环纹 20~40 个，明显，头部红棕色，腹部有足 8 对，以中部 4 对较明显，质脆易断，断面黄白色。气微腥，味较苦。

5. 分枝虫草 分枝虫草 *Cordyceps ramosa* Teng. 产于浙江、福建。子座自头部 1~3 节颈间长出，逐渐延伸至头面部，呈 1~3~5 分枝。柄细长，多弯曲，长 3~5.5cm，直径 0.15~0.4cm，稍扁，黑褐色。子座顶部稍膨大，断面外层黑色，中心黄白色，周边子囊壳埋于子座内，排列紧密，有时两层重叠。湿润后子座易与虫体剥离。虫体似蚕，长 3~5cm，直径 0.5~0.6cm，表面黄绿色、黄褐色或黑褐色，体表粗糙，有环纹 25~35 个，腹部有足 8 对，以中部 4 对明显。质脆易断，断面淡黄白色。气微腥，味淡。

6. 地蚕 地蚕 *Stachys geobombycis* C. Y. Wu. 和草石蚕 *Stachys sieboldii*. Miq. 的块茎。在华南、中南等地曾伪充虫草。其根茎呈纺锤形或长棱形，两端稍尖，略弯曲，形似虫体，有 3~15 个环节。外表淡黄色，长 1.5cm~5cm，直径 0.3~0.8cm。质脆，断面类白色，可见淡棕色的形成层环。用水浸泡易膨胀，呈明显结节状。气微，味微甜，有黏性。

7. 伪制品压模"虫草" 在有些地区曾发现用面粉、玉米粉、石膏等经加工压模而成的伪充品，其外表面黄白色，虫体光滑，环纹明显，质坚实，断面整齐，粉白色，体重。

8. 增重虫草 人为在虫草中心插入牙签、铁丝或铅丝等物增重。

茯苓
（药典品种）

【来源】本品为多孔菌科真菌茯苓 *Poria cocos*（Schw.）Wolf 的干燥菌核。

【产地分布】主产于安徽、云南、湖北等地。

【采收季节】多于 7~9 月采收。

【规格与加工炮制】

1. 茯苓个 挖出后除去泥沙，堆置"发汗"后，摊开晾至表面干燥，再"发汗"，反复数次至现皱纹、内部水分大部散失后，阴干，称为"茯苓个"。

2. 茯苓块/片 将鲜茯苓按不同部位切制，阴干，分别称为"茯苓块"和"茯苓片"。取茯苓个，浸泡，洗净，润后稍蒸，及时削去外皮，切制成块或切厚片，晒干。

【性状】

1. 茯苓个 本品呈类球形、椭圆形、扁圆形或不规则团块，大小不一。外皮薄而粗糙，棕褐色至黑褐色，有明显的皱缩纹理。体重，质坚实，断面颗粒性，有的具裂隙，外层淡棕色，内部白色，少数淡红色，有的中间抱有松根。气微，味淡，嚼之粘牙。

2. 茯苓块 本品为去皮后切制的茯苓，呈立方块状或方块状厚片，大小不一。白色、淡红色或淡棕色。

3. 茯苓片 本品为去皮后切制的茯苓，呈不规则厚片，厚薄不一。白色、淡红色或淡棕色。

【外观质量评价】药材以体重坚实、外皮黑褐色而稍带光泽、皱纹深无裂隙、断面白色细腻、黏牙力强者为佳。

【性味归经】甘、淡，平。归心、肺、脾、肾经。

【功能主治】利水渗湿，健脾，宁心。用于水肿尿少，痰饮眩悸，脾虚食少，便溏泄泻，心神不安，惊悸失眠。

【附注】

1. 茯苓皮 本品为多孔菌科真菌茯苓 *Poria cocos*（Schw.）Wolf 菌核的干燥外皮。多于 7～9 月采挖，加工"茯苓片"、"茯苓块"时，收集削下的外皮，阴干。本品呈长条形或不规则块片，大小不一。外表面棕褐色至黑褐色，有疣状突起，内面淡棕色并常带有白色或淡红色的皮下部分。质较松软，略具弹性。气微、味淡，嚼之粘牙。甘、淡，平。归肺、脾、肾经。利水消肿，用于水肿，小便不利。

2. 茯神 本品为多孔菌科真菌茯苓 *Poria cocos*（Schw.）Wolf 菌核带松根的菌核。呈方块状厚片，大小约 2cm。菌核灰白色，中间或一侧有灰黄色松根，质地坚硬而脆，断面可见圈状纹理（年轮）。气微，味淡。甘、淡，平。归肝、心经。有宁心安神、利水功效，用于心神不安，惊悸健忘，惊痫，小便不利。

海藻

（药典品种）

【来源】本品为马尾藻科植物海蒿子 *Sargassum pallidum*（Turn.）C. Ag. 或羊

栖菜 *Sargassum fusiforme*（Harv.）Setch. 的干燥藻体。前者习称"大叶海藻"，后者习称"小叶海藻"。

【产地分布】大叶海藻主产于辽宁、山东；小叶海藻主产于辽宁、山东、浙江、福建、广东。

【采收季节】夏、秋二季采捞。

【规格与加工炮制】

1. 海藻　水中捞出或割取，除去杂质，洗净，晒干。

2. 海藻段　取原药材，除去杂质，洗净，稍晾，切段，干燥。

【性状】

1. 海藻　大叶海藻皱缩卷曲，黑褐色，有的被白霜，长 30～60cm。主干呈圆柱状，具圆锥形突起，主枝自主干两侧生出，侧枝自主枝叶腋生出，具短小的刺状突起。初生叶披针形或倒卵形，长 5～7cm，宽约 1cm，全缘或具粗锯齿；次生叶条形或披针形，叶腋间有着生条状叶的小枝。气囊黑褐色，球形或卵圆形，有的有柄，顶端钝圆，有的具细短尖。质脆，潮润时柔软；水浸后膨胀，肉质，黏滑。气腥，味微咸。

小叶海藻较小，长 15～40cm。分枝互生，无刺状突起。叶条形或细匙形，先端稍膨大，中空。气囊腋生，纺锤形或球形，囊柄较长。质较硬。

2. 海藻段　大叶海藻为不规则的小段，卷曲状，表面黑褐色，幼枝和主干可见短小的刺状突起，叶缘偶见锯齿，气囊黑褐色，球形或卵圆形，质脆。气腥，味微咸。小叶海藻亦为不规则的小段，卷曲状，表面棕黑色或黑褐色，主干圆柱形粗糙，无刺状突起，叶呈线形，中空成囊。气腥，味微咸。

【外观质量评价】药材以身干、色黑褐、盐霜少、枝嫩无砂石者为佳。

【性味归经】苦、咸，寒。归肝、胃、肾经。

【功能主治】消痰，软坚散结，利水消肿。用于瘿瘤，瘰疬，睾丸肿痛，痰饮水肿。

昆布
（药典品种）

【来源】本品为海带科植物海带 *Laminaria japonica* Aresch. 或翅藻科植物昆布 *Ecklonia kurome* Okam. 的干燥叶状体。

【产地分布】海带主产于辽宁、山东、浙江、福建、广东；昆布主产于浙江、福建。

【采收季节】夏、秋二季采捞。

【规格与加工炮制】

1. 昆布　由海中捞出后晒干即可。

2. 昆布丝　取原药材，除去杂质，漂净，稍晾，切宽丝，晒干。

【性状】

1. 昆布　海带卷曲折叠成团状，或缠结成把。全体呈黑褐色或绿褐色，表面附有白霜。用水浸软则膨胀成扁平长带状，长50～150cm，宽10～40cm，中部较厚，边缘较薄而呈波状。类革质，残存柄部扁圆柱状。气腥，味咸。

昆布卷曲皱缩成不规则团状。全体呈黑色，较薄。用水浸软则膨胀呈扁平的叶状，长宽约为16～26cm，厚约1.6mm；两侧呈羽状深裂，裂片呈长舌状，边缘有小齿或全缘。质柔滑。

本品体厚，以水浸泡即膨胀，表面黏滑，附着透明黏液质。手捻不分层者为海带，分层者为昆布。

2. 昆布丝　本品呈宽丝状，表面黑褐色，较薄。质柔滑，气腥，味微咸。

【外观质量评价】以色黑棕、身干整齐、无杂质者为佳。

【性味归经】咸，寒。归肝，胃、肾经。

【功能主治】消痰，软坚散结，利水消肿。用于瘿瘤，瘰疬，睾丸肿痛，痰饮水肿。

【地方习用品】

绿昆布　本品为石莼科植物石莼 *Ulva Lactuca* L. 或孔石莼 *Ulva Pertusa* Kjellm. 的干燥叶状体。绿昆布在广东及港澳地区具有较长的药用历史，为地方习用品。本品为蜷缩成不规则的松散团块状，全体呈淡绿色或黄绿色，表面常被白色盐霜，大小不一，多已破碎不完整。叶薄而纸质，松软，易破碎。气微腥，味微咸。

灵芝
（药典品种）

【来源】本品为多孔菌科真菌赤芝 *Ganoderma lucidum*（Ley－ss. ex Fr.）Karst. 或紫芝 *Ganoderma sinense* Zhao，XuetZhang 的干燥子实体。

【产地分布】赤芝主产于华东地区，紫芝主产于河北、河南、山东。

【采收季节】全年采收。栽培品宜在菌盖不再生长，子实体已散射孢子时采收。

【规格与加工炮制】

灵芝　采摘后除去杂质，剪除附有朽木、泥沙或培养基质的下端菌柄，阴干或在40～50℃烘干。

【性状】

灵芝 赤芝外形呈伞状，菌盖肾形、半圆形或近圆形，直径 10～18cm，厚 1～2cm，皮壳坚硬，黄褐色至红褐色，有光泽，具环状棱纹和辐射状皱纹，边缘薄而平截，常稍内卷。菌肉白色至淡棕色。菌柄圆柱形，侧生，少偏生，长 7～15cm，直径 1～3.5cm，红褐色至紫褐色，光亮。孢子细小，黄褐色。气微香，味苦涩。

紫芝皮壳紫黑色，有漆样光泽。菌肉锈褐色。菌柄长 17～23cm。

栽培品子实体较粗壮、肥厚，直径 12～22cm，厚 1.5～4cm。皮壳外常被有大量粉尘样的黄褐色孢子。

【性味归经】 甘，平。归心、肺、肝、肾经。

【功能主治】 补气安神，止咳平喘。用于心神不宁，失眠心悸，肺虚咳喘，虚劳短气，不思饮食。

马勃
（药典品种）

【来源】 本品为灰包科真菌脱皮马勃 *Lasiosphaera enziii* Reich. 、大马勃 *Calvatia gigantea*（Batsch ex Pers.）Lloyd 或紫色马勃 *Calvatia lilacina*（Mont. et Berk.）Lloyd 的干燥子实体。

【产地分布】 脱皮马勃主产辽宁、甘肃、湖北、江苏、安徽等省，湖南、广西等处亦有分布，销全国。大马勃主产内蒙古、河北、青海、吉林等省，销全国。紫色马勃主产广东、广西、江苏、安徽、湖北，多自产自销。

【采收季节】 夏、秋二季子实体成熟时及时采收。

【规格与加工炮制】

马勃 采挖后除去泥沙，干燥。

【性状】

1. 脱皮马勃 本品呈扁球形或类球形，无不孕基部，直径 15～20cm。包被灰棕色至黄褐色，纸质，常破碎呈块片状，或已全部脱落。孢体灰褐色或浅褐色，紧密，有弹性，用手撕之，内有灰褐色棉絮状的丝状物。触之则孢子呈尘土样飞扬，手捻有细腻感。臭似尘土，无味。

2. 大马勃 本品不孕基部小或无。残留的包被由黄棕色的膜状外包被和较厚的灰黄色的内包被所组成，光滑，质硬而脆，成块脱落。孢体浅青褐色，手捻有润滑感。

3. 紫色马勃 本品呈陀螺形，或已压扁呈扁圆形，直径 5～12cm，不孕基部发达。包被薄，两层，紫褐色，粗皱，有圆形凹陷，外翻，上部常裂成小块或已部分脱落。孢体紫色。

取本品置火焰上，轻轻抖动，即可见微细的火星飞扬，熄灭后，发生大量白色浓烟。

【外观质量评价】以个大、松泡、质轻、完整、灰褐色、按之如棉絮、有粉尘飞出者为佳。

【性味归经】辛，平。归肺经。

【功能主治】清肺利咽，止血。用于风热郁肺咽痛，音哑，咳嗽；外治鼻衄，创伤出血。

猪苓
（药典品种）

【来源】本品为多孔菌科真菌猪苓 *Polyporus umbellatus*（Pers.）Fries 的干燥菌核。

【产地分布】主产于陕西、河南、河北、四川等地。

【采收季节】春、秋二季采挖。

【规格与加工炮制】

1. 猪苓 采挖后除去泥沙，干燥。

2. 猪苓片 取原药材，除去杂质，浸泡，洗净，润透，切厚片，干燥。

【性状】

1. 猪苓 本品呈条形、类圆形或扁块状，有的有分枝，长5～25 cm，直径2～6cm。表面黑色、灰黑色或棕黑色，皱缩或有瘤状突起。体轻，质硬，断面类白色或黄白色，略呈颗粒状。气微，味淡。

2. 猪苓片 本品呈类圆形或不规则的厚片。外表皮黑色或棕黑色，皱缩。切面类白色或黄白色，略呈颗粒状。气微，味淡。

【外观质量评价】药材以个大、外皮黑色、断面色白、体较重者为佳。

劣品有：（1）掺增重粉猪苓片：表面及切面可见白色颗粒状晶体，切面颜色淡粉白色或淡棕黄色。质重。

（2）猪苓提取残渣：为猪苓的干燥菌核经提取后剩余残渣。切面与断面多为淡棕色或淡棕褐色。

【性味归经】甘、淡，平。归肾、膀胱经。

【功能主治】利水渗湿。用于小便不利，水肿，泄泻，淋浊，带下。

【易混品及伪品】

1. 金荞麦 本品为蓼科植物金荞麦 *Fagopyrum dibotrys*（D. Don）Hara 的干燥根茎。呈不规则团块，直径1～4cm。表面棕褐色，有横向环节及纵皱纹，密布点状皮孔。质坚硬，断面淡黄白色或淡红棕色，有放射状纹理，中央髓部色较深。气微，味微涩。

2. 黑三棱 本品为黑三棱科植物黑三棱 *Sparganium stoloniferum* Buch. Ham. 的干燥块茎。饮片为类圆形横切薄片，直径 2 ~ 4. 5cm，外表面有点状须根痕或疣状突起，黑棕色或棕色，切面平坦，粉性，多见散在筋脉小点，质坚硬，味苦而微麻舌。

3. 香菇菌柄染色 本品为侧耳科植物香菇 *Lentinus edoes*（Berk）Sing. 的干燥菌柄下端经染色切片加工而成。呈圆柱形，稍扁，平直或弯曲，直径 5 ~ 8cm。原本白色，表面较平，可见少量纵皱纹。用黑色染料染色后，表面呈黑褐色，切面边缘呈灰黑色或灰褐色，中部淡黄白色至淡棕黄色。气微香，味淡。

第九章　树　脂　类

琥珀

【来源】本品为古代松科植物渗出的浓稠树脂，经久埋于地下转化成的树脂化石。从地下挖出者称为"琥珀"，从煤中选出者称为"煤珀"。

【产地分布】琥珀主产于广西、云南、贵州、福建等省；煤珀主产于辽宁。均销全国。

【采收季节】全年均可采收。

【规格与加工炮制】

琥珀　从地下挖出或从煤中选出，除净煤屑、沙石、泥土等杂质。

【性状】

1. 琥珀　本品呈不规则多角形块状、颗粒状，体轻，大小不一；血红色（习称"血珀"）或黄棕色，表面不平，有光泽；质硬而脆，摩擦带电。断面光亮，透明至微透明。气无，味淡，嚼之声响，无砂粒感。

2. 煤珀（黑琥珀）　本品呈不规则多角形块状、颗粒状，少数呈乳滴状，大小不一；表面黄棕色至乌黑色，略有光泽，若将表面黑色部分除去，则呈透明或半透明玻璃样体；体较轻，质坚硬，不易碎。气无，味淡；嚼之坚硬，摩擦带电。

【性味归经】甘，平。归心、肝、膀胱经。

【功能主治】镇惊安神，活血散瘀，利尿通淋。用于心神不宁，心悸失眠，惊风，癫痫；痛经经闭，心腹刺痛，癥瘕积聚；淋证，癃闭。

【易混品及伪品】常有以松香、土埋松香伪充琥珀药用，应注意区别。（见表4）

表4：琥珀及其伪品鉴别

鉴别方法	琥珀	松香或土埋松香
口尝法	嚼之有沙沙之声，味淡，无沙砾感。	嚼之有沙沙之声，味淡，无沙砾感有或无沙砾感，但有松香气，味苦，久嚼发黏。
火试法	冒黑烟，刚熄火时冒白烟，微有松香气或煤油臭气。	冒浓黑烟，火刚灭时仍冒黑烟，松香气浓。
水试法	加水煮沸，不溶化亦不变软。	变软或溶化。

没药

（药典品种）

【来源】 本品为橄榄科植物地丁树 *Commiphora myrrha* Engl. 或哈地丁树 *Commiphora molmol* Engl. 的干燥树脂。

【产地分布】 主产非洲索马里和埃塞俄比亚。

【采收季节】 11月至次年1月采收。

【规格与加工炮制】

1. 没药 树脂多自树皮裂缝渗出，切伤后自伤口渗出。采收所渗红棕色硬树脂，除去树皮杂质即得。

2. 醋没药 取净没药块，用文火炒至表面微溶化时喷醋，边喷边炒，至表面呈现明亮光泽时迅速出锅，摊开晾凉。每100kg没药，用醋10kg。

【性状】

1. 没药 天然没药呈不规则颗粒性团块状，大小不等，大者长达6cm。表面黄棕色或红棕色，近半透明部分呈棕黑色，被有黄色粉尘。质坚脆，破碎面不整齐。有特异香气，味苦而微辛。

胶质没药呈不规则块状和颗粒，多黏结成大小不等的团块，大者直径长达6cm以上，表面棕黄色至棕褐色，不透明，质坚实或疏松。有特异香气，味苦而有黏性。

2. 醋没药 本品呈不规则小块状或类圆形颗粒状，表面棕褐色或黑褐色，有光泽。具特异香气，略有醋香气，味苦而微辛。

本品与水共研形成黄棕色乳状液。

【外观质量评价】 以块大、色红棕、半透明、微粘手、香气浓而持久、杂质少者为佳。

【性味归经】 辛、苦，平。归心、肝、脾经。

【功能主治】 散瘀定痛，消肿生肌。用于胸痹心痛，胃脘疼痛，痛经经闭，产后瘀阻，癥瘕腹痛，风湿痹痛，跌打损伤，痈肿疮疡。

【易混品及伪品】 伪品多为松香的加工品。呈不规则团块，色灰黑，具松节油气。

乳香

（药典品种）

【来源】 本品为橄榄科植物乳香树 *Boswellia carterii* Birdw. 及同属植物 *Boswellia bhaurdajiana* Birdw. 树皮渗出的树脂。

【产地分布】根据产地不同分为索马里乳香和埃塞俄比亚乳香，每种乳香又分为乳香珠和原乳香。

【采收季节】春、夏二季采收。

【规格与加工炮制】

1. 乳香　将较大的树干皮部切开成沟，树脂便慢慢从伤口渗出，顺沟流下，凝结成乳头粒状或块状，将其收集，干燥，为"乳香珠"。如脂胶流散地下，或黏附树皮中，捡拾而得者，为"原乳香"。取原药材，打碎成黄豆大小，拣去杂质，为"生乳香"。

2. 醋乳香　取净乳香，用中火炒至表面微熔时喷醋，再炒至表面明亮（出油），迅速出锅，摊开晾凉。每100kg五灵脂，用醋10kg。

【性状】

1. 乳香　本品呈长卵形滴乳状、类圆形颗粒或黏合成大小不等的不规则块状物。大者长达2cm（乳香珠）或5cm（原乳香）。表面黄白色，半透明，被有黄白色粉末，久存则颜色加深。质脆，遇热软化。破碎面有玻璃样或蜡样光泽。具特异香气，味微苦。本品遇热变软，烧之微有香气（掺松香者则有松香气），冒黑烟，并残留黑色残渣。与少量水共研，能形成白色乳状液。

2. 醋乳香　本品呈小圆珠或圆粒状，表面淡黄色，显油亮；质坚脆，稍具醋气。

【外观质量评价】药材以色淡黄白、断面半透明、质硬而脆、香气浓厚者为佳。

【性味归经】辛、苦，温。归心、肝、脾经。

【功能主治】活血定痛，消肿生肌。用于胸痹心痛，胃脘疼痛，痛经经闭，产后瘀阻，癥瘕腹痛，风湿痹痛，筋脉拘挛，跌打损伤，痈肿疮疡。

血竭
（药典品种）

【来源】本品为棕榈科植物麒麟竭 *Daemonorops draco* Bl. 果实渗出的树脂经加工制成。

【产地分布】主产印度尼西亚、索马里、马来西亚等地。

【采收季节】果实成熟时采集。

【规格与加工炮制】

血竭　采集分泌树脂果实，充分晒干，加贝壳同入撞笼中强力振摇，将松脆的树脂脱落，筛去果实鳞片杂质，将净树脂用布包起，入热水中软化成坨，取出，放冷即成。

【性状】

血竭 本品略呈类圆四方形或方砖形，表面暗红，有光泽，附有因摩擦而成的红粉。质硬而脆，破碎面光亮，黑红色，研粉为砖红色。气微，味淡。在水中不溶，在热水中软化。取本品粉末，置白纸上，用火隔纸烘烤即熔化，但无扩散的油迹，对光照视呈鲜艳的红色。以火燃烧则产生呛鼻的烟气，有苯甲酸样香气者为佳。

【外观质量评价】 以外色黑似铁、研粉红似血、火试时用火隔纸烘烤即熔化，但无扩散的油迹为正品。

【性味归经】 甘、咸，平。归心、肝经。

【功能主治】 活血定痛，化瘀止血，生肌敛疮。用于跌打损伤，心腹瘀痛，外伤出血，疮疡不敛。

【易混品及伪品】 人工伪制品为松香、泥土、颜料等物质加工制成血竭状物。本品表面暗红色，质坚硬而重，断面棕红色，研成粉末不呈血红色，火烧冒黑烟，有松香气。用火隔纸烘烤可见明显扩散的油迹。

【附注】

国产血竭 又名龙血竭，本品为百合科植物海南龙血树 *Dracaena cambodiana* Pierre ex Gagnep. 的含脂木质部提取而得的树脂。呈不规则块状，大小不一。表面紫色，具光泽，局部有红色粉尘黏附。质硬、易碎，断面平滑，有玻璃样光泽。气无，味微涩，嚼之有粘牙感。

第十章 动物类

鳖甲
（药典品种）

【来源】本品为鳖科动物鳖 *Trionyx sinensis* Wiegmann 的背甲。

【产地分布】主产于江苏、安徽、浙江、江西、河南、湖北、湖南、四川等地。

【采收季节】全年均可捕捉，以秋、冬二季为多。

【规格与加工炮制】

1. 鳖甲 捕捉后杀死，置沸水中烫至背甲上的硬皮能剥落时，取出，剥取背甲，除去残肉，晒干。

2. 醋鳖甲 先将砂置锅内，武火加热，砂炒至灵活状态时，投入大小分档的净鳖甲，炒至酥脆，外表呈深黄色，取出，筛去砂，趁热投入醋液中稍浸，捞出，干燥，捣碎。每100kg鳖甲，用醋20kg。

【性状】

1. 鳖甲 本品呈椭圆形或卵圆形，背面隆起，长 10～15cm，宽 9～14cm。外表面黑褐色或墨绿色，略有光泽，具细网状皱纹及灰黄色或灰白色斑点，中间有一条纵棱，两侧各有左右对称的横凹纹 8 条，外皮脱落后，可见锯齿状嵌接缝。内表面类白色，中部有突起的脊椎骨，颈骨向内卷曲，两侧各有肋骨 8 条，伸出边缘。质坚硬。气微腥，味淡。

2. 醋鳖甲 本品呈深黄色，质酥脆，略具醋气。

【外观质量评价】以身干、无残肉、无明显腥臭味者为佳。

劣药为鳖科动物鳖 *Trionyx sinensis* Wiegmann 食用后的背甲。与正品相比，本品经长时间煎煮，背面黑色物煮掉，呈灰白色或灰绿色，皱褶有或无，无油性，腹面灰白色，无残留肉痕，边缘无残留裙边，腥气淡。

【性味归经】咸，微寒。归肝、肾经。

【功能主治】滋阴潜阳，退热除蒸，软坚散结。用于阴虚发热，骨蒸劳热，阴虚阳亢，头晕目眩，虚风内动，经闭，癥瘕，久疟疟母。

蝉蜕
（药典品种）

【来源】本品蝉科昆虫黑蚱 *Cryptotympana pustulata* Fabricius 羽化时脱落的

蜕壳。

【产地分布】 主产于山东、河南、河北、湖北、江苏、四川等地。

【采收季节】 夏、秋二季收集。

【规格与加工炮制】

蝉蜕 由树上或地面上收集，除去泥沙，晒干。

【性状】

蝉蜕 本品略呈椭圆形而弯曲，长约3.5cm，宽约2cm。表面黄棕色，半透明，有光泽。头部有丝状触角1对，多已断落，复眼突出。额部先端突出，口吻发达，上唇宽短，下唇伸长成管状。胸部背面呈十字形裂开，裂口向内卷曲，脊背两旁具小翅2对；腹面有足3对，被黄棕色细毛。腹部钝圆，共9节。体轻，中空，易碎。气微，味淡。

【外观质量评价】 以身干、色黄亮、体轻、完整、无泥土杂质者为佳。

劣药掺有泥土，为黑蚱的若虫羽化时脱落的皮壳掺泥土制成。可见大量泥土掺入皮壳内外。

【性味归经】 甘，寒。归肺、肝经。

【功能主治】 疏散风热，利咽，透疹，明目退翳，解痉。用于风热感冒，咽痛音哑，麻疹不透，风疹瘙痒，目赤翳障，惊风抽搐，破伤风。

【易混品及伪品】

金蝉衣 本品为山蝉 *Cicada flammatus* Dist 的蜕壳。产于浙江、云南、四川等地。全形似蝉，金黄色，体较瘦，腹部上端较细，至尾端共7节，每节在近下缘处有1条显著或不显著的黑棕色横纹，尾部有尖锐针状凸起。

穿山甲
（药典品种）

【来源】 本品为鲮鲤科动物穿山甲 *Manis pentadactyla* Linnaeus 的鳞甲。

【产地分布】 主产于我国广西、广东、贵州等地，近年来亦从邻国如越南、缅甸、泰国等国进口。

【采收季节】 全年均可捕捉。

【规格与加工炮制】

1. 穿山甲 捕捉后杀死后收集鳞甲，洗净，晒干。

2. 炮山甲 取净砂子置锅内，用武火加热，炒热至灵活状态时，加入大小一致的净穿山甲，不断翻动，用砂烫至鼓起，呈金黄色时取出，筛去砂子，放凉。用时捣碎。

【性状】

1. 穿山甲 本品呈扇面形、三角形、菱形或盾形的扁平片状或半折合状，中间较厚，边缘较薄，大小不一，长宽各为 0.7～5cm。外表面黑褐色或黄褐色，有光泽，宽端有数十条排列整齐的纵纹及数条横线纹；窄端光滑。内表面色较浅，中部有一条明显突起的弓形横向棱线，其下方有数条与棱线相平行的细纹。角质，半透明，坚韧而有弹性，不易折断。气微腥，味淡。

2. 炮山甲 本品全体膨胀呈卷曲状，黄色，质酥脆，易碎。

【外观质量评价】 商品上根据甲片颜色及大小不同，分为"铜片"及"铁片"。"铜片"宽长约 8cm 左右，表面黄色；"铁片"较小，约 6cm 以下，表面黑褐色。习惯认为"铁片"优于"铜片"，以片较小、青黑色或灰黄色、无腥气、不带皮肉的净甲片为佳。

近年药材市场发现在炮制中有掺假现象，即将砂烫后的甲片趁热倒入浓盐水中，以增加重量，这对于疗效起相反作用，应注意鉴别。

【性味归经】 咸，微寒。归肝、胃经。

【功能主治】 活血消癥，通经下乳，消肿排脓，搜风通络。用于经闭癥瘕，乳汁不通，痈肿疮毒，风湿痹痛，中风瘫痪，麻木拘挛。

【易混品及伪品】 穿山甲属于国家二级保护动物，货源一向紧张，市场上出现以牛、羊、猪等动物蹄甲或塑料制成品伪充穿山甲。其外形与正品相似，但形状较统一或多有形状相同的穿山甲出现。色泽同穿山甲，纵线、横线纹存在，但性状呆板，无皮肉残留。对光照视色泽不均，有色块，不易折断，断面光亮胶质样，体轻，气微。

地龙
（药典品种）

【来源】 本品为钜蚓科动物参环毛蚓 *Pheretima aspergillum*（E. Perrier）、通俗环毛蚓 *Pheretim a vulgaris* Chen、威廉环毛蚓 *Pheretima guillelmi*（Michaelsen）或栉盲环毛蚓 *Pheretimapectini fera* Michaelsen 的干燥体。前一种习称"广地龙"，后三种习称"沪地龙"。

【产地分布】 广地龙主产于广东、广西、福建；沪地龙主产于上海、浙江、江苏。

【采收季节】 广地龙春季至秋季捕捉，沪地龙夏季捕捉。

【规格与加工炮制】

1. 地龙 捕捉后及时剖开腹部，除去内脏和泥沙，洗净，晒干或低温干燥。

2. 地龙段 取原药材，除去杂质，洗净，切断，干燥。沪地龙，碾碎，筛去土。

【性状】

1. 地龙 广地龙呈长条状薄片，弯曲，边缘略卷，长 15～20cm，宽 1～2cm。全体具环节，背部棕褐色至紫灰色，腹部浅黄棕色；第 14～16 环节为生殖带，习称"白颈"，较光亮。体前端稍尖，尾端钝圆，刚毛圈粗糙而硬，色稍浅。雄生殖孔在第 18 环节腹侧刚毛圈一小孔突上，外缘有数环绕的浅皮褶，内侧刚毛圈隆起，前面两边有横排（一排或二排）小乳突，每边 10～20 个不等。受精囊孔 2 对，位于 7/8 至 8/9 环节间一椭圆形突起上，约占节周 5/11。体轻，略呈革质，不易折断。气腥，味微咸。

沪地龙长 8～15cm，宽 0.5～1.5cm。全体具环节，背部棕褐色至黄褐色，腹部浅黄棕色；第 14～16 环节为生殖带，较光亮。第 18 环节有一对雄生殖孔。通俗环毛蚓的雄交配腔能全部翻出，呈菜花状或阴茎状；威廉环毛蚓的雄交配腔孔呈纵向裂缝状；栉盲环毛蚓的雄生殖孔内侧有 1 或多个小乳突。受精囊孔 3 对，在 6/7 至 8/9 环节间。

2. 地龙段 广地龙为薄片状小段，边缘卷曲，宽 10～20mm。具环节，背部棕褐色至紫灰色，腹部浅黄棕色，生殖环节较光亮。体前端稍尖，尾端钝圆，刚毛圈粗糙而硬。色较浅，体轻，略呈革质，不易折断。气腥，味微咸。沪地龙为不规则碎段，表面灰褐色或灰棕色，多皱缩不平，生殖环带多不明显。体轻脆，易折断，肉薄。

【外观质量评价】以虫体肥大、去净泥土者为佳，一般认为广地龙优于沪地龙。

【性味归经】咸，寒。归肝、脾、膀胱经。

【功能主治】清热定惊，通络，平喘，利尿。用于高热神昏，惊痫抽搐，关节痹痛，肢体麻木，半身不遂，肺热喘咳，水肿尿少。

蜂房
（药典品种）

【来源】本品为胡蜂科昆虫果马蜂 *Polistes olivaceous*（DeGeer）、日本长脚胡蜂 *Polistes japonicus* Saussure 或异腹胡蜂 *Parapolybia varia* Fabricius 的巢。

【产地分布】主产于河北、四川、内蒙古、新疆、广西等地。

【采收季节】秋、冬二季采收。

【规格与加工炮制】

蜂房 收集蜂巢，晒干，或略蒸，除去死蜂、死蛹，晒干。

【性状】

蜂房 本品呈圆盘状或不规则的扁块状，有的似莲房状，大小不一。表面灰白色或灰褐色。腹面有多数整齐的六角形房孔,孔径 3～4mm 或 6～8mm;背面有 1 个或数个黑色短柄。体轻,质韧,略有弹性。气微,味辛淡。质酥脆或坚硬者不可供药用。

【外观质量评价】 以单个、整齐、不蛀、灰白色、孔小、体轻、内无死蛹者为佳。

【性味归经】 甘,平。归胃经。

【功能主治】 攻毒杀虫,祛风止痛。用于疮疡肿毒,乳痈,瘰疬,皮肤顽癣,鹅掌风,牙痛,风湿痹痛。

【易混品及伪品】

硬蜂房 本品为胡蜂科胡蜂属昆虫斑胡蜂 *Vespamandarinia* Sm. 或马蜂科马蜂属昆虫梨长足黄蜂 *Polisteshebraeus* Farb. 的巢。本品呈长球形,由多层圆盘状巢房构成;大小不一,大者直径可达 1m 左右;外表棕褐色,常黏附有树叶;房较粗大,孔口六角形,常有白色的薄膜;体轻泡,质松脆,碎末可见纤维状物、泥沙及昆虫残翅。微具蜂蜡气,味微辛。该品种在 1987 年版《四川省中药材标准》曾做“蜂房”收载。

【附注】

家蜂房 本品别名蜂房、蜂巢或巢脾,来源于人工饲养蜂蜜科昆虫中华蜜蜂 *Apis cernan* Fabricius 或意大利蜂 *Apis mellifera* Linnaeus 的巢。采收饲养蜜蜂两年半以上的蜂巢,除去死蜂、死蛹等杂质,晾干。本品多呈长方形,长 41.5～42.5cm,宽 18.5～19.5cm,或破碎为不规则形。呈棕色或深褐色,每张巢脾又由呈双面连续排列的正六棱柱形与正六棱锥形组成的几何体(即蜜蜂的巢)排列组成,六棱柱边长约 4.3mm～5.3mm,柱高约 12mm～16mm,柱底为正六棱锥,锥体底边与柱体相连,锥体底边与柱体夹角为 155 度。体较轻,质韧,略有弹性。气微,味微甘,辛淡。该品种在 2009 年版《甘肃省中药材标准》中以“巢脾”收载,在甘肃、江苏、吉林、福建等地有用药习惯,作为生产中成药“鼻炎康”原料入药。

蛤蚧
(药典品种)

【来源】 本品为壁虎科动物蛤蚧 *Gekko gecko* Linnaeus 的干燥体。

【产地分布】 蛤蚧有进口与国产。其中国产蛤蚧以广西、广东产量较大;进口蛤蚧以越南、泰国为多。

【采收季节】 全年均可捕捉。

【规格与加工炮制】

1. 蛤蚧 捕捉后除去内脏，拭净血水，用竹片撑开，使全体呈扁平顺直，低温干燥。

2. 蛤蚧块 取原药材，除去竹片，洗净，除去鳞片及头足（无尾者不用），切成小方块。

3. 酒蛤蚧 取蛤蚧块，用黄酒浸润后，取出微火焙干或烘干。蛤蚧每100kg，用黄酒20kg。或取黄酒置锅内，文火加热，至酒沸后，放入净蛤蚧块，再煮至酒尽，取出放凉。蛤蚧每1对，用黄酒24g。

【性状】

1. 蛤蚧 本品呈扁片状，头颈部及躯干部长9~18cm，头颈部约占三分之一，腹背部宽6~11cm，尾长6~12cm。头略呈扁三角状，两眼多凹陷成窟窿，口内有细齿，生于颚的边缘，无异型大齿。吻部半圆形，吻鳞不切鼻孔，与鼻鳞相连，上鼻鳞左右各1片，上唇鳞12~14对，下唇鳞（包括颏鳞）21片。腹背部呈椭圆形，腹薄。背部呈灰黑色或银灰色，有黄白色或灰绿色斑点散在或密集成不显著的斑纹，有的背部及腹部分布着明显的橙红色斑点，脊椎骨及两侧肋骨突起。四足均具5趾，趾间仅具蹼迹，足趾底有吸盘。尾细而坚实，微现骨节，与背部颜色相同，有6~7个明显的银灰色环带，有的再生尾较原生尾短，且银灰色环带不明显。全身密被圆形或多角形微有光泽的细鳞，有的具橙黄色至橙红色的斑点散在。气腥，味微咸。

2. 蛤蚧块 本品呈不规则的片状小块，表面灰黑色或银灰白色，有黄白色或灰棕色斑纹。质韧，脊椎骨及肋骨突起清晰。稍具腥气，味微咸。

3. 酒蛤蚧 本品形如蛤蚧块，微有酒香气，味微咸。

【外观质量评价】 以尾粗长者为佳。

【性味归经】 咸，平。归肺、肾经。

【功能主治】 补肺益肾，纳气定喘，助阳益精。用于肺肾不足，虚喘气促，劳嗽咳血，阳痿，遗精。

龟甲
（药典品种）

【来源】 本品为龟科动物乌龟 *Chinemys reevesii*（Gray）的背甲及腹甲。习惯将背甲称之为"龟甲"，腹甲为"龟版"。

【产地分布】 主产于湖北、湖南、江苏、浙江、安徽和江西等地。

【采收季节】 全年均可捕捉，以秋、冬二季为多。

【规格与加工炮制】

1. 龟甲 捕捉后杀死，取其甲，剔去筋肉，洗净后，晒干或晾干，即为"血板"。或用沸水烫死，剩取背甲和腹甲，除去残肉，晒干或晾干，即为"烫板"。

2. 醋龟甲 取砂子置热锅内，武火加热至灵活状态，投入大小分开的净龟甲，炒至质酥表面黄色时，取出，筛去砂子，立即投入醋中淬之，捞出，干燥。每100kg龟甲，用醋20kg。

【性状】

1. 龟甲 本品背甲及腹甲由甲桥相连，背甲稍长于腹甲，与腹甲常分离。背甲呈长椭圆形拱状，长7.5~22cm，宽6~18cm；外表面棕褐色或黑褐色，脊棱3条；颈盾1块，前窄后宽；椎盾5块，第1椎盾长大于宽或近相等，第2~4椎盾宽大于长；肋盾两侧对称，各4块；缘盾每侧11块；臀盾2块。腹甲呈板片状，近长方椭圆形，长6.4~21cm，宽5.5~17cm；外表面淡黄棕色至棕黑色，盾片12块，每块常具紫褐色放射状纹理，腹盾、胸盾和股盾中缝均长，喉盾、肛盾次之，肱盾中缝最短；内表面黄白色至灰白色，有的略带血迹或残肉，除净后可见骨板9块，呈锯齿状嵌接；前端钝圆或平截，后端具三角形缺刻，两侧残存呈翼状向斜上方弯曲的甲桥。质坚硬。气微腥，味微咸。

2. 醋龟甲 本品呈不规则的块状。背甲盾片略呈拱状隆起，腹甲盾片呈平板状，大小不一。表面黄色或棕褐色，有的可见深棕褐色斑点，有不规则纹理。内表面棕黄色或棕褐色，边缘有的呈锯齿状。断面不平整，有的有蜂窝状小孔。质松脆。气微腥，味微咸，微有醋香气。

【外观质量评价】 以血板身干、无腐肉者为佳。

【性味归经】 咸、甘，微寒。归肝、肾、心经。

【功能主治】 滋阴潜阳，益肾强骨，养血补心，固经止崩。用于阴虚潮热，骨蒸盗汗，头晕目眩，虚风内动，筋骨痿软，心虚健忘，崩漏经多。

【易混品及伪品】

近年来，龟版（下甲）货源紧缺，市场上有很多混淆品种当龟版销售，如黄绿闭壳龟、平胸龟、黄喉水龟、缅甸陆龟、马来龟等。这些龟版的性状与正品龟版有明显区别，应用时注意鉴别。

海龙
（药典品种）

【来源】 本品为海龙科动物刁海龙 *Solenognathus hardwickii*（Gray）、拟海龙 *Synghathoides biafuleatus*（Bloch）或尖海龙 *Syngnathus acus* Linnaeus 的干燥体。

【产地分布】刁海龙主产于广东沿海；拟海龙主产于福建、广东沿海；尖海龙主产于山东。

【采收季节】夏秋两季捕捞。

【规格与加工炮制】

海龙　捕捞后除去皮膜及内脏，洗净，晒干。

【性状】

海龙　刁海龙体狭长侧扁，全长 30～50cm。表面黄白色或灰褐色。头部具管状长吻，口小，无牙，两眼圆而深陷，头部与体轴略呈钝角。躯干部宽 3cm，五棱形，尾部前方六棱形，后方渐细，四棱形，尾端卷曲。背棱两侧各有 1 列灰黑色斑点状色带。全体被以具花纹的骨环和细横纹，习称"菠萝纹"。各骨环内有突起粒状棘。胸鳍短宽，背鳍较长，有的不明显，无尾鳍。骨质，坚硬。气微腥，味微咸。

拟海龙体长平扁，躯干部略呈四棱形，全长 20～22cm。表面灰黄色。头部常与体轴成一直线。

尖海龙体细长，呈鞭状，全长 10～30cm，未去皮膜。表面黄褐色。有的腹面可见育儿囊，有尾鳍。质较脆弱，易撕裂。

【外观质量评价】以个大、头尾齐全、色黄白、干爽洁净者为佳。按大小分大条、中条和小条。

【性味归经】甘、咸，温。归肝、肾经。

【功能主治】温肾壮阳，散结消肿。用于肾阳不足，阳痿遗精，癥瘕积聚，瘰疬痰核，跌扑损伤；外治痈肿疔疮。

海马
（药典品种）

【来源】本品为海龙科动物线纹海马 *Hippocampus kelloggi* Jordan et Snyder 刺海马 *Hippocampus histrix* Kaup、大海马 *Hippocampus kuda* Bleeker、三斑海马 *Hippocampus trimaculatus* Leach 或小海马（海蛆）*Hippocampus japonicus* Kaup 的干燥体。

【产地分布】分布于我国广东、海南岛、广西、福建、台湾、山东、浙江、江苏、辽宁等沿海地区，以及日本、印度、新加坡、印度尼西亚、菲律宾、澳洲及非洲东部诸海域。

【采收季节】全年均产，以 8～9 月为盛产期。

【规格与加工炮制】

海马　张网捕捉后，用水洗刷去外表灰黑色的皮膜，除去内脏，将尾盘卷，晒干。选择大小相似的用红线扎成一对，叫"对马"。

【性状】

海马　线纹海马呈扁长形而弯曲，体长约30cm。表面黄白色。头略似马头，有冠状突起，具管状长吻，口小，无牙，两眼深陷。躯干部七棱形，尾部四棱形，渐细卷曲，体上有瓦楞形的节纹并具短棘。过去内行人将其归纳为"马头、蛇尾、瓦楞身"。体轻，骨质，坚硬。气微腥，味微咸。

刺海马体长15~20cm。头部及体上环节间的棘细而尖。

大海马体长20~30cm。黑褐色。

三斑海马体侧背部第1、4、7节的短棘基部各有1黑斑。

小海马（海蛆）体形小，长7~10cm。黑褐色。节纹和短棘均较细小。

【外观质量评价】以个大、头尾齐全、色灰褐、干爽洁净者为佳。

劣品商品海马中曾发现体内掺有水泥、铁丝、铅粒等异物增重，应注意检查辨别。

【性味归经】甘、咸，温。归肝、肾经。

【功能主治】温肾壮阳，散结消肿。用于阳痿，遗尿，肾虚作喘，癥瘕积聚，跌扑损伤；外治痈肿疔疮。

海螵蛸
（药典品种）

【来源】本品为乌贼科动物无针乌贼 *Sepiella maindroni de* Roehebrune 或金乌贼 *Sepia esculenta* Hoyle 的干燥内壳。

【产地分布】主产于浙江、江苏、广东、福建等地。

【采收季节】全年均产，尤以6~7月产的较多。

【规格与加工炮制】

1. 海螵蛸　收集乌贼鱼的骨状内壳，洗净，干燥。

2. 海螵蛸块　取原药材，除去杂质，洗净，干燥，砸成小块。

【性状】

1. 海螵蛸　无针乌贼呈扁长椭圆形，中间厚，边缘薄，长9~14cm，宽2.5~3.5cm，厚约1.3cm。背面有磁白色脊状隆起，两侧略显微红色，有不甚明显的细小疣点；腹面白色，自尾端到中部有细密波状横层纹；角质缘半透明，尾部较宽平，无骨针。体轻，质松，易折断，断面粉质，显疏松层纹。气微腥，味微咸。

金乌贼长13~23cm，宽约6.5cm。背面疣点明显，略呈层状排列；腹面的细密波状横层纹占全体大部分，中间有纵向浅槽；尾部角质缘渐宽，向腹面翘起，末端有1骨针，多已断落。

2. 海螵蛸块　本品多为不规则形或类方形小块，类白色或微黄色，味淡。

【外观质量评价】 药材以身干、块大、色白、完整、无杂质者为佳。

【性味归经】 咸、涩，温。归脾、肾经。

【功能主治】 收敛止血，涩精止带，制酸止痛，收湿敛疮。用于吐血衄血，崩漏便血，遗精滑精，赤白带下，胃痛吞酸；外治损伤出血，湿疹湿疮，溃疡不敛。

鸡内金
（药典品种）

【来源】 本品为雉科动物家鸡 *Gallus gallus domesticus* Brisson 的干燥砂囊内壁。

【产地分布】 全国均产。

【采收季节】 全年均可采收。

【规格与加工炮制】

1. 鸡内金 将鸡杀死后，取出鸡肫，剖开，趁热剥取内壁，洗净，干燥。

2. 炒鸡内金 将净鸡内金置热锅内，用中火加热，炒至表面焦黄色，取出，放凉。

【性状】

1. 鸡内金 本品为不规则卷片，厚约 2mm。表面黄色、黄绿色或黄褐色，薄而半透明，具明显的条状皱纹。质脆，易碎，断面角质样，有光泽。气微腥，味微苦。

2. 炒鸡内金 本品表面暗黄褐色或焦黄色，用放大镜观察，显颗粒状或微细泡状。轻折即断，断面有光泽。

【性味归经】 甘，平。归脾、胃、小肠、膀胱经。

【功能主治】 健胃消食，涩精止遗，通淋化石。用于食积不消，呕吐泻痢，小儿疳积，遗尿，遗精，石淋涩痛，腹胀胁痛。

【易混品及伪品】

1. 鸭内金 本品为鸭科动物家鸭 *Anas* ssp. 干燥砂囊内壁。鸭内金片厚而大，多为破碎碟形，表面暗绿色或黄棕色，皱纹少，质硬，断面角质。气腥，味微苦。

2. 鹅内金 本品为鸭科动物家鹅 *Anas cygnoides domestica* Brisson. 的干燥砂囊内壁。为圆片状或破碎的快片，表面黄白色或灰黄色，平滑，边缘略向内卷，边上有齿状短裂纹，质坚而脆。

僵蚕
（药典品种）

【来源】本品为蚕蛾科昆虫家蚕 *Bombyx mori* Linnaeus 4 ~ 5 龄的幼虫感染（或人工接种）白僵菌 *Beauveria bassiana*（Bals.）Vuillant 而致死的干燥体。

【产地分布】主产于江苏、浙江、四川、广东等地。

【采收季节】多于春、秋季生产。

【规格与加工炮制】

1. 僵蚕　收集感染白僵菌病死的蚕，倒入石灰中拌匀，吸去水分，干燥。

2. 麸炒僵蚕　取麸皮，撒在热锅内，加热至冒烟时，加入净僵蚕，迅速翻动，炒至表面黄色时，取出，筛去麸皮，放凉。每僵蚕 100kg，用麸皮 10kg。

【性状】

1. 僵蚕　本品略呈圆柱形，多弯曲皱缩。长 2 ~ 5cm，直径 0.5 ~ 0.7cm。表面灰黄色，被有白色粉霜状的气生菌丝和分生孢子。头部较圆，足 8 对，体节明显，尾部略呈二分歧状。质硬而脆，易折断，断面平坦，外层白色，显粉性，中间有亮棕色或亮黑色，习称"胶口镜面"，内有丝腺环 4 个。气微腥，味微咸。

2. 麸炒僵蚕　麸炒僵蚕表面黄色，腥气减弱。

【外观质量评价】以直条肥壮、质硬色白、断面明亮者为佳。

【性味归经】咸、辛，平。归肝、肺、胃经。

【功能主治】息风止痉，祛风止痛，化痰散结。用于肝风夹痰，惊痫抽搐，小儿急惊，破伤风，中风口㖞，风热头痛，目赤咽痛，风疹瘙痒，发颐疔腮。

【易混品及伪品】

死蚕掺增重粉　本品为蚕蛾科昆虫家蚕 4 龄前的干燥死蚕，掺增重粉喷糖水制成。本品形似僵蚕，较瘦，外被一层较厚的附着物，表面棕色至棕褐色。质重，断面黑色，无丝线环。炒制品表面黄白色，其他特征同上。

金钱白花蛇
（药典品种）

【来源】本品为眼镜蛇科动物银环蛇 *Bungarus multicinctus* Blyth 的幼蛇干燥体。

【产地分布】主产于广东、广西、江西、湖北、安徽等地。

【采收季节】夏、秋二捕捉。

【规格与加工炮制】

金钱白花蛇　捕捉幼蛇，剖开腹部，除去内脏，擦净血迹，用乙醇浸泡处理后，盘成圆形，用竹签固定，干燥。

【性状】

金钱白花蛇 本品呈圆盘状，盘径 3 ~ 6cm，蛇体直径 0.2 ~ 0.4cm。头盘在中间，尾细，常纳口内，口腔内上颌骨前端有毒沟牙 1 对，鼻间鳞 2 片，无颊鳞，上下唇鳞通常各为 7 片。背部黑色或灰黑色，有白色环纹 45 ~ 58 个，黑白相间，白环纹在背部宽 1 ~ 2 行鳞片，向腹面渐增宽，黑环纹宽 3 ~ 5 行鳞片，背正中明显突起一条脊棱，脊鳞扩大呈六角形（为银环蛇独有特征），背鳞细密，通身 15 行，尾下鳞单行。气微腥，味微咸。

【外观质量评价】 以身干、头尾齐全、体小者为佳。

【性味归经】 甘、咸，温；有毒。归肝经。

【功能主治】 祛风，通络，止痉。用于风湿顽痹，麻木拘挛，中风口眼㖞斜，半身不遂，抽搐痉挛，破伤风，麻风，疥癣。

【易混品及伪品】 白花蛇伪品较多，常见的有以下几种：

（1）利用银环蛇成蛇切制若干小条，形成小蛇身，再装上水蛇或其他小蛇的蛇头，盘成圆盘状，冒充金钱白花蛇。主要区别点：蛇身不完整，蛇头颈部与蛇身有拼接疤痕。

（2）用其他幼蛇的全体用褪色药水、油漆等将蛇身涂成白色环纹。主要区别点：白环纹的宽窄间距不规则，背部脊鳞不呈六角形。

羚羊角
（药典品种）

【来源】 本品为牛科动物赛加羚羊 *Saiga tatarica* Linnaeus 的角。

【产地分布】 本品历史上完全依靠进口，主产于俄罗斯、哈萨克斯坦、蒙古国等地。

【采收季节】 一年四季均可猎获。

【规格与加工炮制】

1. 羚羊角 猎取后锯取其角，洗净，晒干。

2. 羚羊角镑片 取羚羊角，置温水中浸泡，捞出，镑片，干燥。

3. 羚羊角粉 取羚羊角，砸碎，粉碎成细粉。

【性状】

1. 羚羊角 本品呈长圆锥形，略呈弓形弯曲，长 15 ~ 33cm；类白色或黄白色，基部稍呈青灰色。嫩枝对光透视有"血丝"或紫黑色斑纹，光润如玉，无裂纹，老枝则有细纵裂纹。除尖端部分外，有 10 ~ 16 个隆起环脊，间距约 2cm，用手握之，四指正好嵌入凹处，习称"合把"。角的基部横截面圆形，直径 3 ~

4cm，内有坚硬质重的角柱，习称"骨塞"，骨塞长约占全角的1/2或1/3，表面有突起的纵棱与其外面角鞘内的凹沟紧密嵌合，从横断面观，其结合部呈锯齿状。除去"骨塞"后，角的下半段成空洞，全角呈半透明，对光透视，上半段中央有一条隐约可辨的细孔道直通角尖，习称"通天眼"。质坚硬。气微，味淡。

2. 羚羊角镑片 本品为类圆形薄片。类白色或黄白色半透明，外表可见纹丝，微呈波状，中央可见空洞，质坚韧，不易拉断。无臭，味淡。

3. 羚羊角粉 本品为乳白色的细粉，无臭，味淡。

【外观质量评价】药材以质坚而嫩、光润、有血丝、通天眼透光明显、无裂纹者为佳。

劣品将铅粒或铁块灌入角内增重。有的外观检查即可发现；有的隐约在角内，外表角鞘微有裂隙，经 X 线可发现。

【性味归经】咸，寒。归肝、心经。

【功能主治】平肝息风，清肝明目，散血解毒。用于肝风内动，惊痫抽搐，妊娠子痫，高热痉厥，癫痫发狂，头痛眩晕，目赤翳障，温毒发斑，痈肿疮毒。

【易混品及伪品】常见伪品有黄羊角、长尾黄羊角、藏羚羊角以及羊角伪充羚羊角，与正品比较无"通天眼"等特征，应注意鉴别。

鹿茸
（药典品种）

【来源】本品为鹿科动物梅花鹿 *Cervus nippon* Temminck 或马鹿 *Cervus elaphus* Linnaeus 的雄鹿未骨化密生茸毛的幼角。前者习称"花鹿茸"，后者习称"马鹿茸"。

【产地分布】梅花鹿野生者很少，主要以家养为主。家养梅花鹿以东北为多。马鹿野生与家养均有，主要分布于新疆、内蒙古、黑龙江、吉林、青海、甘肃等地。

【采收季节】夏、秋二季采收。

【规格与加工炮制】

1. 鹿茸 锯取鹿茸，经加工后，阴干或烘干。

2. 鹿茸片 取鹿茸，燎去茸毛，刮净，以布带缠绕茸体，自锯口面小孔灌入热白酒，并不断添酒，至润透或灌酒稍蒸，横切薄片，压平，干燥。

3. 鹿茸粉 取鹿茸，燎去茸毛，刮净，劈成碎块，研成细粉。

【性状】

1. 鹿茸 花鹿茸呈圆柱状分枝，具一个分枝者习称"二杠"，主枝习称"大挺"，长 17～20cm，锯口直径 4～5cm，离锯口约 1cm 处分出侧枝，习称"门庄"，长9～15cm，直径较大挺略细。外皮红棕色或棕色，多光润，表面密生红黄色或棕黄色细茸毛，上端较密，下端较疏；分岔间具1条灰黑色筋脉，皮茸紧贴。锯口黄白色，外围无骨质，中部密布细孔。具二个分枝者，习称"三岔"，大挺长23～33cm，直径较二杠细，略呈弓形，微扁，枝端略尖，下部多有纵棱筋及突起疙瘩；皮红黄色，茸毛较稀而粗。体轻。气微腥，味微咸。

二茬茸与头茬茸相似，但挺长而不圆或下粗上细，下部有纵棱筋。皮灰黄色，茸毛较粗糙，锯口外围多已骨化。体较重。无腥气。

马鹿茸较花鹿茸粗大，分枝较多，侧枝一个者习称"单门"，二个者习称"莲花"，三个者习称"三岔"，四个者习称"四岔"或更多。按产地分为"东马鹿茸"和"西马鹿茸"。

东马鹿茸"单门"大挺长25～27cm，直径约3cm。外皮灰黑色，茸毛灰褐色或灰黄色，锯口面外皮较厚，灰黑色，中部密布细孔，质嫩；"莲花"大挺长可达33cm，下部有棱筋，锯口面蜂窝状小孔稍大；"三岔"皮色深，质较老；"四岔"茸毛粗而稀，大挺下部具棱筋及疙瘩，分枝顶端多无毛，习称"捻头"。

西马鹿茸大挺多不圆，顶端圆扁不一，长30～100cm。表面有棱，多抽缩干瘪，分枝较长且弯曲，茸毛粗长，灰色或黑灰色。锯口色较深，常见骨质。气腥臭，味咸。

2. 鹿茸片

（1）花鹿茸片：

①蜡片（血片）：为花鹿茸顶端一段切制而成。切片平滑，角质样，有蜡样光泽，淡黄棕色，外周皮层较厚，棕红色，体较重。

②粉片（细砂片）：粉片为二杠鹿茸上中段切制而成。切面白色或黄白色，显粉性，密布海绵状细空隙，外周皮层较厚，棕红色，无骨质。体轻松。

③粗砂片：粗砂片为花鹿茸中下段切片而成。切面黄白色或淡棕色，海绵样空隙稍大，外围皮层较深红色，无骨质。体亦轻松。

④骨砂片：骨砂片为花鹿茸最下段切制而成。切面黄棕色或带血污色，海绵样空隙大，呈纱网状，已显骨质化，外周皮层薄，棕红色，质较硬。

（2）马鹿茸片：大致与花鹿茸片类似，唯外围皮层色泽较黑，切面红褐色。

3. 鹿茸粉　鹿茸粉为乳白色，浅黄色或红棕色粉末，气微腥，味微咸。

【外观质量评价】花鹿茸、马鹿茸均以茸形粗壮、饱满、皮毛完整、质嫩、油润、茸毛细、无骨棱、骨钉者为佳。

【性味归经】甘、咸，温。归肾、肝经。

【功能主治】壮肾阳，益精血，强筋骨，调冲任，托疮毒。用于肾阳不足，精血亏虚，阳痿滑精，宫冷不孕，羸瘦，神疲，畏寒，眩晕，耳鸣，耳聋，腰脊冷痛，筋骨痿软，崩漏带下，阴疽不敛。

【易混品及伪品】

1. 鹿角提取残渣 本品为鹿科动物 *Cervus* sp. 的雄鹿已骨化的角经提取加工而成。与鹿茸的主要区别：外皮多无茸毛，质坚硬。断面外圈骨质，灰白色或淡棕褐色，中部多呈灰褐色或青灰色，具蜂窝状孔。气微，味淡。

2. 伪制鹿茸蜡片 为鸡蛋清、动物皮毛等加工的伪制品。本品为类圆形极薄片，类白色半透明状，易碎。无蜂窝状小孔。

【附注】

1. 鹿角 本品为鹿科动物马鹿 *Cervus elaphus* Linnaeus 或梅花鹿 *Cervus nippon* Temminck 已骨化的角或锯茸后翌年春季脱落的角基，分别习称"马鹿角"、"梅花鹿角"、"鹿角脱盘"。多于春季拾取，除去泥沙，风干。

（1）马鹿角：呈分枝状，通常分成 4～6 枝，全长 50～120cm。主枝弯曲，直径 3～6cm。基部盘状，上具不规则瘤状突起，习称"珍珠盘"，周边常有稀疏细小的孔洞。侧枝多向一面伸展，第一枝与珍珠盘相距较近，与主干几成直角或钝角伸出，第二枝靠近第一枝伸出，习称"坐地分枝"；第二枝与第三枝相距较远。表面灰褐色或灰黄色，有光泽，角尖平滑，中、下部常具疣状突起，习称"骨钉"，并具长短不等的断续纵棱，习称"苦瓜棱"。质坚硬，断面外圈骨质，灰白色或微带淡褐色，中部多呈灰褐色或青灰色，具蜂窝状孔。气微，味微咸。

（2）梅花鹿角：通常分成 3～4 枝，全长 30～60cm，直径 2.5～5cm。侧枝多向两旁伸展，第一枝与珍珠盘相距较近，第二枝与第一枝相距较远，主枝末端分成两小枝。表面黄棕色或灰棕色，枝端灰白色。枝端以下具明显骨钉，纵向排成"苦瓜棱"，顶部灰白色或灰黄色，有光泽。

（3）鹿角脱盘：呈盔状或扁盔状，直径 3～6cm（珍珠盘直径4.5～6.5cm），高 1.5～4cm。表面灰褐色或灰黄色，有光泽。底面平，蜂窝状，多呈黄白色或黄棕色。珍珠盘周边常有稀疏细小的孔洞。上面略平或呈不规则的半球形。质坚硬，断面外圈骨质，灰白色或类白色。

本品咸，温。归肾、肝经。温肾阳，强筋骨，行血消肿。用于肾阳不足，阳痿遗精，腰脊冷痛，阴疽疮疡，乳痈初起，瘀血肿痛。

2. 鹿角胶 本品为鹿角经水煎煮、浓缩制成的固体胶。将鹿角锯段，漂泡洗净，分次水煎，滤过，合并滤液（或加入白矾细粉少量），静置，滤取胶液，浓缩（可加适量黄酒、冰糖和豆油）至稠膏状，冷凝，切块，晾干，即得。呈扁方形块。黄棕色或红棕色，半透明，有的上部有黄白色泡沫层。质脆，易碎，断面光亮。气微，味微甜。

本品甘、咸，温。归肾、肝经。温补肝肾，益精养血。用于肝肾不足所致的腰膝酸冷，阳痿遗精，虚劳羸瘦，崩漏下血，便血尿血，阴疽肿痛。

3. 鹿角霜 本品为鹿角去胶质的角块。春、秋二季生产，将骨化角熬去胶质，取出角块，干燥。呈长圆柱形或不规则的块状，大小不一。表面灰白色，显粉性，常具纵棱，偶见灰色或灰棕色斑点。体轻，质酥，断面外层较致密，白色或灰白色，内层有蜂窝状小孔，灰褐色或灰黄色。有吸湿性。气微，味淡，嚼之有粘牙感。

本品咸、涩，温。归肝、肾经。温肾助阳，收敛止血。用于脾肾阳虚，白带过多，遗尿尿频，崩漏下血，疮疡不敛。

牡蛎
（药典品种）

【来源】 本品为牡蛎科动物长牡蛎 *Ostrea gigas* Thunberg、大连湾牡蛎 *Ostrea talienwhanensis* Crosse 或近江牡蛎 *Ostrea rivularis* Gould 的贝壳。

【产地分布】 主产于沿海各省，如广东、福建、辽宁、浙江等地。尤以福建沿海产量最大，浙江以象山与台州所产者最为著名。

【采收季节】 全年均可捕捞。

【规格与加工炮制】

1. 牡蛎 采捕后去肉，洗净，晒干。

2. 牡蛎块 取原药材，除去杂质，洗净，干燥，碾碎。

3. 煅牡蛎 取净牡蛎，砸成小块，置无烟的炉火上或置适宜的容器内，用武火加热，煅至酥脆时，取出，放凉，碾碎。

【性状】

1. 牡蛎 长牡蛎呈长片状，背腹缘几平行，长10～50cm，高4～15cm。右壳较小，鳞片坚厚，层状或层纹状排列。壳外面平坦或具数个凹陷，淡紫色、灰白色或黄褐色；内面瓷白色，壳顶二侧无小齿。左壳凹陷深，鳞片较右壳粗大，壳顶附着面小。质硬，断面层状，洁白。气微，味微咸。

大连湾牡蛎呈类三角形，背腹缘呈八字形。右壳外面淡黄色，具疏松的同心鳞片，鳞片起伏成波浪状，内面白色。左壳同心鳞片坚厚，自壳顶部放射肋数个，明显，内面凹下呈盒状，铰合面小。

浙江牡蛎呈圆形、卵圆形或三角形等。右壳外面稍不平，有灰、紫、棕、黄等色，环生同心鳞片，幼体者鳞片薄而脆，多年生长后鳞片层层相叠，内面白色，边缘有的淡紫色。

2. 牡蛎块 本品为不规则的碎块，白色，质硬，断面层状。气微，味微咸。

3. 煅牡蛎 本品为不规则的碎块或褪粉，灰白色，质酥脆，断面层状。

【外观质量评价】三种牡蛎均以个大、整齐、无杂质泥沙、洁净者为佳。

【性味归经】咸，微寒。归肝、胆、肾经。

【功能主治】重镇安神，潜阳补阴，软坚散结。用于惊悸失眠，眩晕耳鸣，瘰疬痰核，癥瘕痞块。煅牡蛎收敛固涩，制酸止痛，用于自汗盗汗，遗精滑精，崩漏带下，胃痛吞酸。

牛黄
（药典品种）

【来源】本品为牛科动物牛 *Bos taurus domesticus* Gmehn 的干燥胆结石。

【产地分布】牛黄根据产地不同分国产牛黄与进口牛黄。

【采收季节】全年有产。

【规格与加工炮制】

牛黄　在宰牛时，如发现有牛黄，即滤去胆汁，将牛黄取出，除去外部薄膜，阴干，统称"天然牛黄"。

【性状】

牛黄　本品多呈卵形、类球形、三角形或四方形，大小不一，直径0.6～3（4.5）cm，少数呈管状或碎片。表面黄红色至棕黄色，有的表面挂有一层黑色光亮的薄膜，习称"乌金衣"，有的粗糙，具疣状突起，有的具龟裂纹。体轻，质酥脆，易分层剥落，断面金黄包，可见细密的同心层纹，有的夹有白心。气清香，味苦而后甘，有清凉感，嚼之易碎，不粘牙。取本品少量，加清水调和，涂于指甲上，能将指甲染成黄色，习称"挂甲"。

【外观质量评价】天然牛黄均以完整、表面光泽细腻、体轻松脆、断面层纹薄、清晰而细腻、入口有清凉感、味苦而后甘者为佳。表面挂乌金衣者更优。

【性味归经】甘，凉。归心、肝经。

【功能主治】清心，豁痰，开窍，凉肝，息风，解毒。用于热病神昏，中风痰迷，惊痫抽搐，癫痫发狂，咽喉肿痛，口舌生疮，痈肿疔疮。

【易混品及伪品】

1. 伪制品　系用黄连、大黄及姜黄粉末，加蛋清、蛋黄、胆汁或皮胶、树胶等物制成类圆形或不定形团块及颗粒，直径0.1～3cm，表面棕褐色或黄褐色，无光泽，体较重，断面棕褐色、灰褐色或黄棕色，粗糙，有的伪做粗层纹。无清香气，味苦，嚼之粘牙。加水湿润，涂指甲颜色易擦掉。置热水中不能全部溶解，留有残渣。镜检可见上述物质碎片。

2. 易混品　猪胆结石，呈不规则块状，直径0.4～1.5cm，表面黄白色，棕黄色或棕褐色，略有光泽。质松脆，断面具黄棕色及黄白色相间的层纹，味苦。

【附注】

人工牛黄 本品由牛胆粉、胆酸、猪去氧胆酸、牛磺酸、胆红素、胆固醇、微量元素等加工制成。本品为黄色疏松粉末。味苦，微甘。

全蝎
（药典品种）

【来源】 本品为钳蝎科动物东亚钳蝎 *Buthus martensii* Karsch 的干燥体。

【产地分布】 主产于河南、山东、湖北、河北、辽宁等地。

【采收季节】 春末至秋初捕捉。

【规格与加工炮制】

全蝎 捕捉后除去泥沙，置沸水或沸盐水中，煮至全身僵硬，捞出，置通风处，阴干。根据加工方法的不同可分为淡全虫、盐全虫。

【性状】

全蝎 本品头胸部与前腹部呈扁平长椭圆形，后腹部呈尾状，皱缩弯曲，完整者体长约6cm。头胸部呈绿褐色，前面有1对短小的螯肢和1对较长大的钳状脚须，形似蟹螯，背面覆有梯形背甲，腹面有足4对，均为7节，末端各具2爪钩；前腹部由7节组成，第7节色深，背甲上有5条隆脊线。背面绿褐色，后腹部棕黄色，6节，节上均有纵沟，末节有锐钩状毒刺，毒刺下方无距。气微腥，味咸。

【外观质量评价】 以身干、色黄、完整、腹中无杂质者为佳。

劣药为增重全蝎。掰开虫体可见腹中有大量泥土，灰分检查常超标。

【性味归经】 辛，平；有毒。归肝经。

【功能主治】 息风镇痉，通络止痛，攻毒散结。用于肝风内动，痉挛抽搐，小儿惊风，中风口㖞，半身不遂，破伤风，风湿顽痹，偏正头痛，疮疡，瘰疬。

桑螵蛸
（药典品种）

【来源】 本品为螳螂科昆虫大刀螂 *Tenodera sinensisi* Saussure、小刀螂 *Statilia maculate*（Thurlberg）或巨斧螳螂 *Hierodula patellifera*（Serville）的干燥卵鞘。以上三种分别习称"团螵蛸""长螵蛸"及"黑螵蛸"。

【产地分布】 全国大部分地区均产。

【采收季节】 深秋至次春收集。

【规格与加工炮制】

桑螵蛸 收集卵鞘，除去杂质，蒸至虫卵死后，干燥。除去杂质，蒸透，干燥。用时剪碎。

【性状】

桑螵蛸 团螵蛸略呈圆柱形或半圆形，由多层膜状薄片叠成，长2.5～4cm，宽2～3cm。表面浅黄褐色，上面带状隆起不明显，底面平坦或有凹沟。体轻，质松而韧，横断面可见外层为海绵状，内层为许多放射状排列的小室，室内各有一细小椭圆形卵，深棕色，有光泽。气微腥，味淡或微咸。

长螵蛸略呈长条形，一端较细，长2.5～5cm，宽1～1.5cm。表面灰黄色，上面带状隆起明显，带的两侧各有一条暗棕色浅沟和斜向纹理。质硬而脆。

黑螵蛸略呈平行四边形，长2～4cm，宽1.5～2cm。表面灰褐色，上面带状隆起明显，两侧有斜向纹理，近尾端微向上翘。质硬而韧。

【外观质量评价】药材以身干、个大、完整、色黄、卵未孵化、无树枝者为佳。

【性味归经】甘、咸，平。归肝、肾经。

【功能主治】固精缩尿，补肾助阳。用于遗精滑精，遗尿尿频，小便白浊。

麝香
（药典品种）

【来源】本品为鹿科动物林麝 *Moschus berezovskii* Flerov、马麝 *Moschus sifanicus* Przewalski 或原麝 *Moschus mlschiferus* Linnaeus 成熟雄体香囊中的干燥分泌物。

【产地分布】麝是一种温带、亚热带及亚寒带的高山动物。分布于我国西藏、青海、四川、新疆、内蒙、山西、甘肃、陕西、湖北、湖南、云南、贵州等省区。

【采收季节】野麝多在冬季至次春猎取。

【规格与加工炮制】

麝香 猎获后，割取香囊，阴干，习称"毛壳麝香"；剖开香囊，除去囊壳，习称"麝香仁"。家麝直接从其香囊中取出麝香仁，阴干或用干燥器密闭干燥。

【性状】

麝香 毛壳麝香为扁圆形或类椭圆形的囊状体，直径3～7cm，厚2～4cm。开口面的皮革皮，棕褐色，略平，密生白色或灰棕色短毛，从两侧围绕中心排列，中间有1小囊孔。另一面为棕褐色略带紫色的皮膜，微皱缩，偶显肌肉纤维，略有弹性，剖开后可见中层皮膜呈棕褐色或灰褐色，半透明，内层皮膜呈棕色，内含颗粒状、粉末状的麝香仁和少量细毛及脱落的内层皮膜（习称"银皮"）。

麝香仁野生者质软，油润，疏松；其中不规则圆球形或颗粒状者习称"当门子"，表面多呈紫黑色，油润光亮，微有麻纹，断面深棕色或黄棕色；粉末状者多呈棕褐色或黄棕色，并有少量脱落的内层皮膜和细毛。饲养者呈颗粒状、短条形或不规则的团块；表面不平，紫黑色或深棕色，显油性，微有光泽，并有少量毛和脱落的内层皮膜。气香浓烈而特异，味微辣、微苦带咸。

【鉴别】

（1）取毛壳麝香用特制槽针从囊孔插入，转动槽针，提取麝香仁，立即检视，槽内的麝香仁应有逐渐膨胀高出槽面的现象，习称"冒槽"。麝香仁油润，颗粒疏松，无锐角，香气浓烈。不应有纤维等异物或异常气味。

（2）取麝香仁粉末少量，置手掌中，加水润湿，用手搓之能成团，再用手指轻揉即散，不应粘手、染手、顶指或结块。

（3）取麝香仁少量，撒于炽热的坩埚中灼烧，初则迸裂，随即融化膨胀起泡似珠，香气浓烈四溢，应无毛、肉焦臭，无火焰或火星出现。灰化后，残渣呈白色或灰白色。

【外观质量评价】毛壳麝香以饱满、皮薄、有弹性、香气浓烈者为佳。麝香仁以颗粒色黑紫、粉末色棕黄、质柔、油润、当门子多、香气浓烈者为佳。

【性味归经】辛，温。归心、脾经。

【功能主治】开窍醒神，活血通经，消肿止痛。用于热病神昏，中风痰厥，气郁暴厥，中恶昏迷，经闭，癥瘕，难产死胎，胸痹心痛，心腹暴痛，跌扑伤痛，痹痛麻木，痈肿瘰疬，咽喉肿痛。

【易混品及伪品】掺伪品在正品麝香中时有掺伪现象发生，掺伪量可达80%。掺假物可分三类：即动物类、植物类和矿物类物质。可用显微镜和一般的理化鉴别方法检识。

1. 动物类物质 有油脂、干血、肌肉、肝脏、奶渣、羊粪、虫骸等，经炽烧则起油泡，无香气，有焦臭气，灰烬紫红色。

2. 植物类物质 有生地、锁阳、荔枝核、树脂、儿茶、淀粉、木粉大豆、海藻等，显微镜下检查可见植物细胞，其水不溶性残渣增加；儿茶、树脂、淀粉等掺杂可用碘液及三氯化铁试液检查，其醇溶性浸出物的含量增加。

3. 矿物类物质 有铁木、砂石、磁石、朱砂、铅粒、玻璃等。火烧无油点，灰烬赭红色，其灰分含量明显增加。

伪制品常以麝的毛皮裹加工成囊状，内填各种掺伪物充毛壳麝香。其外观性状和内容物均与正品有明显的区别。

石决明

（药典品种）

【来源】本品为鲍科动物杂色鲍 *Haliotis dioersicolor* Reeve、皱纹盘鲍 *Haliotis discus hannaz* Ino、羊鲍 *Haliotis ovina* Gmelin、澳洲鲍 *Haliotis rubber*（Leach）、耳鲍 *Haliotisasinina* Linnaeus 盛自鲍 Haliotis laevigata（Donovan）的贝壳。

【产地分布】杂色鲍主产于广东、福建等地。皱纹盘鲍主产于辽宁、山东等地。羊鲍主产于海南、西沙群岛、南沙群岛等地。耳鲍主产于海南、西沙群岛、台湾等地。白鲍主产于澳大利亚。

【采收季节】夏、秋二季捕捞。

【规格与加工炮制】

1. 石决明 捕捞后除去残肉，洗净，干燥。

2. 石决明块 取原药材，除去杂质，洗净，干燥，碾碎。

3. 煅石决明 取净石决明，置耐火容器内或无烟炉火上，武火煅至酥脆，取出，放凉，碾碎。

【性状】

1. 石决明 杂色鲍呈长卵圆形，内面观略呈耳形，长 7~9cm，宽 5~6cm，高约 2cm。表面暗红色，有多数不规则的螺肋和细密生长线，螺旋部小，体螺部大，从螺旋部顶处开始向右排列有 20 余个疣状突起，末端 6~9 个开孔，孔口与壳面平。内面光滑，具珍珠样彩色光泽。壳较厚，质坚硬，不易破碎。气微，味微咸。

皱纹盘鲍呈长椭圆形，长 8~12cm，宽 6~8cm，高 2~3cm。表面灰棕色，有多数粗糙而不规则的皱纹，生长线明显，常有苔藓类或石灰虫等附着物，末端 4~5 个开孔，孔口突出壳面，壳较薄。

羊鲍近圆形，长 4~8cm，宽 2.5~6cm，高 0.8~2cm。壳顶位于近中部而高于壳面，螺旋部与体螺部各占 1/2，从螺旋部边缘有 2 行整齐的突起，尤以上部较为明显，末端 4~5 个开孔，呈管状。

澳洲鲍呈扁平卵圆形，长 13~17cm，宽 11~14cm，高 3.5~6cm。表面砖红色，螺旋部约为壳面的 1/2，螺肋和生长线呈波状隆起，疣状突起 30 余个，末端 7~9 个开孔，孔口突出壳面。

耳鲍狭长，略扭曲，呈耳状，长 5~8cm，宽 2.5~3.5cm，高约 1cm。表面光滑，具翠绿色、紫色及褐色等多种颜色形成的斑纹，螺旋部小，体螺部大，末端 5~7 个开孔，孔口与壳平，多为椭圆形，壳薄，质较脆。

白鲍呈卵圆形，长 11~14cm，宽 8.5~11cm，高 3~6.5cm。表面砖红色，

光滑，壳顶高于壳面，生长线颇为明显，螺旋部约为壳面的1/3，疣状突起30余个，末端9个开孔，孔口与壳平。

2. 石决明块 本品为不规则的碎块。灰白色，有珍珠样彩色光泽。质坚硬。气微，味微咸。

3. 煅石决明 本品为不规则的碎块或粗粉。灰白色无光泽，质酥脆。断面呈层状。

【外观质量评价】药材以形体中等大小、壳厚、无破碎、无臭、无残肉、九孔或七孔者为佳。

【性味归经】咸，寒。归肝经。

【功能主治】平肝潜阳，清肝明目。用于头痛眩晕，目赤翳障，视物昏花，青盲雀目。

水蛭
（药典品种）

【来源】本品为水蛭科动物蚂蟥 *Whitm. ania Pigra* Whitman、水蛭 *Hirudo nipponica* Whitman 或柳叶蚂蟥 *Whitmania acranutata* Whitman 的干燥全体。

【产地分布】水蛭全国各地均有分布。蚂蟥分布于山东、河北、安徽、江苏、江西、湖南、湖北等地。柳叶蚂蟥分布于河北、安徽、江苏、福建等地。

【采收季节】夏、秋二季捕捉。

【规格与加工炮制】

1. 水蛭 捕捉后用沸水烫死，晒干或低温干燥。

2. 水蛭段 取原药材，除去杂质，洗净，切段，干燥。

3. 烫水蛭 取滑石粉置锅内，加热至灵活状态时，投入水蛭段，勤加翻动，拌炒至微鼓起，呈黄棕色时取出筛去滑石粉，放凉。每100kg水蛭，用滑石粉40kg。

【性状】

1. 水蛭 蚂蟥呈扁平纺锤形，有多数环节，长4~10cm，宽0.5~2cm。背部黑褐色或黑棕色，稍隆起，用水浸后，可见黑色斑点排成5条纵纹；腹面平坦，棕黄色。两侧棕黄色，前端略尖，后端钝圆，两端各具1吸盘，前吸盘不显著，后吸盘较大。质脆，易折断，断面胶质状。气微腥。

水蛭扁长圆柱形，体多弯髓扭转，长2~5cm，宽0.2~0.3cm。

柳叶蚂蟥狭长而扁，长5~12cm，宽0.1~0.5cm。

2. 水蛭段 本品呈不规则小段，长约10~15mm，偏平，有环纹，背部呈褐色，腹部黄棕色，质韧，有腥气。

3. 烫水蛭　本品呈不规则扁块状或扁圆柱形，略鼓起，表面棕黄色至黑褐色，附有少量白色滑石粉。断面松泡，灰白色至焦黄色。气微腥。

【外观质量评价】药材以条粗、整、黑棕色、有光泽、无杂质者为佳。

劣品为水蛭增重品。在白矾水溶液中浸泡后干燥，达到增重目的。可见虫体表面有白色物质析出或口尝有涩味。

【性味归经】咸、苦，平；有小毒。归肝经。

【功能主治】破瘀通经，逐瘀消癥。用于血瘀经闭，癥瘕痞块，中风偏瘫，跌扑损伤。

【易混品及伪品】商品中曾发现混有蛭科动物光润金线蛭 *Whitmania laevis*（Baird.），性状与蚂蟥（宽体金线蛭）极相似，但体形较小，体长 3~5cm，宽 0.5~1cm，节背腹面均有 4 环。细齿金线蛭 *W. edentula*（Whitman.），呈长条形，全体灰褐色或绿褐色，背面有黄色条纹。

土鳖虫
（药典品种）

【来源】本品为鳖蠊科昆虫地鳖 *Eupolyphaga sinensis* Walker 或冀地鳖 *Steleophaga* Plancyi（Boleny）的雌虫干燥体。

【产地分布】地鳖主产于江苏、安徽、河南、湖北、湖南、四川等地。冀地鳖主产于河北、北京、山东、浙江等地。捕捉后，置沸水中烫死，晒干或烘干。

【采收季节】夏季伏天为盛产期。

【规格与加工炮制】

土鳖虫　把捕捉来的活土鳖虫放沸水中烫死后，晒干或烘干即可。

【性状】

土鳖虫　地鳖呈扁平卵形，长 1.3~3cm，宽 1.2~2.4cm。前端较窄，后端较宽，背部紫褐色，具光泽，无翅。前胸背板较发达，盖住头部；腹背板 9 节，呈覆瓦形排列。腹面红棕色，头部较小，有丝状触角 1 对，常脱落，胸部有足 3 对，具细毛和刺。腹部有横环节。质松脆，易碎。气腥臭，味微咸。

冀地鳖长 2.2~3.7cm，宽 1.4~2.5cm。背部黑棕色，通常在边缘带有淡黄褐色斑块及黑色小点。

【外观质量评价】药材以完整、个头均匀、体肥、体表紫褐色者为佳。

劣药为增重土鳖虫。掰开虫体可见腹中有大量白泥或混凝土，灰分检查常超标。

【性味归经】咸，寒；有小毒。归肝经。

【功能主治】破血逐瘀，续筋接骨。用于跌打损伤，筋伤骨折，血瘀经闭，产后瘀阻腹痛，癥瘕痞块。

【易混品及伪品】

1. 赤边水庶 本品为姬蠊科昆虫赤边水庶 *Opisthoplatia orientalis* Burm 的雌虫体，习称"金边土鳖虫"。主产于福建、湖北、广东等省。呈长椭圆形，长 2.5 ~3.5cm，宽 1.5 ~ 2cm。背面黑棕色，腹面红棕色，前胸背板前缘有 1 个黄色镶边。

2. 东方龙虱 本品为龙虱科昆虫 *Cybister tripunctatus orientalis* Gschwendth 的干燥虫体。本品呈长卵形，长 2 ~ 3cm，宽 1 ~ 1.5cm。背部黑绿色，有一对较厚的蛸翅，蛸翅边缘有棕黄色狭边，除去蛸翅可见浅色膜质翅两对。。腹面棕褐色或黑褐色，有横纹。胸部有足 3 对，前足 2 对较小，后足 1 对较大。质松脆。气腥，味微咸。

乌梢蛇
（药典品种）

【来源】 本品为游蛇科动物乌梢蛇 *Zaocys dhumnades*（Cantor）的干燥体。

【产地分布】 主产于浙江嘉兴、瑞安、景宁、丽水等县。此外江苏、贵州、湖北等地亦产。

【采收季节】 多于夏、秋二季捕捉。

【规格与加工炮制】

1. 乌梢蛇 剖开腹部或先剥皮留头尾，除去内脏，盘成圆盘状，干燥。

2. 乌梢蛇肉 取原药材，除去头及鳞片，加定量黄酒拌匀，润透，除去皮骨，切段，干燥。每 100kg 乌梢蛇，用黄酒 20kg。

3. 酒乌梢蛇 取净乌梢蛇段，加定量黄酒拌匀，润透，用文火炒干，至表面微黄色时，取出晾凉。每 100kg 乌梢蛇段，用黄酒 20kg。

【性状】

1. 乌梢蛇 本品呈圆盘状，盘径约 16cm。表面黑褐色或绿黑色，密被菱形鳞片；背鳞行数成双，背中央 2 ~ 4 行鳞片强烈起棱，形成两条纵贯全体的黑线。头盘在中间，扁圆形，眼大而下凹陷，有光泽。上唇鳞 8 枚，第 4、5 枚入眶，颊鳞 1 枚，眼前下鳞 1 枚，较小，眼后鳞 2 枚。脊部高耸成屋脊状，习称"剑脊"。腹部剖开边缘向内卷曲，脊肌肉厚，黄白色或淡棕色，可见排列整齐的肋骨。尾部渐细而长，尾下鳞双行。剥皮者仅留头尾之皮鳞，中段较光滑。气腥，味淡。

2. 乌梢蛇肉 本品呈段片状，无皮骨，肉厚柔软，黄白色或灰黑色，质韧。气微腥，略有酒气。

3. 酒乌梢蛇 本品为段状。棕褐色或黑色，略有酒气。

【外观质量评价】以头尾齐全、皮黑褐色、肉色黄白、体坚实者为佳。

【性味归经】甘，平。归肝经。

【功能主治】祛风，通络，止痉。用于风湿顽痹，麻木拘挛，中风口眼㖞斜，半身不遂，抽搐痉挛，破伤风，麻风，疥癣。

【易混品及伪品】目前乌梢蛇药材较为混乱，经常出现的伪品有以下几种：

1. 滑鼠蛇 本品为游蛇科动物滑鼠蛇 *Ptyas mucodus*（Linnaeus）除去内脏的干燥体。又名"黄闰蛇"。其背鳞行数成单，颈部18～21行、中部15～17行、肛前14行；表面黄褐色，腹面黄白色，腹鳞的前段后缘两侧呈黑色。鼻间鳞2；前额鳞长宽几相等，额鳞盾形；眼上鳞1，眼前鳞2，眼后鳞2；颊鳞3；上唇鳞8，下唇鳞9～10，淡棕色，后缘黑色。

2. 灰鼠蛇 本品为游蛇科动物灰鼠蛇 *Ptyas korros*（Schlegel）除去内脏的干燥体。又名"黄梢蛇"。背鳞行数成单，颈部鳞列为15行，个别为14、16、17或19行者；体中部为13行，少数14～15行，肛前11行；表面暗灰色，边缘暗褐色，中间蓝褐色前后相连而成纵线。腹鳞淡黄色，二侧蓝灰色，至尾部呈暗褐色。鼻间鳞2；前额鳞2，略呈多角形，额鳞1；眼上鳞1，眼前鳞2，眼后鳞2；颊鳞3；上唇鳞8（偶为7或10），下唇鳞8。

蜈蚣
（药典品种）

【来源】本品为蜈蚣科动物少棘巨蜈蚣 *Scolopendra subspinipes mutilans* L. Koch 的干燥体。

【产地分布】主产于陕西、江苏、安徽、浙江等地。

【采收季节】春、夏二季捕捉。

【规格与加工炮制】

蜈蚣 捕得后，用两端削尖的竹片插入头尾，绷直，干燥。或先用沸水烫过，然后晒干或烘干。

【性状】

蜈蚣 本品呈扁平长条形，长9～15cm，宽0.5～1cm。由头部和躯干部组成，全体共22个环节。头部暗红色或红褐色，略有光泽，有头板覆盖，头板近圆形，前端稍突出，两侧贴有颚肢一对，前端两侧有触角一对。躯干部第一背板与头板同色，其余20个背板为棕绿色或墨绿色，具光泽，自第四背板至第二十背板上常有两条纵沟线；腹部淡黄色或棕黄色，皱缩；自第二节起，每节两侧有步足一对；步足黄色或红褐色，偶有黄白色，呈弯钩形，最末一对步足尾状，故又称尾足，易脱落。质脆，断面有裂隙。气微腥，有特殊刺鼻的臭气，味辛、微咸。

【外观质量评价】以身干、条形完整、无杂质、虫蛀、霉变者为佳。

【性味归经】辛，温；有毒。归肝经。

【功能主治】息风镇痉，通络止痛，攻毒散结。用于肝风内动，痉挛抽搐，小儿惊风，中风口㖞，半身不遂，破伤风，风湿顽痹，偏正头痛，疮疡，瘰疬，蛇虫咬伤。

【易混品及伪品】

墨头蜈蚣 本品为同属同种但不同亚种动物日本棘蜈蚣 *Scolopendra subspinipes japonica* L. Koch 的干燥体。分布于云南。其头板与第一背板为墨绿色，体长仅 7cm 左右，末对肢基侧板后端常为 3 棘；前腿节腹面内侧有 2 棘，背面内侧有 2 棘。氨基酸含量较少棘巨蜈蚣低。而铁、锰、铜的含量较高。

五灵脂

【来源】本品为鼯鼠科动物复齿鼯鼠 *Trogopterus xanthipes* Milne – Edwards 的粪便。

【产地分布】主产河北、山西、陕西等地。

【采收季节】全年均可采收。

【规格与加工炮制】

1. 五灵脂 采集粪便，除去杂质，晒干。许多粪粒凝结成块状的称"灵脂块"，又称"糖灵脂"，质佳；粪粒松散呈米粒状的，称"灵脂米"，质量较次。

2. 醋灵脂 取净五灵脂置锅内，用文火加热，微炒后喷淋米醋，炒至微干，有光泽时，取出晾干。

【性状】

1. 五灵脂 灵脂块为不规则的块状，大小不一。表面黑棕色、红棕色或灰棕色，凹凸不平，有油润性光泽。黏附的颗粒多呈长椭圆形，表面常裂碎，显纤维性。质硬，断面黄棕色或棕褐色，不平坦，有的可见颗粒，间或有黄棕色树脂状物质。气腥臭，带有柏树叶样气味。以色黑棕，具油润性光泽者为佳。

灵脂米为长椭圆形颗粒，两端钝圆，长 5～155mm，直径 3～6mm。黑棕色、红棕色，表面较平滑或微粗糙，常可见淡黄色纤维，有的具光泽。体轻、质松，易折断，断面黄绿或黄褐色，不平坦，纤维性。气微具柏树叶样香气。

2. 醋灵脂 本品表面灰褐色或焦褐色，稍有光泽，内面黄褐色或棕褐色，质轻松，略有醋气。

【外观质量评价】以体轻、色黑棕、断面色黄绿者为佳。

【性味归经】苦、咸、甘，温。归肝经。

【功能主治】活血止痛，化瘀止血。用于瘀血阻滞之痛证，瘀滞出血证。

【易混品及伪品】

1. 鼠兔粪便　本品为属兔科动物红耳鼠兔 *Ochotona sp.* 或西藏鼠兔 *Ochotona thibetana Milne. Edwards.* 的干燥粪便。产于甘肃、青海、四川、河南等省亦产。商品有灵脂块、灵脂米，后者又称草灵脂（甘肃）。灵脂块为不规则形，外表暗褐色可见黏结的粪粒，粪粒断面土褐色，无柏油气。灵脂米呈稍扁的圆球形颗粒，直径 3～4mm，表面褐色，捻碎后呈黄褐色或绿褐色粒末，具草质纤维。气微臭，味涩微有麻舌感。

2. 飞鼠粪便　本品为鼯鼠科动物飞鼠 *Pteromys volans*（*Linnaeus*）的干燥粪便。本品为粪尿黏结而成的团块，表面黑褐色，凹凸不平。质硬，不易破碎，破断面可见散在的粪粒，长 3～4mm，直径 1～2mm，淡黄色，纤维性。微臭。

3. 纤维、砂粒伪制品　本品为植物纤维、砂粒、黑色黏合剂等加工而成。本品与五灵脂主要区别：为短柱状或不规则圆球形，表面土黄色至灰褐色或黑褐色至黑色。断面纤维性，有时可见白色砂粒状物。体较重，质硬，气微。

4. 伪制糖灵脂　系用沥青掺小碎石块黏结一起制作，外表粘有少量五灵脂，充作灵脂块（糖灵脂）。其外表暗黑色，质坚，体重，不易破碎。

珍珠母
（药典品种）

【来源】本品为蚌科动物三角帆蚌 *Hyriopsis cumingii*（Lea）、褶纹冠蚌 *Cristaria plicata*（Leach）或珍珠贝科动物马氏珍珠贝 *Pteria martensii*（Dunker）的贝壳。去肉，洗净，干燥。

【产地分布】主产于广西、广东、海南、台湾以及安徽、江苏、浙江等地。

【采收季节】全年均可收集。

【规格与加工炮制】

1. 珍珠母　收集后除去肉，洗净，干燥。

2. 珍珠母块　取原药材，除去杂质，打碎。

3. 煅珍珠母　取净珍珠母置适宜容器内，用武火加热，煅至酥脆，取出放凉。打碎或研粉。

【性状】

1. 珍珠母　三角帆蚌略呈不等边四角形。壳面生长轮呈同心环状排列。后背缘向上突起，形成大的三角形帆状后翼。壳内面外套痕明显；前闭壳肌痕呈卵圆形，后闭壳肌痕略呈三角形。左右壳均具两枚拟主齿，左壳具两枚长条形侧齿，右壳具一枚长条形侧齿；具光泽。质坚硬。气微腥，味淡。

褶纹冠蚌呈不等边三角形。后背缘向上伸展成大型的冠。壳内面外套痕略明显；前闭壳肌痕大呈楔形，后闭壳肌痕呈不规则卵圆形，在后侧齿下方有与壳面相应的纵肋和凹沟。左、右壳均具一枚短而略粗后侧齿和一枚细弱的前侧齿，均无拟主齿。

马氏珍珠贝呈斜四方形，后耳大，前耳小，背缘平直，腹缘圆，生长线极细密，成片状。闭壳肌痕大，长圆形。具一凸起的长形主齿。

2. 珍珠母块 本品呈不规则碎块状，表面多不平整，呈明显的颗粒性，有的呈层状结构，边缘多数为不规则锯齿状。棱柱形碎块少见，断面多呈棱柱状，大多平截，有明显的横向条纹，少数条纹不明显。

3. 煅珍珠母 本品呈不规则细块或粉末，青灰色微显光泽，质酥脆易碎。无臭，味咸。

【外观质量评价】药材以色白整齐、无碎末、表面无黑皮、质松脆者为佳。

【性味归经】咸，寒。归肝、心经。

【功能主治】平肝潜阳，安神定惊，明目退翳。用于头痛眩晕，惊悸失眠，目赤翳障，视物昏花。

第十一章 矿物类

赤石脂
（药典品种）

【来源】本品为硅酸盐类矿物多水高岭石族多水高岭石，主含四水硅酸铝 $[Al_4(Si_4O_{10})(OH)_8 \cdot 4H_2O]$。

【产地分布】主产于福建永春、德山、连城，河南禹县、济源，江苏镇江、无锡、苏州，陕西延安，湖北孝感等地以及安徽、山西均产。

【采收季节】全年均可采集。

【规格与加工炮制】

1. 赤石脂 采挖后，选择红色滑腻如脂的块状体，除去杂石、泥土即得。

2. 煅赤石脂 取净赤石脂，置无烟炉火上，用武火加热，煅至红透，取出，放凉，捣成粉末。

【性状】

1. 赤石脂 本品为块状集合体，呈不规则的块状。粉红色、红色至紫红色，或有红白相间的花纹。质软，易碎，断面有的具蜡样光泽。吸水性强。具黏土气，味淡，嚼之无沙粒感。

2. 煅赤石脂 本品为深红色或红褐色细粉。

【外观质量评价】以色红、光滑细腻、质软、黏舌性强者为佳。

【性味归经】甘、酸、涩，温。归大肠、胃经。

【功能主治】涩肠，止血，生肌敛疮。用于久泻久痢，大便出血，崩漏带下；外治疮疡久溃不敛，湿疮脓水浸淫。

磁石
（药典品种）

【来源】本品为氧化物类矿物尖晶石族磁铁矿，主含四氧化三铁（Fe_3O_4）。

【产地分布】主产于江苏、辽宁、广东、安徽等地。

【采收季节】全年均可采集。

【规格与加工炮制】

1. 磁石 采挖后，除去杂石，选择吸铁能力强者入药。

2. 煅磁石 取净磁石，砸成小块，置耐火容器内，用武火煅至红透，趁热倒入醋液内淬制，冷却后取出，反复煅淬至酥脆，取出干燥，碾碎。每100kg磁石，用醋30kg。

【性状】

1. 磁石 本品为不规则的碎块。灰黑色或褐色，条痕黑色，具金属光泽。质坚硬，具磁性。有土腥气，味淡。

2. 煅磁石 本品呈黑色或深灰色无定形粉末，光泽消失。质地酥脆，略有醋气。

【外观质量评价】药材以铁黑色、有光泽、吸铁能力强、杂质少者为佳。

【性味归经】咸，寒。归肝、心、肾经。

【功能主治】镇惊安神，平肝潜阳，聪耳明目，纳气平喘。用于惊悸失眠，头晕目眩，视物昏花，耳鸣耳聋，肾虚气喘。

浮海石

【来源】本品为胞孔科动物脊突苔虫 *Costazia aculeata* Canu et Bassler 的干燥骨骼。

【产地分布】主产于浙江、福建等沿海地区。

【采收季节】多于夏、秋二季收集。

【规格与加工炮制】

1. **浮海石** 除去杂质，洗净，晒干，打碎。

2. **煅浮海石** 取净浮海石，照明煅法煅至红透，打碎。

【性状】

1. 浮海石 本品呈珊瑚样的不规则块状，大小不等。灰白色或灰黄色，表面多突起呈叉状分枝，中部交织如网状。体轻，质硬而脆，表面与断面均有多数细小孔道。气微腥，味微咸。

2. 煅浮海石 本品外形同浮海石，色灰白，质酥脆易碎。

【外观质量评价】以体轻、色白者为佳。

【性味归经】咸、寒。归肺、肾经。

【功能主治】清肺化痰，软坚散结，通淋。用于肺热咳嗽痰稠，瘰疬。

【地方习用品】

浮石 又名海浮石。本品为火山喷出的岩浆凝固形成的多孔状石块。主产广东、辽宁、山东、福建等省。多于夏、秋两季收集，洗净、晒干。本品呈海绵样的不规则块状，大小不等。表面灰白色或灰黄色，具多数细孔。体轻，质硬而脆，断面疏松，常有玻璃或绢丝样光泽。气微，味微咸。药性及功能主治同浮海石。

龙骨

【来源】本品为古代哺乳动物如三趾马、犀类、牛类、象类等的骨骼化石或象类门齿的化石，前者习称"土龙骨"，后者习称"五花龙骨"。

【产地分布】主产于甘肃、内蒙古、河北、山西、陕西、河南等地。

【采收季节】全年均可采集。

【规格与加工炮制】

1. 龙骨　全年可采挖，挖出后除去泥沙及杂质。

2. 龙骨粉　取原药材，除去杂质，用时碾成粉末。

3. 煅龙骨　将净龙骨碎块装入耐火容器中，再置于无烟的炉火中，加热煅烧至红透后，取出，放凉。碾成粉末。

【性状】

1. 龙骨　五花龙骨为不规则块状，大小不一，直径5～25cm。表面淡灰白色，淡黄棕色，夹有蓝灰色及红棕色深浅粗细不同的大理石花纹，偶有不具花纹者，平滑，时有小裂隙。质硬，较酥脆，易成片状脱落。横断面有指纹，吸湿性强，以舌舐之，可附于舌上。无臭，无味。

土龙骨其性状不规则，大小不一。表面粉白色或淡棕色，多较平滑，有的具纹理与裂隙或棕色条纹与黑色斑点。质硬，断面不平坦，关节处有许多蜂窝状小孔。吸湿性强。无臭，味淡。火烧时受热部分颜色稍有变化，不冒烟，无气味。

2. 龙骨粉　本品呈粗粉末状，色灰白。

3. 煅龙骨　本品呈粉末状，表面灰白、青灰色。质松脆。吸湿性强。

【外观质量评价】五花龙骨以质硬、分层有大理石样花纹、横断面具指纹、吸湿性强者为佳。土龙骨以质硬、色白、吸湿性强者为佳。习惯认为五花龙骨优于土龙骨，但产量甚少。药用以土龙骨为主。

【性味归经】甘、涩，平。归心、肝、肾经。

【功能主治】镇惊安神，平肝潜阳，收敛固涩。用于心神不安，惊悸多梦，煅后适于遗精、盗汗、崩漏带下；外用湿疹疮疡，外伤出血等。

【易混品及伪品】

伪品来源为经过煅烧的现代动物骨头。鉴别特征：表面无纹理与裂隙或棕色条纹与黑色斑点，质地没正品龙骨坚硬，有些质地酥脆（因原动物骨头部位不同），无臭无味，吸舌。里面可挑出煅烧过程中混进的琉璃质的焦渣和被烧成灰色或黑色的骨头；煅透者火烧时可见不变色，不冒烟，无气味。未完全煅透者，火烧时变黑，冒烟并有焦臭气。

【附注】

龙齿 龙齿系挖掘龙骨时，拣出的牙齿化石。商品按性状分为青龙齿，白龙齿和龙齿墩三种，习惯上认为青龙齿品质较优，龙骨墩较次，但一般多混合使用。本品多已破碎成不规则块状，少数较完整。完整的齿状可分为犬齿与白齿。犬齿呈圆锥状先端较细或略弯曲，长约7cm，直径0.5～3.5cm，近尖端处常中空。白齿呈圆柱形或柱形，略弯曲，一端较细，长2～20cm，直径1～9cm，外表多具深浅不同的沟棱。表面青黑色或黑褐色（青龙齿），有的呈牙白色或红白色（白龙齿），光滑或粗糙，有的表面具光泽的珐琅质。体重，质坚硬，断面粗糙，凹凸不平，或有不规则的凸起棱线，有吸湿性，舌舔之可吸舌。气无，味淡。以不带牙床、吸湿性强者为佳。

石膏

（药典品种）

【来源】 本品为硫酸盐类矿物硬石膏族石膏，主含含水硫酸钙（$CaSO_4 \cdot 2H_2O$）。

【产地分布】 主产于湖北、河南、西藏、安徽等地。以湖北应城产石膏最为有名。

【采收季节】 全年均可采集。

【规格与加工炮制】

1. 石膏 采挖后，除去杂石及泥沙。

2. 石膏块 取原药材，洗净，晒干，打碎，除去夹石，粉碎成粗粉。

3. 煅石膏 取净石膏块，置无烟炉火中或适宜耐火容器内，用武火加热，煅至红透，酥松，取出，凉后碾细。

【性状】

1. 生石膏 本品为纤维状的集合体，呈长块状、板块状或不规则块状。白色、灰白色或淡黄色，有的半透明。体重，质软，纵断面具绢丝样光泽。气微，味淡。

2. 煅石膏 本品为白色的粉末或酥松块状物，表面透出微红色的光泽，不透明。体较轻，质软，易碎，捏之成粉。气微，味淡。

【外观质量评价】 药材以块大、色白、半透明、纵断面如丝者为佳。

【性味归经】

1. 生石膏 甘、辛，大寒。归肺、胃经。

2. 煅石膏 甘、辛，寒。归肺、胃经。

【功能主治】

1. 生石膏 清热泻火，除烦止渴。用于外感热病，高热烦渴，肺热喘咳，胃火亢盛，头痛，牙痛。

2. 煅石膏 收湿，生肌，敛疮，止血。外治溃疡不敛，湿疹瘙痒，水火烫伤，外伤出血。

雄黄
（药典品种）

【来源】本品为硫化物类矿物雄黄族雄黄，主含二硫化二砷（As_2S_2）。

【产地分布】主产于湖南、湖北、贵州等地。

【采收季节】全年均可采集。

【规格与加工炮制】

1. 雄黄 采挖后，剥除杂质石块、泥土等物即成。

2. 雄黄粉 取净雄黄加适量清水共研至细，再加多量水，搅拌，倾取混悬液。下沉部分再如上法反复操作多次，除去不能混悬的杂质，合并混悬液，静置后分取沉淀，晾干，研散。

【性状】

1. 雄黄 本品为块状或粒状集合体，呈不规则块状。深红色或橙红色，条痕淡橘红色，晶面有金刚石样光泽。质脆，易碎，断面具树脂样光泽。微有特异的臭气，味淡。精矿粉为粉末状或粉末集合体，质松脆，手捏即成粉，橙黄色，无光泽。

2. 雄黄粉 本品为极细腻的粉末，橙红色或淡黄色。质脆，手触之易被染成橙黄色。气特异而刺鼻，味淡。

【性味归经】辛，温；有毒。归肝、大肠经。

【功能主治】解毒杀虫，燥湿祛痰，截疟。用于痈肿疔疮，蛇虫咬伤，虫积腹痛，惊痫，疟疾。本品有毒内服宜慎，不可久用，孕妇禁用。

【附注】

雌黄 常和雄黄共生，主含三硫化二砷。其性状和雄黄不同点为：全体色黄，解理面珍珠状，具树脂样光泽，晶体常呈柱状，条痕为柠檬黄色。

赭石
（药典品种）

【来源】本品为氧化物类矿物刚玉族赤铁矿，主含三氧化二铁（Fe_2O_3）。

【产地分布】主产于山西、河北、河南等地。

【采收季节】全年均可采集。

【规格与加工炮制】

1. 赭石 采挖后，除去杂石。

2. 煅赭石 取净赭石块置无烟火上或适宜容器内，武火煅至红透，立即醋淬，反复煅淬数次直至酥脆，取出干燥，碾成细粉。每100kg赭石，用醋30kg。

【性状】

1. 赭石 本品为扁平状、豆状、肾状集合体，多呈不规则的扁平块状。暗棕红色或灰黑色，条痕樱红色或红棕色，有的有金属光泽。一面多有圆形的突起，习称"钉头"，另一面与突起相对应处有同样大小的凹窝。体重，质硬，砸碎后断面显层叠状。气微，味淡。

2. 煅赭石 本品呈无定形粉末或成团粉末，暗褐色或紫褐色，光泽消失。质地酥脆，略带醋气。

【外观质量评价】药材以色棕红、有"钉头"、断面层叠状者为佳。

【性味归经】苦，寒。归肝、心、肺、胃经。

【功能主治】平肝潜阳，重镇降逆，凉血止血。用于眩晕耳鸣，呕吐，噫气，呃逆，喘息，吐血，衄血，崩漏下血。

朱砂

（药典品种）

【来源】本品为硫化物类矿物辰砂族辰砂，主含硫化汞（HgS）。

【产地分布】主产于湖南、湖北、四川、广西、贵州、云南等地。

【采收季节】全年均可采集。

【规格与加工炮制】

1. 朱砂 采挖后，选取纯净者，用磁铁吸净含铁的杂质，再用水淘去杂石和泥沙。

2. 朱砂粉 取原药材，用磁铁吸尽铁屑，置乳钵内，加适量清水研磨成糊状，然后加多量清水搅拌，倾取混悬液。下沉的粗粉再如上法，反复操作多次，直至手捻细腻，无亮星为止，弃去杂质，合并混悬液，静置后倾去上清水，取治淀晾干，再研细即可。或取朱砂用磁铁吸除铁屑，球磨水飞成细粉，60℃以下烘干，过200目筛。

【性状】

1. 朱砂 本品为粒状或块状集合体，呈颗粒状或块片状。鲜红色或暗红色，条痕红色至褐红色，具光泽。体重，质脆，片状者易破碎，粉末状者有闪烁的光泽。气微，味淡。

2. 朱砂粉 本品为朱红色极细粉末，体轻，以手指撮之无粒状物，以磁铁吸之，无铁末。气微，味淡。

【外观质量评价】药材以色红、鲜艳、有光泽、透明、无细粉、不染手、无杂石者为佳。

【**性味归经**】甘，微寒；有毒。归心经。

【**功能主治**】清心镇惊，安神，明目，解毒。用于心悸易惊，失眠多梦，癫痫发狂，小儿惊风，视物昏花，口疮，喉痹，疮疡肿毒。本品有毒，不宜大量服用，也不宜少量久服；孕妇及肝肾功能不全者禁用。

自然铜
（药典品种）

【**来源**】本品为硫化物类矿物黄铁矿族黄铁矿，主含二硫化铁（FeS_2）。

【**产地分布**】主产于辽宁、四川、云南、广东等地。

【**采收季节**】全年均可生产，通常 7~8 月间产量较多。

【**规格与加工炮制**】

1. 自然铜　采挖拣取矿石后，除去杂石即得。

2. 煅自然铜　取净自然铜，照煅淬法煅至暗红，醋淬至表面呈黑褐色，光泽消失并酥松。

【**性状**】

1. 自然铜　本品晶形多为立方体，集合体呈致密块状。表面亮淡黄色，有金属光泽；有的黄棕色或棕褐色，无金属光泽。具条纹，条痕绿黑色或棕红色。体重，质坚硬或稍脆，易砸碎，断面黄白色，有金属光泽；或断面棕褐色，可见银白色亮星。

2. 煅自然铜　本品为不规则的碎粒，呈黑褐色或黑色，无金属光泽。质地酥脆，便于粉碎加工。

【**性味归经**】辛，平。归肝经。

【**功能主治**】散瘀止痛，续筋接骨。用于跌打损伤，筋骨折伤，瘀肿疼痛。

第十二章 其 他 类

冰片
（药典品种）

冰片按来源不同分为天然冰片、机制冰片和艾片三类。

一、天然冰片

【来源】本品为樟科植物樟 *Cinnamomum camphora*（L.）Presl 的新鲜枝、叶经提取加工制成。

【产地分布】主产于印度尼西亚，经香港药材市场进口而转销内地。

【规格与加工炮制】

天然冰片　砍下树干及枝条，切碎后用水蒸气蒸馏，冷后得晶，称天然冰片。

【性状】本品为白色结晶性粉末或半透明片状结晶。质松脆，手捻易成白色粉末。气清香，味辛、凉。具挥发性，点燃时有浓烟，火焰呈黄色。

【外观质量评价】以片大、整齐、香气浓郁、无杂质者为佳。

【性味归经】辛、苦，凉。归心、脾、肺经。

【功能主治】开窍醒神，清热止痛。用于热病神昏、惊厥，中风痰厥，气郁暴厥，中恶昏迷，胸痹心痛，目赤，口疮，咽喉肿痛，耳道流脓。

二、机制冰片

【来源】系用松节油、樟脑等为原料加工合成的龙脑。

【产地分布】全国各地均有生产。

【性状】本品为无色透明或白色半透明的片状松脆结晶，整碎不一，或为粉末。质松脆，有层克剥离成薄片，手捻易成白色粉末。气清香，味辛、凉。具挥发性，点燃发生浓烟，并有带光的火焰，灭后无残留者为佳。

【外观质量评价】同天然冰片。

【性味归经】同天然冰片。

三、艾片

【来源】本品为菊科植物艾纳香 *Blumea balsami era*（L）DC. 的新鲜叶经提取加工制成的结晶。

【产地分布】艾纳香多野生于贵州、广西等地。

【性状】本品为白色半透明片状、块状或颗粒状结晶，质稍硬而脆，手捻不易碎。具清香气，味辛、凉，具挥发性，点燃时有黑烟，火焰呈黄色，无残迹遗留。

【性味归经】同天然冰片。

儿茶
（药典品种）

【来源】本品为豆科植物儿茶 *Acacia catechu*（L. f.）Willci. 的去皮、枝、干的干燥煎膏。

【产地分布】主产于云南西双版纳。

【采收季节】冬季采收。

【规格与加工炮制】

儿茶　采摘枝、干，除去外皮，砍成大块，加水煎煮，浓缩，干燥而得。用时打碎。

【性状】

儿茶　本品呈方形或不规则块状，大小不一。表面棕褐色或黑褐色，光滑而稍有光泽。质硬，易碎，断面不整齐，具光泽，有细孔，遇潮有黏性。气微，味涩、苦，略回甜。

【外观质量评价】以表面棕黑色、涩味重者为佳。

【性味归经】苦、涩，微寒。归肺、心经。

【功能主治】活血止痛，止血生肌，收湿敛疮，清肺化痰。用于跌扑伤痛，外伤出血，吐血衄血，疮疡不敛，湿疹、湿疮，肺热咳嗽。

【地方习用品】

方儿茶　又名进口儿茶，本品为茜草科植物儿茶钩藤 *Uncaria gambier* Roxb. 带叶嫩枝的干燥煎膏。本品呈方块状，边长 2cm，表面棕色至黑褐色，无光泽。

海金沙
（药典品种）

【来源】本品为海金沙科植物海金沙 *Lygodium japonicum*（Thunb.）Sw. 的干燥成熟孢子。

【产地分布】主产于陕西、河南、湖北等地。

【采收季节】秋季孢子未脱落时采收。

【规格与加工炮制】

海金沙　采割藤叶，晒干，搓揉或打下孢子，除去藤叶。

【性状】

海金沙 本品呈粉末状，棕黄色或浅棕黄色。体轻，手捻有光滑感，置手中易由指缝滑落。气微，味淡。火试：取本品少量，撒于火上，即发出轻微爆鸣及闪光，无灰渣残留。水试：取正品海金沙少许撒在水中，浮于水面不下沉，如有下沉则有泥沙等掺杂。

【外观质量评价】药材以身干、黄棕色、质轻、光滑、能浮于水、无泥沙杂质、火试有火焰声响者为佳。

【性味归经】甘、咸，寒。归膀胱、小肠经。

【功能主治】清利湿热，通淋止痛。用于热淋，石淋，血淋，膏淋，尿道涩痛。

【易混品及伪品】

市场上常混入黄色细沙冒充海金沙，可用水试及火试法鉴别。水试时可见有泥沙杂质沉淀；火试燃烧后可见细沙残留。

青黛
（药典品种）

【来源】本品为爵床科植物马蓝 Baphicacanthus cusia（Nees）Bremek.、蓼科植物蓼蓝 PoLygonum tinctorium. Ait. 或十字花科植物菘蓝 Isatis indigotica Fort. 的叶或茎叶经加工制得的干燥粉末、团块或颗粒。

【产地分布】主产于福建、广东、江苏、河北、河南等地，以福建仙游产品质量最佳，称"建青黛"。

【采收季节】夏秋两季采收。

【规格与加工炮制】

青黛 割取茎叶，立即加工制造。将茎、叶放入木桶或大缸内，放入清水浸泡 2~3 昼夜，至叶自茎脱落，将茎枝捞出，浸液中加入石灰，充分搅拌，使浸液由乌绿色转为深红色为度。捞出液面泡沫于烈日下晒干，即为青黛。其水下沉淀物为青靛。

【性状】

青黛 本品为深蓝色的粉末，体轻，易飞扬；或呈不规则多孔性的团块、颗粒，用手搓捻即成细末。微有草腥气，味微酸。将粉末投入水中，浮于水面，极少量下沉。将粉末置于纸上点燃，生紫红色火焰，若隔铁片烧之，全部挥发。

【外观质量评价】以粉细、色蓝、质轻而松、能浮于水面、火试呈紫红色火焰、嚼之无砂石感者为佳。

【性味归经】咸，寒。归肝经。

【功能主治】清热解毒，凉血消斑，泻火定惊。用于温毒发斑，血热吐衄，胸痛咳血，口疮，疖腮，喉痹，小儿惊痫。

【易混品及伪品】

1. 青靛 本品加工青黛的下沉物青靛晒干后伪充青黛。性状蓝灰色，略带灰白色，质较重，嚼之有砂石感。水试：有部分浮于水面，振荡后片刻，可见水层未显深蓝色，下沉的石灰颗粒状而较多。火试：燃尽后灰烬呈土黄色。

2. 化工染料伪品 其为化工染料对某种植物的也或茎叶的粉末进行染色伪充青黛。性状为深蓝色粉末，质轻，手捻略有粗糙感，草腥气重，味微苦。水试：体轻浮于水面，振摇后放置片刻，水层未显浅蓝色，粉末下沉速度慢，久置水层显草绿色。火试：有紫红色烟雾产生，但见明显火星，燃尽后灰烬呈灰白色粉末。

天竺黄
（药典品种）

【来源】本品为禾本科植物青皮竹 *Bambusa tertilis* McClure 或华思劳竹 *Schizostachyum chinense* Rendle 等秆内的分泌液干燥后的块状物。

【产地分布】主产于广东广宁、四会、广西桂平。

【采收季节】秋、冬二季采收。

【规格与加工炮制】

天竺黄 砍取被蜂钻过洞的枯竹或已开花的老竹，剖取后晾干或晒干。

【性状】

天竺黄 本品为不规则的片块或颗粒，大小不一。表面灰蓝色、灰黄色或灰白色，有的洁白色，半透明，略带光泽。体轻，质硬而脆，易破碎，吸湿性强，舔之易吸舌。放在水中产生气泡。气微，味淡。

【性味归经】甘，寒。归心、肝经。

【功能主治】清热豁痰，凉心定惊。用于热病神昏，中风痰迷，小儿痰热惊痫、抽搐、夜啼。

【地方习用品】

人工天竺黄 人工合成的天竺黄是用硅酸盐凝胶为基础制备而成。上海从1969年开始研究用人工合成品，有商品提供，并在全国推广使用。本品为乳白色至淡黄色的不规则块状物。质轻松易碎。气微，味淡，舔之吸舌。

【易混品及伪品】

竹黄 又名竹花，为肉座菌科植物竹黄 *Shiraia bambusiola* P. Henn. 的干燥子座。本品呈短圆柱状或纺锤形，长 2 ~ 5cm，宽 1 ~ 2.5cm，表面粉红色凹凸不平，呈不规则瘤状或具细小龟裂状灰色斑点一面凸起，具不规则的横沟和细密的纹理一面凹下，有竹枝杆残留。体轻、质脆、易折断，断面呈扇形，粉红色至红色，中央色较浅，触之无滑感，无吸湿性，置水中不产生气泡，断面变为血红色。气微辛，味淡，舔之不吸舌。

五倍子
（药典品种）

【来源】本品为漆树科植物盐肤木 *Rhus chinensis* Mill. 、青麸杨 *Rhus potaninii* Maxim. 或红麸杨 *Rhus punjabensis* Stew. var. sinica（Diels）Rehd. et Wils. 叶上的虫瘿，主要由五倍子蚜 *Mela phis chinensis*（Bell）Baker 寄生而形成。

【产地分布】主产于四川、贵州、云南、陕西、湖北、广西等地。

【采收季节】秋季采收。

【规格与加工炮制】

1. 五倍子 采摘后置沸水中略煮或蒸至表面呈灰色，杀死蚜虫，取出，干燥。按外形不同，分为"肚倍"和"角倍"。

2. 五倍子块 取原药材，敲开，除去杂质。

【性状】

1. 五倍子 肚倍呈长圆形或纺锤形囊状，长 2.5~9cm，直径 1.5~4cm。表面灰褐色或灰棕色，微有柔毛。质硬面脆，易破碎，断面角质样，有光泽，壁厚 0.2~0.3cm，内壁平滑，有黑褐色死蚜虫及灰色粉状排泄物。气特异，味涩。

角倍呈菱形，具不规则的钝角状分枝，柔毛较明显，壁较薄。

2. 五倍子块 本品为不规则碎片，大小不一，两面光滑，黄棕色或灰棕，质硬而脆，断面呈角质样，显光泽，气特异，味涩。

【外观质量评价】药材以角倍的产量为大，肚倍的质量为佳。肚倍以皮厚、色灰棕、完整不碎者为佳。

【性味归经】酸、涩，寒。归肺、大肠、肾经。

【功能主治】敛肺降火，涩肠止泻，敛汗，止血，收湿敛疮。用于肺虚久咳，肺热痰嗽，久泻久痢，自汗盗汗，消渴，便血痔血，外伤出血，痈肿疮毒，皮肤湿烂。